膝关节骨性关节炎的综合治疗

Comprehensive Treatment of Knee Osteoarthritis：Recent Advances

主 编 （西）E.卡洛斯·罗德里格斯–马查恩

（E. Carlos Rodríguez–Merchán）

（西）普瑞米蒂沃·戈麦斯–卡德罗

（Primitivo Gómez–Cardero）

主 审 钱齐荣 曹西友

主 译 赵椰枫 黄 轩 彭锦辉

辽宁科学技术出版社

·沈阳·

©2022辽宁科学技术出版社
著作权合同登记号：第06-2021-241号。

图书在版编目（ＣＩＰ）数据

膝关节骨性关节炎的综合治疗 /（西）E.卡洛斯·罗德里格斯–马查恩，（西）普瑞米蒂沃·戈麦斯–卡德罗主编；赵椰枫, 黄轩, 彭锦辉主译.—沈阳：辽宁科学技术出版社, 2022.8
ISBN 978-7-5591-2183-7

Ⅰ.①膝… Ⅱ.①E… ②普… ③赵… ④黄… ⑤彭… Ⅲ.关节—关节炎—治疗 Ⅳ.①R684.305

中国版本图书馆CIP数据核字（2021）第166803号

出版发行：辽宁科学技术出版社
（地址：沈阳市和平区十一纬路25号　邮编：110003）
印　刷　者：辽宁新华印务有限公司
经　销　者：各地新华书店
幅面尺寸：210mm×285mm
印　　张：10
插　　页：4
字　　数：300千字
出版时间：2022 年 8 月第 1 版
印刷时间：2022 年 8 月第 1 次印刷
责任编辑：吴兰兰
封面设计：顾　娜
版式设计：袁　舒
责任校对：栗　勇

书　　号：ISBN 978-7-5591-2183-7
定　　价：148.00 元

投稿热线：024-23284363
邮购热线：024-23284502
编辑邮箱：2145249267@qq.com

译者名单

主　审

钱齐荣（海军军医大学附属上海长征医院）

曹西友（上海市普陀区利群医院）

主　译

赵椰枫（上海市普陀区利群医院）

黄　轩（海军军医大学附属上海长海医院）

彭锦辉（海军军医大学附属上海长征医院）

参译人员（按姓氏拼音排序）

步子恒（海军军医大学附属上海长海医院）　　邵加华（海军军医大学附属上海长征医院）

丁喆如（海军军医大学附属上海长征医院）　　王　欢（海军军医大学附属上海长征医院）

费　青（上海市普陀区利群医院）　　　　　　王　鸥（上海市普陀区利群医院）

韩亚光（海军军医大学附属上海长海医院）　　张麒云（上海市普陀区利群医院）

胡晓音（上海市普陀区利群医院）　　　　　　张琼美（上海市普陀区利群医院）

李道雄（上海市普陀区利群医院）　　　　　　张永进（海军军医大学附属上海长海医院）

林荣强（海军军医大学附属上海长海医院）　　章　恺（上海市普陀区利群医院）

刘青春（上海市普陀区利群医院）　　　　　　郑为成（上海市普陀区利群医院）

刘忠堂（海军军医大学附属上海长海医院）　　钟　园（上海市普陀区利群医院）

刘子业（海军军医大学附属上海长征医院）　　周浩霖（上海市普陀区利群医院）

吕南千（上海市普陀区利群医院）　　　　　　祝　钧（海军军医大学附属上海长征医院）

译者序

上海利群医院的赵椰枫主任让我给这本译著作序，初时诚惶诚恐，读后喜不自禁，大有"高山环溪水，伯牙遇子期"之感。

这部《膝关节骨性关节炎的综合治疗》（*Comprehensive Treatment of Knee Osteoarthritis: Recent Advances*）与我们常见的关节领域的许多著作有所不同，它专注于膝关节骨性关节炎，同时既不是为了大而全地程式化地罗列膝关节骨性关节炎的相关内容，也不是旨在人工关节技术领域附带一些相关理论，而是依循膝关节骨性关节炎的自身发生发展的逐步递进的规律，特别有针对性地阐述阶梯诊疗的理论与技术体系。这正与5年来，我大力倡导与推动的、得到全国众多同道一致响应而轰轰烈烈在全国各地开展起来的膝关节骨性关节炎阶梯治疗相契合。是为知音，亦为英雄所见略同。

受膝关节骨性关节炎影响的民众范围之广，人数之多，相关连带负担代价之大，对个人、家庭、社会拖累之重，已逐渐广为人知。随着社会老龄化的日益加重，整体社会的日益进步，以及人们对美好生活期待的日益提升，如何有效、高效防治膝关节骨性关节炎，不让其成为个人家庭和社会不能承受之症，就是我们努力的意义和价值。

医疗是为民众服务的，如何更好地服务群众，是医疗永恒的使命。毫无疑问，医疗技术的进步将促进医学发展，医学模式的进步将提高医疗的效率和质量。我常说，善治疑难杂症的"神医"扁鹊固然可贵而著名，其大量收治轻中症患者使之痊愈或不再加重的名医"二哥""方鹊"，虽其名不扬，却实在不可或缺！而其籍籍无名地专治"未病"、以使民众康体免疾的"大哥""圆鹊"才是最具价值、至关重要的一员良医。

相信这部译著不仅有助于膝关节外科专科医生提高诊疗水平，对普通骨科医生，乃至基础社区卫生中心的基层医务人员正确诊断治疗膝关节骨性关节炎、转诊患者给其他专业医生也非常有益。而对于普通民众，这部译著也可以作为扩展、增加膝关节骨性关节炎医学知识的权威解读的参考资料。

唯愿"地上无贫，人间无疾"。挫锐解纷，和光同尘，吾侪共趋之。

钱齐荣

2021年端午于上海溪语之林

前言

膝关节骨性关节炎，包括退变性（最常见）、继发性以及相对少见的类风湿关节炎和创伤性关节炎，影响着全世界数以百万计的人，主要是老年人，特别是妇女。此外，随着人口老龄化的进程，膝关节骨性关节炎发病率越来越高，尤其是在发达国家。

膝关节骨性关节炎最终导致进行性慢性膝关节疼痛。鉴于这是一种无法治愈的退行性疾病，治疗的主要目标是减轻患者的膝关节疼痛。最初可以通过保守治疗来减轻疼痛，即使用镇痛药物（不推荐使用阿片类药物）和口服消炎药、减轻体重和改变久坐不动的生活方式。如上述方法无效，则需要联合采用物理和康复治疗，同时也可以使用关节内注射药物［激素、玻璃酸钠或富血小板血浆（Platelet-Rich Plasma，PRP）］进行治疗。

最终，如果上述治疗均不能缓解膝关节疼痛，患者日常生活严重受到影响，则可以考虑手术治疗，主要包括：力线截骨矫正术（胫骨高位截骨或股骨远端截骨）、单髁置换术（Unicompartmental Knee Arthroplasty，UKA）或全膝关节置换术（Total Knee Arthroplasty，TKA）。其中 TKA 主要适用于累及三间室的骨性关节炎。

对于较少见的髌股关节单间室骨性关节炎，可以切除受累的髌骨关节面。如内外侧关节面均受累，则可选择髌股关节置换术（Patellofemoral Arthroplasty，PFA）。

以上所有提到的治疗手段（非手术和手术），及其相应的指征、疗效和并发症，都将在本书中进行详细阐述。同时，在编写本书的过程中，编者也充分地参考了近年来相关领域的研究文献。

我们对于膝关节骨性关节炎患者的责任，就是尽可能用危险性最小的治疗方法来减轻其关节疼痛，也就是最大限度地做到个体化和个性化治疗。

作为这本书的编者，我们的目的是将膝关节骨性关节炎综合治疗的最新进展汇编成书。因为膝关节骨性关节炎是一种非常常见的疾病，在疾病终末期将使患者丧失生活自理能力，极度的疼痛也将导致患者的生活质量严重下降。

Madrid, Spain

Madrid, Spain

E. Carlos Rodríguez-Merchán

Primitivo Gómez-Cardero

目录

第 1 章　膝关节骨性关节炎的初始治疗：口服和外用药物 ················· 1

第 2 章　膝关节骨性关节炎的物理和康复治疗 ·················· 9

第 3 章　关节腔激素和玻璃酸钠注射术 ·················· 20

第 4 章　关节腔富血小板血浆（PRP）注射术 ·················· 24

第 5 章　关节腔臭氧注射术 ·················· 28

第 6 章　髌股关节骨性关节炎：保守和手术治疗 ·················· 33

第 7 章　膝关节牵张术（关节分离）治疗膝关节骨性关节炎 ·················· 43

第 8 章　单间室膝关节骨性关节炎：力线截骨矫正术 ·················· 47

第 9 章　单间室膝关节骨性关节炎：单髁置换术 ·················· 57

第 10 章　三间室膝关节骨性关节炎：全膝关节置换术 ·················· 71

第 11 章　全膝关节置换术后感染 ·················· 85

第 12 章　全膝关节置换术中动脉损伤 ·················· 98

第 13 章　全膝关节置换术后腓总神经麻痹的发生率、危险因素、诊断和处理 ······ 102

第 14 章　全膝关节置换术后膝关节髂胫束摩擦综合征 ·················· 109

第 15 章　全膝关节置换术后僵硬 ·················· 113

第 16 章　不稳定的全膝关节置换术 ·················· 122

第 17 章　全膝关节置换的假体周围骨折 ·················· 130

第 18 章　全膝关节置换术后翻修 ·················· 141

膝关节骨性关节炎的初始治疗：口服和外用药物

第1章

E. Carlos Rodríguez-Merchán,
Hortensia De la Corte-Rodríguez,
Juan M. Román-Belmonte

1.1 引言

骨性关节炎（Osteoarthritis，OA）是膝关节疼痛的常见原因。除手术外，尚有很多膝关节骨性关节炎（Knee Osteoarthritis，KOA）的保守治疗方法。本章将介绍针对 KOA 相关疼痛的现有保守治疗方法。

1.2 口服药物

1.2.1 对乙酰氨基酚

目前已发表的指南和专家意见关于对乙酰氨基酚（也称为扑热息痛或泰诺）和非甾体抗炎药（Nonsteroidal Anti-Inflammatory Drugs，NSAIDs）作为 KOA 一线药物治疗的相对作用尚存分歧。同时，还应当重视对乙酰氨基酚和 NSAIDs 的相对安全性。在一篇系统综述中，Towhed 等[1] 对比了对乙酰氨基酚、安慰剂和 NSAIDs（布洛芬、双氯芬酸、奥斯克、塞来昔布、萘普生、罗非昔布）治疗膝关节骨性关节炎的有效性和安全性。研究结果表明，NSAIDs 在改善 KOA 患者膝关节和髋关节疼痛方面优于对乙酰氨基酚。在中重度疼痛的 KOA 患者中，NSAIDs 似乎比对乙酰氨基酚更有效。

1.2.2 曲马多

曲马多越来越多地用于治疗 KOA，因为与非甾体抗炎药相比，曲马多不会引起胃肠道出血或肾脏问题，也不影响关节软骨。Cepeda 等[2] 试图通过研究明确口服曲马多对 KOA 患者的镇痛效果、对其身体功能的影响，以及药物的获益持续时间和安全性。研究发现，曲马多或曲马多联合对乙酰氨基酚虽然能够降低疼痛程度、缓解症状并改善功能，但患者的获益并不大。

2019 年，Toupin April 等发表了一篇系统综述，以明确口服曲马多或曲马多联合对乙酰氨基酚或 NSAIDs 治疗 KOA 患者的获益和副作用[3]。中等质量的研究证据表明，与安慰剂相比，单独使用曲马多或与对乙酰氨基酚联合使用未能使 OA 患者的疼痛或功能明显改善，尽管曲马多组有多一些的患者报告称其症状改善较为显著（症状改善定义为疼痛缓解 20% 以上）。

1.2.3 阿片类药物

如果 KOA 患者疼痛剧烈或存在其他止痛药物使用禁忌时，就可以考虑使用阿片类药物。然而，关于阿片类药物的有效性和安全性证据存在争议。Nuesch 等[4] 试图研究口服或经皮使用阿片类药物对 KOA 患者疼痛、功能和安全性的影响。结果显示，除曲马多外，其他阿片类药物能够使患者部分获益，但远不及使用此类药物所引发副作用风险的显著增加。因此，即便患者疼痛症状严重，也不应常规使用除曲马多以外的阿片类药物。

1.2.4 氨基葡萄糖

Towheed 等[5] 回顾了所有关于氨基葡萄糖在

KOA 中有效性和毒性反应的随机对照试验。结果显示，用于评估疼痛、僵硬和功能的 WOMAC（西安大略和麦克马斯特大学骨性关节炎指数）评分并未显示氨基葡萄糖优于安慰剂，但其安全性与安慰剂相当。

1.2.5　双醋瑞因

双醋瑞因的作用不同于传统 NSAIDs，不会抑制前列腺素合成而引发导致胃肠道副作用。有观点认为，双醋瑞因更类似一种 KOA 的慢病情调控药。但 Fidelix 等 [6] 研究发现双醋瑞因缓解疼痛症状的效果很有限。

1.2.6　多西环素

临床前数据表明多西环素可以作为 KOA 的一种病情调控药物，具有减缓软骨退变的潜力。然而，Da Costa 等 [7] 研究认为多西环素所带来的临床获益极低。

1.2.7　硫酸软骨素

Singh 等 [8] 研究发现，在短期内单独使用硫酸软骨素或将其与氨基葡萄糖联合使用，患者的疼痛改善程度优于安慰剂。

2019 年，Honvo 等 [9] 对药用级硫酸软骨素进行了研究，结果显示只有药用级硫酸软骨素可以作为 KOA 的本底治疗。最近另一项 Meta 分析研究结果证实硫酸软骨素治疗 OA 具有良好的安全性。

1.2.8　度洛西汀

2019 年，Chen 等 [10] 发表了一篇基于随机对照研究的 Meta 分析，旨在分析度洛西汀用于 KOA 患者治疗的有效性和患者对该药物的耐受能力。结果显示，尽管度洛西汀对改善关节僵硬无明显优势，但对于慢性疼痛和功能障碍有效，且副作用处于可接受范围内。

1.2.9　姜黄提取物

Henrotin 等 [11] 于 2019 年所发表的一项多中心双盲随机安慰剂对照三臂研究显示，经技术优化的姜黄提取物（Bio-Optimized Curcuma Longa，BCL）治疗 KOA 有效。BCL 可能是一种安全且耐受性较好的药物，并且尚无证据显示其存在严重副作用。基于 PGADA（患者总体病情活动度评估）和血清 OA 生物指标水平的有效性研究发现，BCL 能够快速有效地缓解 KOA 的疼痛。

1.3　外用药物

目前已有多种可用于治疗 KOA 的外用药物（表 1.1）。

1.3.1　NSAIDs

Derry 等 [12] 发表的一项系统综述结果表明，外用双氯芬酸和局部酮洛芬可以缓解疼痛。然而，另一项由 Derry 等 [13] 所发表的系统综述则表明，外用双氯芬酸和酮洛芬在治疗 6~12 周时对 KOA 的疗效有限。

表 1.1　外用 KOA 镇痛药物

NSAIDs
辣椒碱
含有硫酸氨基葡萄糖、硫酸软骨素和樟脑的乳膏
尼美舒利
0.075% 珠卡赛辛乳膏
薄荷醇
含有超变形磷脂囊泡的非药物凝胶（TDT 064）
采用 Acteev 技术制备的 4Jointz
草药疗法
含医用水蛭唾液提取物的外用凝胶
使用乌尔米亚湖泥浆制备的凝胶

Meng 和 Huang[14] 所发表的一篇综述建议将外用 NSAIDs 作为 KOA 的治疗方案，甚至应用于一线治疗，尤其对于老年患者。而对于其他外用药物的推荐则存在较大分歧，尤其是存在其他镇痛药禁忌证的患者。

1.3.2　辣椒碱

根据 Deal 等的报道，80% 接受辣椒碱治疗的患者在治疗 2 周后疼痛减轻。该研究为一项针对外用辣椒碱治疗 KOA 的双盲试验。尽管在接受辣椒碱治疗的患者中，约 45% 感觉到药物应用区域有短暂灼热感，辣椒素乳膏仍被认为是治疗 KOA 的一种安全有效药物[15]。该研究共纳入 70 名 KOA 和 31 名类风湿关节炎病例，分别接受为期 4 周的辣椒碱或安慰剂治疗，两组分别使用 0.025% 辣椒碱乳膏或安慰剂涂抹于膝关节痛处，每天 4 次。

Kosuwon 等研究发现，对于轻中度疼痛的 KOA，0.0125% 辣椒碱凝胶是一种有效的治疗方法[16]。该研究为一项交叉、双盲、随机、对照试验，共纳入 100 名轻中度疼痛的 KOA 病例，均接受辣椒碱凝胶或安慰剂治疗，每天 3 次，共使用 4 周，随后间隔 1 周药物洗脱期，再改用辣椒碱凝胶或安慰剂 4 周。研究显示唯一的副作用为灼热感。在为期 4 周的辣椒碱治疗期间，约 67% 的患者出现烧灼感，但无一例因此而放弃使用[16]。

Laslett 和 Jones 所发表的综述显示，在轻中度疼痛和经临床或放射学诊断的 KOA 患者中，无论应用区域和剂量如何，每天 4 次局部使用辣椒碱的疗法，在长达 20 周的时间内均具有良好的耐受性，并能够在一定程度上缓解疼痛[17]。

1.3.3　含有硫酸氨基葡萄糖、硫酸软骨素和樟脑的乳膏

Cohen 等研究发现，外用硫酸氨基葡萄糖和硫酸软骨素对于缓解 KOA 的疼痛有效，并且在 4 周内症状改善较为明显[18]。该研究纳入 63 例患者，随机分配到外用硫酸氨基葡萄糖和硫酸软骨素或安慰剂治疗组，治疗时间均为 8 周。视觉模拟量表（Visual Analogue Scale，VAS）评分结果显示，相比安慰剂组，硫酸氨基葡萄糖和硫酸软骨素组在 8 周后疼痛缓解的平均程度更显著。

1.3.4　尼美舒利

一项研究表明，外用尼美舒利凝胶治疗 KOA 有效，并且能够改善患者的生活质量[19]。该研究为双盲、随机、安慰剂、对照试验，共纳入 74 名成人 KOA 门诊病例。治疗组局部应用 1% 尼美舒利凝胶，每天 3 次；安慰剂组使用外观相同的凝胶，治疗时间共 30 天。尼美舒利治疗组的所有研究指标均得到显著改善，其中总体 WOMAC 评分明显优于安慰剂组，但两组的运动能力、僵硬和疼痛程度差异未达统计学意义。诺丁汉健康状况（Nottingham Health Profile，NHP）评分结果显示，治疗组“运动水平”“疼痛”“运动”和“NHP 焦虑”4 个维度的评分有改善，而安慰剂组则无明显改善，两组间比较无显著差异。同时，治疗组中患者和医生的满意度评分均显著优于对照组。

1.3.5　0.075% 珠卡赛辛乳膏

一项研究证实了使用 1 年珠卡赛辛乳膏的有效性[20]。Schnitzer 等进行了一项为期 12 周的多中心随机双盲研究，并包含 52 周的开放标签扩展试验阶段。该研究中，KOA 患者分别使用 0.075% 的珠卡赛辛乳膏或 0.01% 的较小剂量珠卡赛辛乳膏作为对照。这项双盲研究中的 3 个主要共同终点是 WOMAC 疼痛子量表、WOMAC 身体功能子量表和主观综合评估（Subject Global Evaluation，SGE）从基线到第 84 天变化的时间加权平均值（Time Weighted Average，TWA）。在 52 周的开放标签扩展试验阶段，该研究对患者的骨关节炎疼痛评分和 SGE 进行了评估。共有 695 名患者被随机分配到 0.075% 珠卡赛辛乳膏组（n=351）或 0.01% 珠卡赛辛乳膏组（对照组，n=344）。在研究的第 84 天，治疗组中上述 3 个指标相比基线均达到 TWA 的显著差异。在 52 周的

开放标签扩展试验阶段，仍可观察到该药物的有效性。疗效保持不变。此外，在整个研究过程中发现0.075%的珠卡赛辛乳膏具有良好的耐受性。

1.3.6 薄荷醇

一项研究结果未能为采用薄荷醇凝胶用于改善KOA患者功能和减轻疼痛提供证据支持[21]。该研究中，Topp等招募了20例KOA患者。所有病例均自愿完成两次间隔1周的临床数据收集。每次收集的数据包括执行功能性任务的能力，以及在完成每项任务时的自我疼痛感受。功能性任务包括6min步行（6-Minute Walk，6-MW）、起立行走（Timed Get Up and Go，TUG）、30s坐位起立（Timed Chair Stand，TCS）和上下楼梯时间。受试者在完成每项功能任务后立即使用100mm视觉模拟量表报告膝关节疼痛的程度。这些疼痛和功能的评分在受试者每次就诊时分别测量两次：没有任何干预的情况，以及随机使用5mL 3.5%薄荷醇凝胶或5mL惰性凝胶。结果显示，两组间的疼痛和功能评分无显著差异，但存在组内差异。使用薄荷醇凝胶后，患者的6-MW、TCS和下楼梯的功能评分均显著提高；而安慰剂组则仅有下楼梯这1项功能任务的评分显著提高。该研究结果表明，薄荷醇治疗能够显著降低TUG、TCS、上下楼梯等功能性任务所引起的疼痛，而安慰剂组则未观察到上述现象。在功能性任务期间，安慰剂条件没有导致任何明显的疼痛变化。同时，治疗结束后两组患者在功能性任务或疼痛等指标上均未见显著性差异[21]。

1.3.7 含有超变形磷脂囊泡的非药物外用有凝胶（TDT 064）

Conaghan等所发表的综述认为，从目前已发表的研究证据来看，TDT 064作为一种含有超变形磷脂囊泡的非药物外用凝胶，可有效治疗KOA所引起的疼痛[22]。

1.3.8 4Jointz

Laslett等对使用4Jointz治疗KOA膝关节疼痛12周的治疗效果进行了评估，并证实外用4Jointz能够减轻疼痛[23]。该研究共纳入50~80岁的133例经临床诊断的KOA成年患者，随机分配到4Jointz治疗组或安慰剂组。同时，所有患者均继续维持原治疗方案。分别在研究起始、4周、8周和12周使用VAS和膝关节损伤与骨性关节炎预后评分（Knee Injury and Osteoarthritis Outcome Score，KOOS）评估患者的疼痛和功能。分别在研究起始和第12周，采用ELISA法测定IL-6以评估炎症水平，检测CTX-2以明确软骨损伤的情况。在研究的第12周，治疗组患者的VAS和KOOS疼痛评分相比对照组均显著下降，而IL-6和CTX-2的变化则未见显著差异。事后多重检验分析结果表明，4Jointz可能对女性和伴有轻度影像学改变的KOA患者最有效。两组的药物副作用发生率相似，其中4Jointz组相比安慰剂组，局部皮疹（21%与1.6%）更常见，但仅有26%（4例）患者因局部皮疹而停用药物，同时血检结果无异常[23]。

1.3.9 草药疗法

在Cameron和Chrubasik所发表的一项关于外用草药疗法用于KOA的系统综述中，作者认为，山金车凝胶可能与含有NSAIDs的凝胶一样能够有效地改善症状，并且未见出现比NSAIDs药物更严重的副作用发生。紫草提取物凝胶可以缓解疼痛，而辣椒提取物凝胶在该研究所描述的剂量下对改善患者疼痛或功能无效[24]。

外用新鲜山金车植物凝胶，每天2次，持续6周，被证明是一种安全、耐受性好且有效的针对轻度KOA的治疗方法[25]。Knuseel等进行了一项开放的多中心试验，研究了新鲜山金车植物凝胶的安全性和有效性。该研究纳入26名男性和53名女性轻中度KOA病例，每天用药2次。在用药3周和6周后，观察到在意向治疗和按协议治疗的病例中WOMAC评分的中位数显著下降。同时，疼痛、僵硬和功能分量表的评分也显著降低。总体局部副作用发生率为7.6%，仅包括一种过敏反应。67名患者（87%）

认为该凝胶的耐受性为"良好"或"相当好"，76%的患者表示会再次使用[25]。

一项先导性研究的结果表明，外用 S. ebulus 凝胶可用于缓解 KOA 患者的症状[26]。Jabbari 等招募了79 例 KOA 患者，按照双平行先导性随机、双盲、积极对照临床试验的要求，将患者随机分为两组，分别每天 3 次外用 S. ebulus 凝胶或 1% 双氯芬酸凝胶进行治疗，药量大约相当于一个手指尖的范围，共持续 4 周。分别在入组前、干预后 2 周和 4 周对患者进行膝关节疼痛 VAS 评分，并根据 WOMAC 问卷的3 个不同维度评分进行评估。记录所有副作用。结果显示，S. ebulus 组的 WOMAC 疼痛评分、WOMAC 总评分和 VAS 疼痛评分的平均值均显著低于双氯芬酸组。同时，未见严重的并发症报告。

另一项研究将处于 Ⅱ～Ⅲ期（Kellgren-Lawrence分级）的 KOA 患者随机分配为 3 组，分别使用卷心菜叶外敷（Cabbage Leaf Wraps，CLWS）（每天至少2h）、外用止痛凝胶（Topical Pain Gel，TPG）（10mg双氯芬酸 /g，每天至少 1 次）或常规治疗（Common Care，UC）组，共持续 4 周。结果显示，CLWS 比UC 更有效，但与 TPG 相比无显著差异。因此，可推荐 CLWS 用于 KOA 的治疗[27]。Lauche 等对 81 例患者［女性 42 例，（65.9±10.3）岁］进行了类似研究，用药 4 周后，与 UC 组相比，CLWS 组的患者的疼痛改善更明显，但与 TPG 组相比无显著差异。与UC 组相比，CLWS 组在 WOMAC、SF-36、30sCST和 PPT 评分上也有显著差异。与 TPG 相比，CLWS的有效性主要体现在 WOMAC 评分，并改善了患者治疗后 12 周的生活质量。患者对两种药物都感到满意，除了两组中共 2 例出现副作用外，两组患者对药物均有良好的耐受性[27]。

1.3.10　含医用水蛭（Hirudo Medicinalis）唾液提取物的外用凝胶

研究发现，脂质体凝胶中的水蛭唾液提取物（Leech Saliva Extract，LSE）可以使 KOA 患者的疼痛缓解 50%[28]。Shakouri 等采用 LSE 作为辅助治疗手段，用于缓解 KOA 患者的症状和体征。该药物提取自医用水蛭唾液，用纳米脂质体配制补充剂，

从而促进皮肤吸收。一项临床试验以 Lenquesne 和VAS 评分作为评价指标，研究应用 LSE 脂质体凝胶30 天的治疗效果。结果显示，使用 LSE 脂质体凝胶1 个月后，患者的疼痛减轻程度约 50%；同时，由于关节炎症和僵硬也有所减轻，故关节活动度也有所增加，生活质量明显提高。LSE 纳米脂质体凝胶作为 KOA 患者的一种创新补充疗法，目前研究数据认为其能够显著改善患者的生活质量和提高生活自理能力[28]。

1.3.11　使用乌尔米亚湖泥浆制备的凝胶

泥浆疗法（乌尔米亚湖泥作为外用凝胶制剂）治疗 KOA 有效且能够缓解疼痛[29]。Mahboob 等纳入50 例 KOA 患者，随机分为两组：治疗组和对照组，分别采用泥浆疗法和安慰剂治疗。在接受治疗前后对所有患者进行疼痛、晨僵和关节功能 3 个指标的评估。其中，使用 VAS 和 WOMAC 量表对疼痛进行评估；使用 WOMAC 功能能力和 WOMAC 总体指数评估患者的功能能力。同时，采集所有患者的血样，测定血清肿瘤坏死因子 - α（Tumor Necrosis Factor-Alpha，TNF-α）水平。结果显示，治疗组的 3 项评估指标均显著优于对照组，两组血清 TNF-α 水平均有所下降：治疗组为 19.41%，对照组为 1.76%[29]。

1.3.12　丙诺啡透皮贴剂（Buprenorphine Transdermal Patch，BTDP）

Gil 等在 2019 年发表的研究结果显示，将 BTDP用于膝关节组患者的疼痛数字评分量表（Numeric Rating Scale，NRS）评分低于胸部使用组[30]。使用 BTDP 后，胸部组和膝关节组的 NRS 评分分别降至 2.21 分和 2.55 分。膝关节组的副作用发生率为19.32%，胸部组为 64%，两组患者的依从性分别为82.95% 和 37.60%。与胸部使用的传统方法相比，将BTDP 直接用于 KOA 疼痛患者的膝关节，能够更好地降低 NRS 评分和副作用发生率，且增强了用药依从性。

1.4　比较研究

1.4.1　姜黄素与双氯芬酸

Shep 等于 2019 年发表了有关姜黄素与双氯芬酸治疗 KOA 疗效和安全性的比较研究[31]。结果发现姜黄素的疗效与双氯芬酸相似，但在 KOA 患者中表现出更好的耐受性。因此，对于无法耐受 NSAIDs 副作用的 KOA 患者，可以使用姜黄素作为替代治疗方案。

1.4.2　加巴喷丁与度洛西汀

Enteshari-Moghhadam 等于 2019 年发表了有关加巴喷丁和度洛西汀用于 KOA 患者 3 个月的治疗结果，发现两种药物对于患者疼痛和功能改善的治疗作用相似。度洛西汀从第 1 周开始起效，而加巴喷丁则逐渐起效并在第 3 个月末达到最佳疗效[32]。

1.4.3　5% Thymus Daenensis 凝胶与双氯芬酸

Dehhan 等的研究结果显示，Thymus Daenensis 凝胶对患者症状的改善效果与双氯芬酸类似。该研究将 120 例患者分为 3 组，分别接受 5% Thymus Daenensis 凝胶、1% 双氯芬酸凝胶或安慰剂治疗 6 周，同时口服塞来昔布胶囊。在不同研究节点，使用 VAS 关节疼痛评分和 WOMAC 多维度问卷对治疗效果进行评估[33]。

1.5　修订版欧洲骨质疏松和骨关节炎临床及经济学协会（European Society for Clinical and Economic Aspects of Osteoporosis, Osteoarthritis and Musculoskeletal Diseases，ESCEO）的 KOA 治疗策略

Kucharz 等认为，KOA 是一种慢性病，需要联合非药物和药物的多模式治疗，并且由于疾病持续进展，上述治疗可能需要持续整个病程[34]。越来越多的研究结果表明，目前 KOA 的药物治疗存在问题。同时，由于关于使用对乙酰氨基酚和 NSAIDs 容易发生胃肠道、心血管、肝脏和肾脏副作用的证据越来越多，也对 KOA 中使用镇痛治疗的安全性提出了更多的疑问。因此，目前认为应将缓解 KOA 症状的慢作用药物（Symptomatic Slow-Acting Drugs for Osteoarthritis, SYSADOAs）作为 KOA 的一线治疗方案，尤其是药用级氨基葡萄糖和硫酸软骨素。

1.6　国际骨性关节炎研究协会（Osteoarthritis Research Society International，OARSI）的 KOA 非手术治疗指南

Bannuru 等认为，KOA 治疗的核心应当包括关节炎教育以及无论是否采取饮食体重控制的结构化陆地运动计划[35]。指南强烈建议对 KOA 患者采用外用 NSAIDs 治疗（1A 级）。对于合并胃肠道疾病患者，可使用 COX-2 抑制剂作为初始治疗方案（证据等级 1B 级），或联合使用质子泵抑制剂（证据等级 2 级）。对合并心血管疾病或体质差的患者，不建议使用任何口服 NSAIDs。有条件的不推荐使用对乙酰氨基酚（证据等级分别为 4A 和 4B），强烈不建议使用口服和经皮阿片类药物（证据等级 5）。

1.7　小结

KOA 的保守治疗主要包括口服药物和外用药物，并且应当优先于关节内注射或手术等侵入性治疗。口服药物非常重要。NSAIDs 已被证实优于对乙酰氨基酚。曲马多或曲马多联合对乙酰氨基酚、非曲马多的阿片类药物、氨基葡萄糖、双醋瑞因和多西环素的获益可能较小。

外用 NSAIDs 在缓解疼痛方面中度有效，与口服 NSAIDs 的效果相似，其优点是风险获益比更高。一项研究结果表明，在为期 1 年的治疗中，外用和口服 NSAIDs 对膝关节疼痛的治疗效果相似。相比口服 NSAIDs，外用 NSAIDs 的药物吸收率较低，因而并

发症较少。因此，外用 NSAIDs 应作为首选治疗，尤其是对于 75 岁以上的患者，以及合并心血管、胃肠道或肾脏并发症或其他高风险患者。我们相信，这项研究的结果能够有效指导临床医生对于 KOA 的临床实践。

KOA 的核心治疗方案包括关节炎教育以及无论是否采取饮食体重控制的结构化陆地运动计划。强烈推荐使用外用 NSAIDs（证据等级 1A）。对于合并胃肠道疾病患者，使用 COX-2 抑制剂的证据等级为 1B，NSAIDs 联合质子泵抑制剂的证据等级为 2。对合并心血管疾病或体质差的患者，不建议使用任何口服 NSAIDs。有条件的不推荐使用对乙酰氨基酚（证据等级分别为 4A 和 4B），强烈不建议使用口服和经皮阿片类药物（证据等级 5）。

KOA 是一种慢性病，需要联合非药物和药物的多模式治疗，并且由于疾病持续进展，上述治疗可能需要持续整个病程[34]。越来越多的研究结果表明，目前 KOA 的药物治疗存在问题。同时，由于关于使用对乙酰氨基酚和 NSAIDs 容易发生胃肠道、心血管、肝脏和肾脏副作用的证据越来越多，也对 KOA 中使用镇痛治疗的安全性提出了更多的疑问。因此，目前认为应将 SYSADOAs 作为 KOA 的一线治疗方案，尤其是药用级氨基葡萄糖和硫酸软骨素。

参考文献

[1] Towheed TE, Maxwell L, Judd MG, Catton M,Hochberg MC, Wells G. Acetaminophen forosteoarthritis. Cochrane Database Syst Rev.2006;1:CD004257.
[2] Cepeda MS, Camargo F, Zea C, Valencia L. Tramadolfor osteoarthritis. Cochrane Database Syst Rev.2006;3:CD005522.
[3] Toupin April K, Bisaillon J, Welch V, Maxwell LJ,Jüni P, Rutjes AW, et al. Tramadol for osteoarthritis.Cochrane Database Syst Rev. 2019;5:CD005522.https://doi.org/10.1002/14651858.CD005522.pub3.
[4] Nüesch E, Rutjes AW, Husni E, Welch V, Jüni P. Oral or transdermal opioids for osteoarthritis of the knee or hip. Cochrane Database Syst Rev. 2009;4:CD003115.
[5] Towheed TE, Maxwell L, Anastassiades TP, Shea B, Houpt J, Robinson V, et al. Glucosamine therapy for treating osteoarthritis. Cochrane Database Syst Rev. 2005;2:CD002946.
[6] Fidelix TSA, Macedo CR, Maxwell LJ, Trevisani VFM. Diacerein for osteoarthritis. Cochrane Database Syst Rev. 2013. https://doi.org/10.1002/14651858. CD005117.pub3.
[7] Da Costa BR, Nüesch E, Reichenbach S, Jüni P, Rutjes AWS. Doxycycline for osteoarthritis of the knee or hip. Cochrane Database Syst Rev. 2012. https://doi. org/10.1002/14651858.CD007323.pub3.
[8] Singh JA, Noorbaloochi S, MacDonald R, Maxwell LJ. Chondroitin for osteoarthritis. Cochrane Database Syst Rev. 2015. https://doi. org/10.1002/14651858. CD005614.pub2.
[9] Honvo G, Bruyère O, Reginster JY. Update on the role of pharmaceutical-grade chondroitin sulfate in the symptomatic management of knee osteoarthritis. Aging Clin Exp Res. 2019;31:1163–1167.
[10] Chen L, Gong M, Liu G, Xing F, Liu J, Xiang Z. Efficacy and tolerability of duloxetine in patients with knee osteoarthritis: a meta-analysis of randomized controlled trials. Intern Med J. 2019. https://doi.org/10.1111/imj.14327.
[11] Henrotin Y, Malaise M, Wittoek R, de Vlam K, Brasseur JP, Luyten FP, et al. Bio-optimized Curcuma longa extract is efficient on knee osteoarthritis pain: a double-blind multicenter randomized placebo controlled three-arm study. Arthritis Res Ther. 2019;21(1):179.
[12] Derry S, Conaghan P, Da Silva JAP, Wiffen PJ, Moore RA. Topical NSAIDs for chronic musculoskeletal pain in adults. Cochrane Database Syst Rev. 2016. https://doi.org/10.1002/14651858. CD007400.pub3.
[13] Derry S, Wiffen PJ, Kalso EA, Bell RF, Aldington D, Phillips T, et al. Topical analgesics for acute and chronic pain in adults - an overview of Cochrane Reviews. Cochrane Database Syst Rev. 2017. https://doi.org/10.1002/14651858.CD008609.pub2.
[14] Meng Z, Huang R. Topical treatment of degenerative knee osteoarthritis. Am J Med Sci. 2018;355:6–12.
[15] Deal CL, Schnitzer TJ, Lipstein E, Seibold JR, Stevens RM, Levy MD, et al. Treatment of arthritis with topical capsaicin: a double-blind trial. Clin Ther. 1991;13:383–395.
[16] Kosuwon W, Sirichatiwapee W, Wisanuyotin T, Jeeravipoolvarn P, Laupattarakasem W. Efficacy of symptomatic control of knee osteoarthritis with 0.0125% of capsaicin versus placebo. J Med Assoc Thail. 2010;93:1188–1195.
[17] Laslett LL, Jones G. Capsaicin for osteoarthritis pain. Prog Drug Res. 2014;68:277–291.
[18] Cohen M, Wolfe R, Mai T, Lewis D. A randomized, double blind, placebo controlled trial of a topical cream containing glucosamine sulfate, chondroitin sulfate, and camphor for osteoarthritis of the knee. J Rheumatol. 2003;30:523–528.
[19] Ergün H, Külcü D, Kutlay S, Bodur H, Tulunay FC. Efficacy and safety of topical nimesulide in the treatment of knee osteoarthritis. J Clin Rheumatol. 2007;13:251–255.
[20] Schnitzer TJ, Pelletier JP, Haselwood DM, Ellison WT, Ervin JE, Gordon RD, et al. Civamide cream 0.075% in patients with osteoarthritis of the knee: a 12-week randomized controlled clinical trial with a long term extension. J Rheumatol. 2012;39: 610–620.
[21] Topp R, Brosky JA Jr, Pieschel D. The effect of either topical menthol or a placebo on functioning and knee pain among patients with knee OA. J Geriatr Phys Ther. 2013;36:92–99.
[22] Conaghan PG, Bijlsma JW, Kneer W, Wise E, Kvien TK, Rother M. Drug-free gel containing ultra-deformable phospholipid vesicles (TDT 064) as topical therapy for the treatment of pain associated with osteoarthritis: a review of clinical efficacy and safety. Curr Med Res Opin. 2014;30:599–611.
[23] Laslett LL, Quinn SJ, Darian-Smith E, Kwok M, Fedorova T, Körner

H, et al. Treatment with 4Jointz reduces knee pain over 12 weeks of treatment in patients with clinical knee osteoarthritis: a randomised controlled trial. Osteoarthr Cartil. 2012;20: 1209–1216.

[24] Cameron M, Chrubasik S. Topical herbal therapies for treating osteoarthritis. Cochrane Database Syst. Rev. 2013. https://doi. org/10.1002/14651858.CD010538.

[25] Knuesel O, Weber M, Suter A. Arnica montana gel in osteoarthritis of the knee: an open, multicenter clinical trial. Adv Ther. 2002;19:209–218.

[26] Jabbari M, Hashempur MH, Razavi SZ, Shahraki HR, Kamalinejad M, Emtiazy M. Efficacy and short-term safety of topical Dwarf Elder (Sambucus ebulus L.) versus diclofenac for knee osteoarthritis: a randomized, double-blind, active-controlled trial. J Ethnopharmacol. 2016;188:80–86.

[27] Lauche R, Gräf N, Cramer H, Al-Abtah J, Dobos G, Saha FJ. Efficacy of cabbage leaf wraps in the treatment of symptomatic osteoarthritis of the knee: a randomized controlled trial. Clin J Pain. 2016;32: 961–971.

[28] Shakouri A, Adljouy N, Balkani S, Mohamadi M, Hamishehkar H, Abdolalizadeh J, et al. Effectiveness of topical gel of medical leech (Hirudo medicinalis) saliva extract on patients with knee osteoarthritis: a randomized clinical trial. Complement Ther Clin Pract. 2017. https://doi.org/10.1016/j. ctcp.2017.12.001.

[29] Mahboob N, Sousan K, Shirzad A, Amir G, Mohammad V, Reza M, et al. The efficacy of a topical gel prepared using Lake Urmia

mud in patients with knee osteoarthritis. J Altern Complement Med. 2009;15:1239–1242.

[30] Gil HY, Park S, Kim NE, Choi YH, Kim JH, Choi S, et al. A novel application of buprenorphine transdermal patch to relieve pain in the knee joint of knee osteoarthritis patients: a retrospective case-control study. J Clin Med. 2019;8(7):E1009.

[31] Shep D, Khanwelkar C, Gade P, Karad S. Safety and efficacy of curcumin versus diclofenac in knee osteoarthritis: a randomized open-label parallel-arm study. Trials. 2019;20(1):214.

[32] Enteshari-Moghaddam A, Azami A, Isazadehfar K, Mohebbi H, Habibzadeh A, Jahanpanah P. Efficacy of duloxetine and gabapentin in pain reduction in patients with knee osteoarthritis. Clin Rheumatol. 2019. https://doi.org/10.1007/s10067-019-04573-7.

[33] Dehghan M, Asgharian S, Khalesi E, Ahmadi A, Lorigooini Z. Comparative study of the effect of Thymus daenensis gel 5% and diclofenac in patients with knee osteoarthritis. Biomedicine. 2019;9(2):9. https://doi.org/10.1051/bmdcn/2019090209.

[34] Kucharz EJ, Szántó S, Ivanova Goycheva M, Petronijević M, Šimnovec K, Domżalski M, et al. Endorsement by Central European experts of the revised ESCEO algorithm for the management of knee osteoarthritis. Rheumatol Int. 2019;39:1117–1123.

[35] Bannuru RR, Osani MC, Vaysbrot EE, Arden NK, Bennell K, Bierma-Zeinstra SMA, et al. OARSI guidelines for the non-surgical management of knee, hip, and polyarticular osteoarthritis. Osteoarthr Cartil. 2019. https://doi.org/10.1016/j.joca.2019.06.011.

第 2 章

膝关节骨性关节炎的物理和康复治疗

Juan M. Román-Belmonte,

Hortensia De la Corte-Rodríguez,

E. Carlos Rodríguez-Merchán

2.1 引言

膝关节骨性关节炎是老年人最常见的致残原因，其患病率在世界范围内逐渐增加[1]。大约 40% 的 65 岁以上人群存在症状性骨性关节炎[2]。骨性关节炎发病率最高的是髋关节，其次为手和膝关节。在美国，约 9% 的 60 岁以上人群存在症状性膝关节骨性关节炎[3]，并据估计到 2030 年该比率将达到 25%[4]。一项对中国人的观察研究发现，症状性膝关节骨性关节炎的患病率为 8.1%。随着人口老龄化，以上数据应当引起足够的重视[5]。

由于膝关节骨性关节炎是慢性疾病且治疗成本高，因而已成为社会重大的经济负担[6]。膝关节骨性关节炎的主要症状包括疼痛、僵硬和功能受限，从而影响生活质量[7]并导致行走障碍、无法上下楼梯，甚至无法生活自理[8]。

当膝关节骨性关节炎引起严重的关节损害和症状时，目前唯一彻底治愈的方法是关节置换术[9]。因此，研究热点集中于如何延缓骨关节炎的进展和减轻症状。膝关节骨性关节炎的康复治疗旨在控制疼痛，恢复关节活动度、力量、本体感觉和步态。简而言之，康复旨在提高功能和生活质量。康复治疗包括口服药物、关节腔注射、支具、技术辅助设备和各种物理治疗。本章将重点介绍物理康复治疗技术，其他方法将在后续章节进行介绍。膝关节骨性关节炎的物理治疗可以根据它们所依据的物理原理进行分类（表 2.1）。

多学科团队在膝关节骨性关节炎的康复治疗中发挥着基础性作用。康复医师与物理治疗师、职业治疗师、骨科技师、护士和社工等专业人员将共同开展治疗工作，以求实现最大的临床获益。

表 2.1 物理康复治疗的分类与描述

热疗	改变身体的局部温度
电疗	使用多种类型的非电离辐射
超声	机械波的治疗性应用
运动疗法	体育锻炼或局部运动

2.2 临床评估

在处方康复治疗之前，应进行正确的临床和功能评估，包括评估损伤的类型和程度、是否存在其他共患病、先前的治疗史、身体功能受限程度以及疼痛和炎症的水平。

体格检查应根据患者的实际状态进行。在理想情况下，临床医生应评估患者的体位静力学、外部体征、疼痛、神经血管状态、步态、关节和肌肉平衡。应对患者目前的疾病特征（如年龄、活动受限程度、认知状况、心肺问题、既往后遗症和药物使用情况）进行全面的评估。

经验证的量表可用于定量评估患者的功能状态，评价干预措施的有效性和疾病改善情况。髋、膝关节疗效问卷可用于整体评估患者的腿部功能，而膝关节协会评分（Knee Society Score，KSS）可专门用于膝关节的评估。总体生活评估量表主要包括生命量表 SF-36、SF-12，诺丁汉健康概况量表和 EuroQol[10]。

本章后续将介绍与膝关节骨性关节炎康复最相关的心理社会因素和并发症。

2.3   心理社会因素

心理社会因素在膝关节骨性关节炎所引起的慢性骨骼肌肉疼痛中发挥重要作用[11]。疼痛的躯体化、灾难性思维和较低的自我效能均会导致临床状态恶化，并对康复结果产生负面影响。

膝关节骨性关节炎将降低患者的生活质量，限制其社交活动，降低睡眠质量，甚至损害认知过程[12]。治疗性体育锻炼（单独或与其他干预措施相结合）可能有效地改善与膝关节骨性关节炎相关的生活质量和心理社会因素问题。推荐将认知 – 行为技术与这些治疗性体育锻炼计划相结合应用[13]。

2.4   并发症

膝关节骨性关节炎的临床表现各不相同，并且有许多因素会影响治疗的反馈并导致疾病进展[14]。多数膝关节骨性关节炎患者也合并其他疾病，控制不佳可能导致骨性关节炎进展而影响疾病的预后。约 50% 的膝关节骨性关节炎患者合并其他部位的骨骼肌肉疼痛，如机械性腰痛。约有 40% 的患者合并心血管疾病，而在存在肥胖和代谢综合征的情况下，约 14% 合并糖尿病。抑郁症也被认为是膝关节骨性关节炎常见的一种合并症[15]。

心脏病和高血压之间似乎存在着显著的相关性。同时，较低的身体效能也与身体功能的自我反馈存在密切联系[15]。糖尿病与关节疼痛程度的增加似乎也存在很强的相关性。很多研究者认为滑膜炎可以解释糖尿病患者膝关节骨性关节炎疼痛程度的增加。10%~20% 的糖尿病患者合并引起四肢痛苦的神经病变，从而产生临床疼痛的叠加作用[16]。

随膝关节骨性关节炎合并腰痛与整体身体机能较差存在明确相关性。然而，抑郁症与膝关节骨性关节炎的进展似乎相关性不强[15]。总体而言，合并症将导致膝关节骨性关节炎的症状加重，并恶化疾病的临床进程[15]。

2.5   膝关节骨性关节炎的康复治疗

膝关节骨性关节炎尚无已知的治愈方法，但可以通过训练计划来改善疾病的相关症状（如肌肉力量下降和身体技能退化）[17]。定期运动也可有助于减脂[18]。

膝关节骨性关节炎的治疗花费较高，因而需要研究能够有效降低膝关节骨性关节炎严重程度和减缓疾病进展的治疗方法。治疗性体育锻炼已被证明是一种成本 – 效益较高的治疗方法。

2.5.1   一般措施：教育和改变习惯

膝关节骨性关节炎患者的体力活动水平往往低于一般人群。事实上，37% 的患者习惯于久坐的生活方式，这与低教育水平、高龄、功能限制、不去健身房锻炼和各种焦虑症有关[19]。

将治疗性体育锻炼和教育措施相结合，以减肥为重点，被认为是治疗症状性膝关节骨性关节炎的一线治疗方案。教育措施有利于提高治疗的依从性，有助于减轻患者的疼痛并提高生活质量。减重联合治疗性运动能够使患者功能改善并缓解疼痛（证据等级 A）[9]。考虑到需要解决久坐的生活方式和体重增加的的问题，建议将改变生活方式作为治疗膝关节骨性关节炎治疗策略的一部分[9]。

评估膝关节骨性关节炎患者的体重减轻程度非常重要，因为需要至少减重 15%，以达到仅根据饮食变化来改善身体功能的目的。如果采用饮食和运动相结合的干预措施，需要减重 6%~8% 才能改善身体功能和缓解疼痛[20]。

单独改变饮食结构对膝关节骨性关节炎患者的疼痛改善有限（中等质量证据）。同时，有关饮食对炎症生物标志物水平影响的证据结论尚不一致，饮食对降低白细胞介素 –6（Interleukin–6，IL–6）水平可能只起到轻微的影响[20]。

膝关节骨性关节炎的治疗非常复杂，其疼痛往往是多因素的，这可能解释了为什么仅基于饮食结构改变（不结合体育锻炼）的干预措施往往是无效的。

2.5.2 体育锻炼

治疗性体育锻炼是一种非药物手段，可以提高肌肉力量，减少疼痛、僵硬，并延缓身体功能障碍的恶化[21]。

治疗性体育锻炼（单独或与其他干预措施相结合）似乎能有效地改善与膝关节骨性关节炎相关的生活质量和心理社会因素[13]。推荐采用认知－行为技术结合的治疗性体育锻炼计划。

体育锻炼类型多样，包括力量训练（图2.1）、有氧运动和本体感觉练习。绝大多数运动类型均可使膝关节骨性关节炎患者获益[22]，大多数临床指南推荐肌肉力量训练和有氧运动，这两项锻炼方法是最有效的[21]。

增强膝关节肌肉力量可以改善关节生物力学，减少膝关节负荷和关节软骨的应力[21]。因此，体育锻炼可以减缓关节疾病的进展。

股四头肌力量的增加与症状性膝关节骨性关节炎的风险降低[23]和关节间隙的狭窄程度有关[24]。训练的关键是保持股四头肌等参与关节动力学链条肌肉的足够力量[25]。通常在30岁左右达到肌肉质量的峰值，此后每10年下降3%~8%，60岁后降低最明显。在膝关节骨性关节炎患者中，肌肉减少症导致更严重的自理能力下降[26]。

腿部力量训练可以减少关节所承受的应力，从

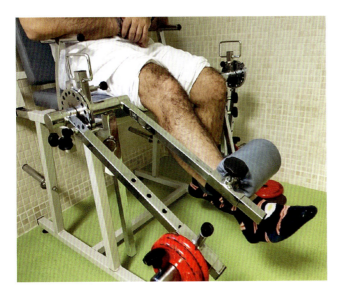

图2.1 股四头肌强化训练可用于改善反映肌肉骨骼水平的各种指标，如强度、力量和抗阻能力

而减少疼痛并改善身体功能。应当在70%的最大重复（1RM）载荷下进行强化练习，以提高肌肉力量和容积[27-28]。每周进行3次的低负荷运动项目，持续6~8周，也能达到提高肌肉力量和容积的目的。当然，其效果不如高负荷训练[29]。

Cochrane系统综述[30]纳入54项研究，共5222名病例，通过分析5362名患者的疼痛和身体功能参数，对地面运动在膝关节骨性关节炎中的作用进行了研究。结果发现治疗性体育锻炼在疼痛、身体功能和生活质量方面均可使患者直接获益，并能达到减轻疼痛和提高身体功能的效果。然而，对生活质量提升效果并不明显。疼痛改善程度自运动开始后的2~6个月逐渐下降，在6个月后疼痛不再获得改善。身体功能在运动开始后的2~6个月内持续稳定地得到改善。因此，地面运动对身体功能的改善效果更加稳定。

治疗性体育锻炼对膝关节骨性关节炎患者发挥的镇痛作用与使用镇痛药物NSAIDs的效果相似[31]。

另一项研究发现，肌肉力量训练与有氧步行的效果间无显著差异，当然这可能存在统计学因素[32]。另有多项研究比较了不同的肌肉力量训练方案，尚未发现负重和非负重下的股四头肌训练存在显著差异[33]。同样，肌肉的等长和向心－离心训练的效果也无显著差异[34]。

对于不同年龄的患者，体育训练对体质结构的影响无显著差异。因此，年龄并不会对运动的力量和肌肉质量增加效果产生负面影响。力量训练能够增加Ⅰ型和Ⅱ型肌肉纤维的横截面积，而慢收缩肌纤维的百分比不随训练时间而发生变化。通过体育锻炼，Ⅱa型纤维增加，Ⅱb型纤维减少。老年人进行有氧训练有助于氧化能力的提升，对于健康人群也是如此，无论年龄、身体状况和性别如何。因此建议进行包括力量和耐力练习的体育锻炼计划，可以提高患者的身体机能并减少膝关节骨性关节炎引起的疼痛[35]。然而，肌节减少会降低肌肉对合成刺激的敏感性，如对抗性运动[36]。

相比力量训练和有氧运动，传统体育锻炼项目，如太极和主要基于拉伸或平衡的运动，缓解疼痛和改善身体功能的效果并不明显[30]。

文献中所提到的运动剂量概念，是指治疗方案的持续时间和各种运动的频率和强度。制定统一的

运动剂量是非常困难的，受个体影响较大。因此，体育锻炼强度的制定应当个体化。然而，低强度和高强度运动项目在改善短期疼痛和身体功能上，并无显著的临床差异[37]。

近50%的膝关节骨性关节炎患者由于疼痛而难以进行体育锻炼[38]。过度运动将增加关节负荷，从而加重骨性关节炎的症状。因此，如何长期坚持进行体育锻炼确实是个值得研究的问题。

目前文献结果表明，应当对大多数膝关节骨性关节炎患者进行持续的监督，以优化运动治疗的效果。研究结果认为，增加对医疗保健专业人员的求诊次数，可以减少疼痛并且增加身体机能[30]。

倒走训练

倒走训练需要对患者进行培训，旨在通过改变步行模式来改善行动能力和减少功能障碍（图2.2）。建立倒走联合物理治疗一起进行。

步态训练的标准方法包括在不同的地面或跑步机上向前行走，可以负重或采用部分负重设备[39]。

然而，倒走不同于正常步行，因为在支撑的初始阶段没有地面与脚后跟的接触，因此对于髌股关节和膝关节内侧间室所产生的压力较小[40]。

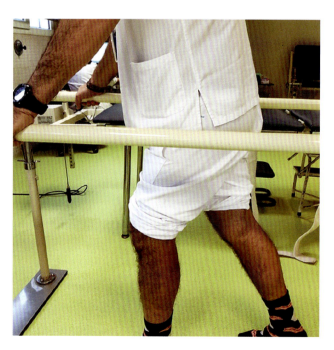

图2.2 倒走训练对髌股关节和膝关节内侧间隙的应力较低

与日常相反的运动模式可以导致肌肉电单元的激活和活化增加，同时有利于强化患者的本体感觉[41]。

在常规的物理治疗中加入反向训练，可以有效地减少膝关节骨性关节炎患者的疼痛，改善功能受限程度，增加股四头肌力量[42]。

本体感觉练习

本体感觉是一种涉及复杂的神经肌肉和关节协调运动过程的能力。该过程整合了感觉和运动能力。本体感觉能够为关节复合体提供静态和动态稳定性，优化运动过程中的能耗。

人体通过活化肌肉、肌腱和关节囊中的受体而获得本体感觉[43]。膝关节骨性关节炎将破坏各种关节结构，从而影响本体感觉，最终引发症状[8]。

对膝关节骨性关节炎患者进行本体感觉训练可以改善疼痛，并提高步行速度。虽然有各种本体感觉训练方式，但最有效的是负重或非负重状态下的神经肌肉控制练习[44]。

本体感觉练习也有助于缓解疼痛（图2.3）。通过各方向的踏步练习，每周分别进行负重和非负重（坐位）训练3次，每次持续30~40min，可以缓解膝关节骨性关节炎的疼痛[45]。合适频率和强度的本体感觉训练也能改善关节僵硬[44]。

血流量限制训练

低负荷运动［高达30%重复最大值（1RM）］和血流量限制训练相结合，可以提高力量和肌肉容积的效果，与高负荷培训计划的效果相当[46]。

对于无法耐受高负荷运动的患者而言，血流量限制训练是另一个有效的选择。尽管低负荷训练与血流量限制训练相结合所达到的力量提升效果不如高负荷训练。血流量限制训练仍可作为弥补低负荷训练不足的一种方法[46]。

在低负荷运动项目中联合采用血流量限制训练方法可以使69%的患者获得更多的肌肉力量强化，而采用高负荷训练计划则可使76%的患者获益[47]。总之，联合低负荷和血流量限制训练也能够获得相似的肌肉强化效果[46]。

有关血流量限制训练对强化肌肉力量的持续时

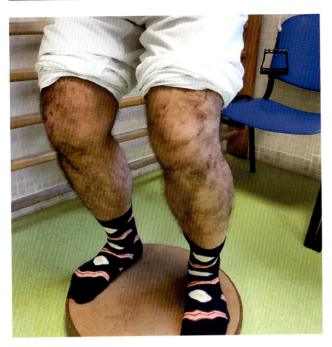

图2.3　使用 **Bohler** 平板进行本体感觉训练，从而在静态和动态两个维度下稳定膝关节

间尚存争议。多数学者认为其强化作用只能持续6天[48]，而其他研究则发现在4周内也存在效果[49]。当然也有研究认为经过4周的训练并未产生效果[50]，提示可能需要持续训练更长的时间。同时，也应当根据肌肉功能的需要而调整运动负荷量（1RM）。

每周2~3次的血流量限制训练能够提升肌肉力量[51]。然而大多数研究并未做到训练量的个体化。尽管如此，几乎没有发现有关血流量限制训练的任何副作用。因此认为血流量限制训练的风险并不比常规训练方法大[52]。然而，最近一项研究报告了1例患者在进行血流量限制训练后发生横纹肌溶解症[53]。这就是为什么应当在发生弥漫性肌萎缩时积极采取预防措施的原因。训练期间可以采用检测血清肌酸激酶水平来评估肌肉损伤的程度。

采用低负荷（30% 1RM）血流量限制训练4周，并不会加重膝关节骨性关节炎患者的疼痛症状[54]。另一项研究也证实了这一观点[50]。

2.5.3　水疗

水疗是一种在水中进行的体育锻炼疗法，多年

前就已被用于治疗多种疾病。水疗利用浮力原理，减轻了膝关节的载荷，从而保护关节，减少了进一步磨损的机会。由于水温和静水压力的恒定，也可以达到促进血液循环，减少肌肉疲劳和骨关节不适的作用。由于水的阻力作用方向与身体运动相反，需要肌肉做功增加，从而使肌肉得到强化。因此，水疗为膝关节骨性关节炎患者提供了一种安全、舒适的治疗性锻炼手段[55]。

在膝关节骨性关节炎中，水疗可以缓解关节疼痛、改善身体功能、提高生活质量，尽管目前对于地面运动和水疗哪个更有效尚存分歧[56]。目前研究认为，两种运动方法在短期和长期效果上均无显著差异[57-58]。

水疗是一种运动环境，而不是指一种特定的运动项目或类型，目前尚不清楚哪种类型的运动、强度、持续时间、频率和最佳水参数（深度和温度）最合适[59]。

33.5~35.5℃是最合适的温度范围，在此温度下患者可以耐受长时间的浸泡，从而开展足够时长的运动计划[60]。

由于浮力的作用，水深对关节载荷存在显著影响。当水深处于剑突水平（大约胸骨水平）时，膝关节应力下降了50%。因此，通常在1.15~1.5m的深度进行锻炼[55]。

2.6　治疗方式

目前推荐将基于不同原理的多种物理治疗方法用于治疗膝关节骨性关节炎。以下将对临床上最常用的方法进行介绍。

2.6.1　温度疗法

温度疗法指通过改变环境温度来发挥治疗作用，通常"Thermotherapy"一词代表热疗，而使用"Cryotherapy"来代表冷疗。

冷疗可以使用装满冰的袋子或盖子、冷垫（也称为冷包，其中含有二氧化硅或纤维素凝胶以保持温度）和冷却喷雾（通常是乙基氯化物，能够快速

发挥皮肤冷却效应）。

热疗包括表面和深层加热，前者主要主要用于皮肤，后者则用于肌肉。后者属于深度热疗（也称为透热疗法），通常以施加能量（电磁或振动）来实现的深层加热，被机体吸收后由能量转化为热量。

表面加热的方法有很多，包括压缩（浸在热液体中的布条，沥干后使用）、石蜡（加热的固体石蜡和液状石蜡的混合物）和红外加热器。

热疗和冷疗应根据患者的具体情况个体化实施，两种方法都可以发挥镇痛效果，但冷疗具有更明显的抗炎作用，因而缓解疼痛的效果更好。

目前尚无充分的证据支持温度疗法用于膝关节骨性关节炎中的有效性[61]。然而，将冷疗配合用于膝关节骨性关节炎的体育锻炼等治疗方案，可以减轻疼痛，增加关节活动度，提高身体机能，改善生活质量[62]。

2.6.2　电疗

电疗是基于电流通过身体的生理效应，可以根据电流应用过程中每秒的循环次数（以赫兹测量）来分类。表 2.2 描述了各种类型的电疗及其效果。

经皮神经电刺激（Transcutaneous Electrical Nerve Stimulation，TENS）是一种常用的电疗方法，它以低频电流为主，具有镇痛作用。TENS 采用不同形态的对称和补偿脉冲，可作为单脉冲或脉冲序列或脉冲爆发，后者通常更能耐受。

由于其异质性且发表研究较少，因而并不推荐将电疗用于膝关节骨性关节炎的镇痛。然而，在电疗方法中，最具镇痛潜力的是干扰电[63]。

当电流脉冲作用于足够强度的肌肉，可以产生运动兴奋效应，称之为神经肌肉电刺激（Neuromuscular Electrostimulation，NMES）。电诱导的肌肉收缩不同于主动收缩。连续脉冲能够增加肌肉的收缩时长，因此将电刺激与肌肉的自主收缩结合更加有效。然而，有关电刺激对膝关节骨性关节炎患者股四头肌力量的影响，目前尚未达成共识[64]。

短波是一种高频电疗法，可以脉冲或连续形式应用，可用于膝关节骨性关节炎的镇痛。结合等速强化方案，短波电疗能够改善患者的伸膝力量[65]。

2.6.3　磁疗

磁疗是基于使用低频磁场（10~100Hz）进行治疗的，但不产生热效应。磁疗虽然具有一定的镇痛抗炎作用，但其最常见的作用是促进愈合和骨形成[66]。在膝关节骨性关节炎中使用磁疗可以发挥一定的镇痛作用（图 2.4），但对生活质量、身体功能或疾病进程的改善作用有限[67]。

2.6.4　超声

治疗性超声（不同于用作诊断的超声）是基于非可听声振动产生的波发挥治疗作用。其连续模式可以产生透热效应，而脉冲模式则产生机械效应，实现镇痛、抗炎、促进骨形成和胶原纤维重排。

脉冲超声用于治疗膝关节骨性关节炎能够减轻疼痛，促进身体功能恢复，无负面影响[68]。然而，其治疗效果难以长时间维持[69]。

近来已开发出可穿戴超声治疗设备，使患者能够长期使用。使用超声波（3MHz，0.132W/cm^2，1.3W）每天 4h，持续 6 周，能够使疼痛减轻，改善功能[70]。

超声也有助于药物穿透皮肤，这一过程被称为超声导入效应，其作用机制已被研究所阐明。虽然 NSAIDs 和利多卡因经常被联合用于治疗膝关节骨性关节炎，但尚未见强有力的证据支持将超声与其联合使用[71]。

表 2.2　康复治疗中使用的电疗类型

	效果	举例
低频电流（<1kHz）	镇痛和刺激运动	经皮神经电刺激（TENS）
中频电流（1~10kHz）	镇痛	干扰电
高频电流（>10kHz）	热、镇痛和抗炎	短波和微波

图 2.4　磁疗仪有助于镇痛、抗炎、促进骨塑形和瘢痕修复

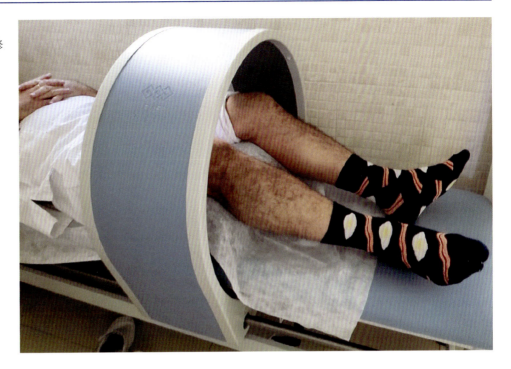

2.6.5　激光治疗

不同功率水平的激光已被用于治疗膝关节骨性关节炎，其中最常用的是中等功率（小于 100mW）的激光。

激光治疗的效果包括其微小的热作用和光化学效应，可以通过刺激细胞水平的代谢反应来加速机体的生理过程。激光治疗主要用于镇痛和抗炎，并改善组织修复机制[72]。

使用激光治疗膝关节骨性关节炎可能对疼痛、关节僵硬和功能受限帮助不大，因此，尚未有强有力的证据支持将其推荐用于治疗膝关节骨性关节炎[73]。

2.6.6　支具

支具是一种外用器械以助于改变神经肌肉骨骼系统的结构或功能特性。已有多种支具被用于治疗膝关节骨性关节炎，根据其对运动功能的限制程度，可以分为静态和动态两种类型，其功能主要包括[74]：

1. 限制不必要的关节运动；
2. 固定肢体以促进愈合；

3. 矫正畸形；
4. 增加关节活动度；
5. 牵伸关节使其发生适应性改变；
6. 辅助肢体与运动；
7. 协同易化其他治疗措施的效果；
8. 转移载荷；

此外，目前市面上还有几种多功能支具，其结合了各种类型支具的功能特点。

在膝关节骨性关节炎和内翻畸形的患者中，使用外翻矫正支具可以减少疼痛和僵硬，改善功能和生活质量（轻度证据）[75]。其作用机制主要是通过减少膝关节内收力矩来减少关节内侧间室的载荷。然而，目前尚不清楚哪种类型支具对于治疗膝关节骨性关节炎最有效。

一项系统综述表明，采用矫形支具能够降低三间室膝关节骨性关节炎的膝关节内收力矩[75]。尤其对于内侧间室受累的内翻型膝关节骨性关节炎患者，此类支具有利于缓解疼痛、僵硬，改善功能和生活质量（证据程度低）。对于髌股骨关节炎患者，使用髌股支具并不能产生额外的获益。

也有学者提出使用外侧楔形鞋垫治疗膝关节骨性关节炎。因为这种鞋垫可以使跟骨外翻，从而减少膝关节内侧间室的载荷。然而尚无研究证实这种鞋垫能够使患者的肢体发生适应性结构变化，无更

多的临床获益。因此，尚不推荐将其用于治疗膝关节骨性关节炎[75]。

2.6.7 其他疗法

手法治疗

顾名思义，手法治疗是由物理治疗师用双手进行的治疗。通过手法治疗，可以进行各种类型的关节活动训练，包括不同方向和速度的关节运动。推拿也属于手法治疗的一种[76]。

手法治疗可以用于改善关节运动学的缺失，包括关节活动度的丧失、关节囊粘连和关节囊内压力的增高。其治疗作用机制可能是刺激 II 型机械感受器和抑制IV型伤害感受器[77]。关节松动还可以刺激高尔基体肌腱器官，通过抑制性反射而使肌肉松弛[78]。手法治疗还可以降低关节周围组织的肌张力，从而缓解疼痛[79]。然而，尚需开展进一步研究以明确其具体作用机制。

目前有关手法治疗用于膝关节骨性关节炎有效性的研究证据尚不充分[80]。很多研究结果提示手法治疗能够缓解疼痛和改善功能，然而大部分研究中手法治疗通常都与其他治疗方法联合使用，因此无法确定其单独应用的效果[81]。

相比单独进行体育锻炼，联合手法治疗能够更有效地缓解疼痛，改善机体功能，缩短上下楼梯所需的时间。因此推荐将手法治疗作为体育锻炼疗法的辅助手段[82]。

肌内效贴

肌内效贴是通过对肌节所对应的皮肤粘贴张力带的治疗手段。目前已有多种肌内效贴（弹性或非弹性）可供使用，主要取决于肌纤维的牵伸方向（上、下、内、外、旋转和非牵伸性）。由于肌内效贴能够持续发挥作用 3~5 天，因此该技术能够达到更多的临床获益[83]。

然而，尚无证据表明肌内效贴能够改善健康人群的下肢力量或功能。肌内效贴用于治疗膝关节骨性关节炎也尚存争议。不少学者认为，肌内效贴能

够有效减轻膝关节骨性关节炎的疼痛并改善膝关节的屈伸角度[84]。而另一些观点认为肌内效贴并未体现出对于疼痛、功能障碍、生活质量、重返工作和总体恢复程度的改善能力[85]。

目前也尚未有充分证据来评估肌内效贴对某些疾病（如慢性肌肉骨骼疾病或骨科手术后）下肢功能的影响[86]。尽管如此，肌内效贴仍可作为诸如物理治疗的补充手段。

2.7 结论

膝关节骨性关节炎是一种发病率越来越高的疾病，严重影响患者的生活质量，对社会带来巨大经济负担。体育锻炼是控制症状和延缓疾病进程最有效的治疗方法。力量训练和有氧运动也是最有效的训练方法。倒走、血流量限制训练和水疗都可以改善患者对体育锻炼的耐受能力。体育锻炼应与教育计划和生活习惯改变相结合。在各种治疗方法中，磁疗和超声最有效。对于膝关节骨性关节炎所引起的内翻畸形，使用支具能够有效缓解内侧间室的压力，从而改善症状。

参考文献

[1] Paradowski PT, Lohmander LS, Englund M. Osteoarthritis of the knee after meniscal resection: long term radiographic evaluation of disease progression. Osteoarthr Cartil. 2016;24:794–800.

[2] Peat G, McCarney R, Croft P. Knee pain and osteoarthritis in older adults: a review of community burden and current use of primary health care. Ann Rheum Dis. 2001;60:91–97.

[3] Losina E, Weinstein AM, Reichmann WM, Burbine SA, Solomon DH, Daigle ME, et al. Lifetime risk and age at diagnosis of symptomatic knee osteoarthritis in the US. Arthritis Care Res. 2013;65:703–711.

[4] Hootman JM, Helmick CG. Projections of US prevalence of arthritis and associated activity limitations. Arthritis Rheum. 2006;54:226–229.

[5] Tang X, Wang S, Zhan S, Niu J, Tao K, Zhang Y, et al. The prevalence of symptomatic knee osteoarthritis in China: results from the China Health and Retirement Longitudinal Study. Arthritis Rheumatol. 2016;68:648–653.

[6] Hermans J, Koopmanschap MA, Bierma-Zeinstra SM, van Linge JH, Verhaar JA, Reijman M, et al. Productivity costs and medical costs among working patients with knee osteoarthritis. Arthritis Care Res. 2012;64:853–861.

[7] Oiestad BE, White DK, Booton R, Niu J, Zhang Y, Torner J, et al. Longitudinal course of physical function in people with symptomatic knee osteoarthritis: data from the Multicenter Osteoarthritis Study and the Osteoarthritis Initiative. Arthritis Care Res. 2016;68:325–331.

[8] Van Dijk GM, Dekker J, Vennhof C, van den Ende CH, Carpa Study Group. Course of functional status and pain in osteoarthritis of the hip or knee: a systematic review of the literature. Arthritis Rheum. 2006;55:779–785.

[9] Gay C, Chabaud A, Guilley E, Coudeyre E. Educating patients about the benefits of physical activity and exercise for their hip and knee osteoarthritis. Systematic literature review. Ann Phys Rehabil Med. 2016;59:174–183.

[10] Rodriguez-Merchan EC. Knee instruments and rating scales designed to measure outcomes. J Orthop Traumatol. 2012;13:1–6.

[11] Urquhart DM, Phyomaung PP, Dubowitz J, Fernando S, Wluka AE, Raajmaakers P, et al. Are cognitive and behavioural factors associated with knee pain? A systematic review. Semin Arthritis Rheum. 2015;44:445–455.

[12] Farr Ii J, Miller LE, Block JE. Quality of life in patients with knee osteoarthritis: a commentary on nonsurgical and surgical treatments. Open Orthop J. 2013;7:619–623.

[13] Briani RV, Ferreira AS, Pazzinatto MF, Pappas E, De Oliveira SD, Azevedo FM. Infographic. What interventions can improve quality of life or psychosocial factors of individuals with knee osteoarthritis? A systematic review with meta-analysis of primary outcomes from randomised controlled trials. Br J Sports Med. 2019;53:901–902.

[14] Felson DT. An update on the pathogenesis and epidemiology of osteoarthritis. Radiol Clin N Am. 2004;42:1–9.

[15] Calders P, Van Ginckel A. Presence of comorbidities and prognosis of clinical symptoms in knee and/or hip osteoarthritis: a systematic review and meta-analysis. Semin Arthritis Rheum. 2018;47:805–813.

[16] Eitner A, Pester J, Vogel F, Marintschev I, Lehmann T, Hofmann GO, et al. Pain sensation in human osteoarthritic knee joints is strongly enhanced by diabetes mellitus. Pain. 2017;158:1743–1753.

[17] Fiatarone MA, Evans WJ. The etiology and reversibility of muscle dysfunction in the aged. J Gerontol. 1993;48:77–83.

[18] Waller B, Munukka M, Rantalainen T, Lammentausta E, Nieminen MT, Kiviranta I, et al. Effects of high intensity resistance aquatic training on body composition and walking speed in women with mild knee osteoarthritis: a 4-month RCT with 12-month follow-up. Osteoarthr Cartil. 2017;25:1238–1246.

[19] Shih M, Hootman JM, Kruger J, Helmic CG. Physical activity in men and women with arthritis National Health Interview Survey, 2002. Am J Prev Med. 2006;30:385–393.

[20] Hall M, Castelein B, Wittoek R, Calders P, Van Ginckel A. Diet-induced weight loss alone or combined with exercise in overweight or obese people with knee osteoarthritis: a systematic review and meta-analysis. Semin Arthritis Rheum. 2019;48:765–777.

[21] McAlindon TE, Bannuru RR, Sullivan MC, Arden NK, Berenbaum F, Bierma-Zeinstra SM, et al. OARSI guidelines for the non-surgical management of knee osteoarthritis. Osteoarthr Cartil. 2014;22:363–388.

[22] Brosseau L, Taki J, Desjardins B, Thevenot O, Fransen MA, Wells GA, et al. The Ottawa panel clinical practice guidelines for the management of knee osteoarthritis. Part two: strengthening exercise programs. Clin Rehabil. 2017;31:596–611.

[23] Segal NA, Torner JC, Felson D, Niu J, Sharma L, Lewis CE, Nevitt M. Effect of thigh strength on incident radiographic and symptomatic knee osteoarthritis in a longitudinal cohort. Arthritis Rheum. 2009;61:1210–1217.

[24] Segal NA, Glass NA, Felson DT, Hurley M, Yang M, Nevitt M, et al. Effect of quadriceps strength and proprioception on risk for knee osteoarthritis. Med Sci Sports Exerc. 2010;42:2081–2088.

[25] Zacharias A, Green RA, Semciw AI, Kingsley MI, Pizzari T. Efficacy of rehabilitation programs for improving muscle strength in people with hip or knee osteoarthritis: a systematic review with meta-analysis. Osteoarthr Cartil. 2014;22:1752–1773.

[26] Papalia R, Zampogna B, Torre G, Lanotte A, Vasta S, Albo E, et al. Sarcopenia and its relationship with osteoarthritis: risk factor or direct consequence? Musculoskelet Surg. 2014;98:9–14.

[27] Bennell KL, Hunt MA, Wrigley TV, Lim BW, Hinman RS. Role of muscle in the genesis and management of knee osteoarthritis. Rheum Dis Clin N Am. 2008;34:731–754.

[28] Garber CE, Blissmer B, Deschenes MR, Franklin BA, Lamonte MJ, Lee IM, et al. American College of Sports Medicine. American college of sports medicine position stand. Quantity and quality of exercise for developing and maintaining cardiorespiratory, musculoskeletal, and neuromotor fitness in apparently healthy adults: guidance for prescribing exercise. Med Sci Sports Exerc. 2011;43:1334–1359.

[29] Schoenfeld BJ, Wilson JM, Lowery RP, Krieger JW. Muscular adaptations in low- versus high-load resistance training: a meta-analysis. Eur J Sport Sci. 2016;16:1–10.

[30] Fransen M, McConnell S, Harmer AR, Van der Esch M, Simic M, Bennell KL. Exercise for osteoarthritis of the knee: a Cochrane systematic review. Br J Sports Med. 2015;49:1554–1557.

[31] Hochberg MC, Altman RD, April KT, Benkhalti M, Guyatt G, McGowan J, et al. American College of Rheumatology 2012 recommendations for the use of nonpharmacologic and pharmacologic therapies in osteoarthritis of the hand, hip, and knee. Arthritis Care Res. 2012;64:465–474.

[32] Ettinger WH, Burns R, Messier SP, Applegate W, Rejeski WJ, Morgan T, et al. A randomized trial comparing aerobic exercise and resistance exercise with a health education program in older adults with knee osteoarthritis. The Fitness Arthritis and Seniors Trial (FAST). JAMA. 1997;277:25–31.

[33] Jan M, Lin C, Lin Y, Lin JJ, Lin DH. Effects of weight-bearing versus nonweight-bearing exercise on function, walking speed, and position sense in participants with knee osteoarthritis: a randomized controlled trial. Arch Phys Med Rehabil. 2009;90:897–904.

[34] Salli A, Sahin N, Baskent A, Ugurlu H. The effect of two exercise programs on various functional outcome measures in patients with osteoarthritis of the knee: a randomized controlled clinical trial. Isokin Exerc Sc. 2010;18:201–209.

[35] Wilmore JH, Costill DL. Physiology of sport and exercise. 3rd ed. Paris: De Boeck; 2004.

[36] Breen L, Phillips SM. Skeletal muscle protein metabolism in the elderly: interventions to counteract the 'anabolic resistance' of ageing. Nutr Metab. 2011;8:68.

[37] Regnaux JP, Lefevre-Colau MM, Trinquart L, Nguyen C, Boutron I, Brosseau L, et al. High-intensity versus low-intensity physical

activity or exercise in people with hip or knee osteoarthritis. Cochrane Database Syst Rev. 2015;10:CD010203.

[38] Bartels EM, Juhl CB, Christensen R, Hagen KB, Danneskiold-Samsøe B, Dagfinrud H, et al. Aquatic exercise for the treatment of knee and hip osteoarthritis. Cochrane Database Syst Rev. 2016;3:CD005523.

[39] Kim HH, Shim JM. Comparison of forward and backward walking trainings on gait pattern in adults. Indian J Sci Technol. 2016;9:1–5.

[40] Gondhalekar GA, Deo MV. Retrowalking as an adjunct to conventional treatment versus conventional treatment alone on pain and disability in patients with acute exacerbation of chronic knee osteoarthritis: a randomized clinical trial. N Am J Med Sci. 2013;5:108–112.

[41] Zhao H, Huo H, Zhang J. Foot pressure and gait features during fitness backward walking of the elders. Chin J Rehabil Med. 2010;25:435–448.

[42] Balasukumaran T, Olivier B, Ntsiea MV. The effectiveness of backward walking as a treatment for people with gait impairments: a systematic review and meta-analysis. Clin Rehabil. 2019;33:171–182.

[43] Olsson L, Lund H, Henriksen M, Rogind H, Bliddal H, Danneskiold-Samse B. Test–retest reliability of a knee joint position sense measurement method in sitting and prone position. Adv Physiother. 2004;6:37–47.

[44] Jeong HS, Lee SC, Jee H, Song JB, Chang HS, Lee SY. Proprioceptive training and outcomes of patients with knee osteoarthritis: a meta-Analysis of randomized controlled trials. J Athl Train. 2019;54:418–428.

[45] Rogers MW, Tamulevicius N, Semple SJ, Krkeljas Z. Efficacy of home-based kinesthesia, balance and agility exercise training among persons with symptomatic knee osteoarthritis. J Sports Sci Med. 2012;11:751–758.

[46] Hughes L, Paton B, Rosenblatt B, Gissane C, Patterson SD. Blood flow restriction training in clinical musculoskeletal rehabilitation: a systematic review and meta-analysis. Br J Sports Med. 2017;51:1003–1011.

[47] Coe R. It's the effect size, stupid. What effect size is and why is it important. Exeter. 2002;12:14.

[48] Fujita T, Brechue WF, Kurita K, Sato Y, Abe T. Increased muscle volume and strength following six days of low-intensity resistance training with restricted muscle blood flow. Int J KAATSU Train Res. 2008;4:1–8.

[49] Takarada Y, Takazawa H, Sato Y, Takebayashi S, Tanaka Y, Ishii N. Effects of resistance exercise combined with moderate vascular occlusion on muscular function in humans. J Appl Physiol. 2000;88:2097–2106.

[50] Segal N, Davis MD, Mikesky AE. Efficacy of blood flow-restricted low-load resistance training for quadriceps strengthening in men at risk of symptomatic knee osteoarthritis. Geriatr Orthop Surg Rehabil. 2015;6:160–167.

[51] Loenneke JP, Fahs CA, Rossow LM, Sherk VD, Thiebaud RS, Abe T, et al. Effects of cuff width on arterial occlusion: implications for blood flow restricted exercise. Eur J Appl Physiol. 2012c;112:2903–2912.

[52] Loenneke JP, Wilson JM, Wilson GJ, Pujol TJ, Bemben MG. Potential safety issues with blood flow restriction training. Scand J Med Sci Sports. 2011;21:510–518.

[53] Tabata S, Suzuki Y, Azuma K, Matsumoto H. Rhabdomyolysis after performing blood flow restriction training: a case report. J Strength Cond Res. 2016;30:2064–2068.

[54] Segal NA, Williams GN, Davis MC, Wallace RB, Mikesky AE. Efficacy of blood flow restricted, low-load resistance training in women with risk factors for symptomatic knee osteoarthritis. PM&R. 2015;7:376–384.

[55] Dong R, Wu Y, Xu S, Zhang L, Ying J, Jin H, et al. Is aquatic exercise more effective than land-based exercise for knee osteoarthritis? Medicine. 2018;97(52):e13823.

[56] Kim IS, Chung SH, Park YJ, Kang HY. The effectiveness of an aquarobics exercise program for patients with osteoarthritis. Appl Nurs Res. 2012;25:181–189.

[57] Lu M, Su Y, Zhang Y, Zhang Z, Wang W, He Z, et al. Effectiveness of aquatic exercise for treatment of knee osteoarthritis: systematic review and meta-analysis. Z Rheumatol. 2015;74:543–552.

[58] Batterham SI, Heywood S, Keating JL. Systematic review and meta-analysis comparing land and aquatic exercise for people with hip or knee arthritis on function, mobility and other health outcomes. BMC Musculoskelet Disord. 2011;12:123.

[59] Heywood S, McClelland J, Mentiplay B, Geigle P, Rahmann A, Clark R. Effectiveness of aquatic exercise in improving lower limb strength in musculoskeletal conditions: a systematic review and meta-analysis. Arch Phys Med Rehabil. 2017;98:173–186.

[60] Becker BE. Aquatic therapy: scientific foundations and clinical rehabilitation applications. PM R. 2009;1:859–872.

[61] Philadelphia Panel. Philadelphia Panel evidence-based clinical practice guidelines on selected rehabilitation interventions for knee pain. Phys Ther. 2001;81:1675–1700.

[62] Lizis P, Manko G, Kobza W, Para B. Manual therapy with cryotherapy versus kinesiotherapy with cryotherapy for knee osteoarthritis: a randomized controlled trial. Altern Ther Health Med. 2019;25:40–45.

[63] Zeng C, Li H, Yang T, Deng ZH, Yang Y, Zhang Y, et al. Electrical stimulation for pain relief in knee osteoarthritis: systematic review and network meta-analysis. Osteoarthr Cartil. 2015;23:189–202.

[64] Giggins O, Fullen B, Coughlan G. Neuromuscular electrical stimulation in the treatment of knee osteoarthritis: a systematic review and meta-analysis. Clin Rehabil. 2012;26:867–881.

[65] Wang H, Zhang C, Gao C, Zhu S, Yang L, Wei Q, et al. Effects of short-wave therapy in patients with knee osteoarthritis: a systematic review and meta-analysis. Clin Rehabil. 2017;31:660–671.

[66] Vavken P, Arrich F, Schuhfried O, Dorotka R. Effectiveness of pulsed electromagnetic field therapy in the management of osteoarthritis of the knee: a meta-analysis of randomized controlled trials. J Rehabil Med. 2009;41:406–411.

[67] Li S, Yu B, Zhou D, He C, Zhuo Q, Hulme JM. Electromagnetic fields for treating osteoarthritis. Cochrane Database Syst Rev. 2013;12:CD003523.

[68] Zhou XY, Zhang XX, Yu GY, Zhang ZC, Wang F, Yang YL, et al. Effects of low-intensity pulsed ultrasound on knee osteoarthritis: a meta-Analysis of randomized clinical trials. Biomed Res Int. 2018;2018:7469197.

[69] Yeğin T, Altan L, Kasapoğlu AM. The effect of therapeutic ultrasound on pain and physical function in patients with knee osteoarthritis. Ultrasound Med Biol. 2017;43:187–194.

[70] Draper DO, Klyve D, Ortiz R, Best TM. Effect of low-intensity long-

duration ultrasound on the symptomatic relief of knee osteoarthritis: a randomized, placebo-controlled double-blind study. J Orthop Surg Res. 2018;13(1):257.

[71] Akinbo SR, Aiyejusunle CB, Akinyemi OA, Adesegun SA, Danesi MA. Comparison of the therapeutic efficacy of phonophoresis and iontophoresis using dexamethasone sodium phosphate in the management of patients with knee osteoarthritis. Niger Postgrad Med J. 2007;14:190–194.

[72] Brosseau L, Welch V, Wells GA, de Bie R, Gam A, Harman K, et al. Low level laser therapy (classes III) for treating osteoarthritis. Cochrane Database Syst Rev. 2007;1:CD002046.

[73] Huang Z, Chen J, Ma J, Shen B, Pei F, Kraus VB. Effectiveness of low-level laser therapy in patients with knee osteoarthritis: a systematic review and meta-analysis. Osteoarthr Cartil. 2015;23:1437–1444.

[74] Braddom RL. Physical medicine and rehabilitation. New Brunswick: Elsevier Health Sciences; 2010.

[75] Rodriguez-Merchan EC, De La Corte-Rodriguez H. The role of orthoses in knee osteoarthritis. Hosp Pract. 2019;47:1–5.

[76] Mintken PE, Derosa C, Little T, Smith B, American Academy of Orthopedic Manual Physical Therapists. A model for standardizing manipulation terminology in physical therapy practice. J Man Manip Ther. 2008;16:50–56.

[77] Mangus BC, Hoffman LA, Hoffman MA, Altenburger P. Basic principles of extremity joint mobilisation using a Kaltenborn approach. J Sport Rehabil. 2002;11:235–250.

[78] Lundberg A, Malmgren K, Schomburg ED. Role of joint afferents in motor control exemplified by effects on reflex pathways from Ib afferents. J Physiol. 1978;284:327–343.

[79] Zusman M. Spinal manipulative therapy: review of some proposed mechanisms, and a new hypothesis. Aust J Physiother. 1986;32:89–99.

[80] Collins CK, Masaracchio M, Brismée JM. The future of orthopedic manual therapy: what are we missing? J Man Manip Ther. 2017;25:169–171.

[81] Abbott JH, Robertson MC, Chapple C, Pinto D, Wright AA, de la Barra S, et al. Manual therapy, exercise therapy, or both, in addition to usual care, for osteoarthritis of the hip or knee: a randomized controlled trial. 1: clinical effectiveness. Osteoarthr Cartil. 2013;21:525–534.

[82] Anwer S, Alghadir A, Zafar H, Brismée JM. Effects of orthopaedic manual therapy in knee osteoarthritis: a systematic review and meta-analysis. Physiotherapy. 2018;104:264–276.

[83] Wu WT, Hong CZ, Chou LW. The kinesio taping method for myofascial pain control. Evid Based Complement Alternat Med. 2015;2015:950519.

[84] Lu Z, Li X, Chen R, Guo C. Kinesio taping improves pain and function in patients with knee osteoarthritis: a meta-analysis of randomized controlled trials. Int J Surg. 2018;59:27–35.

[85] Parreira Pdo C, Costa LC, Hespanhol LC Jr, Lopes AD, Costa LO. Current evidence does not support the use of Kinesio taping in clinical practice: a systematic review. J Physiother. 2014;60:31–39.

[86] Yam ML, Yang Z, Zee BC, Chong KC. Effects of Kinesio tape on lower limb muscle strength, hop test, and vertical jump performances: a meta-analysis. BMC Musculoskelet Disord. 2019;20(1):212.

关节腔激素和玻璃酸钠注射术

第 3 章

Alfonso Vaquero-Picado,

E. Carlos Rodríguez-Merchán

3.1 引言

膝关节骨性关节炎已经成为发达国家的一种流行病。人口老龄化的增加，肥胖的发病率增高，以及体育锻炼是导致该病在过去几十年里急剧增长的主要原因。据估计，60 岁以上的人群中有 38%~47% 患有膝关节骨性关节炎[1]。例如，据估计，治疗一个膝关节骨性关节炎患者的经济负担高达 5700 美元 /a（1 美元 ≈ 6.46 人民币），高于治疗高血压等疾病的费用[2]。因此，健康与经济是密切相关的。此外，该病也是残疾和提前退休的重要原因，具有社会经济学意义[1]。尚无有效的治疗方法能够阻止骨关节炎的发展。治疗手段主要包括保守和手术治疗。保守治疗包括减肥、物理治疗、患者教育和 NSAIDs。关节腔注射也是保守治疗的重要组成部分。关节腔注射可以选择不同的药物，包括糖皮质激素（Corticosteroids，CS）、玻璃酸钠（Hyaluronic Acid，HA）、富血小板血浆（Platelet Rich Plasma，PRP）和臭氧等。因此，有必要了解各种药物的差异并做出最合理的选择。本章将重点探讨 CS 和 HA 的关节腔注射治疗，其他的药物选择将在后续章节进行介绍。

3.2 CS

CS 是骨关节炎和许多其他骨科疾病中使用最广泛的关节腔注射药物[3]。目前主要使用的是泼尼松龙衍生物，也即一种人皮质醇的类似物。该类药物相比天然皮质醇更有效。由甲基泼尼松龙衍生的用于关节腔注射使用的皮质类固醇主要有 3 种：甲强龙、曲安奈德和倍他米松[1, 4]。以上 3 种药物均为非溶剂

剂型，具有累积效应，注射入关节腔后可持续发挥作用[5]。它们的效果和安全性相似，平均可持续 1~8 周[6]。对糖尿病患者进行注射时应谨慎，因为可能会引发血糖增高。由于曲安奈德的水溶性较低，因此被认为是风险最低的药物[4]。

3.2.1 作用机制

曲安奈德和倍他米松均含有酯类物质。这些特性需要通过细胞酯酶释放活性原理进行水解。该方法由于非酯制备，其药物作用持续时间更长[1]。糖皮质激素的抗炎和免疫抑制作用众所周知，可以在关节腔和全身发挥作用。一旦其主要成分在关节腔释放，就会改变 B 细胞和 T 细胞的功能，该作用主要通过作用于细胞核的类固醇受体，抑制炎症级联反应，从而抑制磷脂酶 A2 及其衍生物（如白三烯和前列腺素）和其他炎症细胞因子（如基质金属蛋白酶、中性粒细胞超氧化物）的水平[7]，同时降低血管通透性、炎症细胞的积累和吞噬作用。该作用能够抑制氧化反应，有利于减缓软骨退变[5]。有研究发现注射 CS 后，关节滑液的黏弹性 HA 的浓度均有所增加[7]。

3.2.2 给药及临床效果

CS 通常联合利多卡因、罗哌卡因或布比卡因等局麻药一起使用，选择哪一种局麻药完全取决于治疗人员的偏好[1]。笔者个人更倾向于使用罗哌卡因，因为该药的起效时间为 5~10min，可持续 3~4h。在全膝关节置换术（Total Knee Arthroplasty，TKA）中

进行关节周围注射时，笔者更倾向于将 CS 与布比卡因和肾上腺素联合使用，疗效更持久，也能同时减少出血[8]。关于将 CS 与局麻药联合使用，主要存在两个问题：一是 CS 可能发生沉淀 / 结晶。Benzon 等使用共聚焦显微镜分析了不同的局麻药物和搭配 CS 的情况，并未发现存在结晶程度的差异[9]。二是有关关节腔使用局麻药物的安全性问题。有研究发现关节腔持续输注局麻药可能导致软骨溶解[10]，但尚未见相关临床报道[11]。然而，有证据表明反复注射可能会导致 0.7%~3% 的软骨损伤[12]。影响 CS 关节腔注射疗效的因素很多，研究表明，存在关节积液和轻度骨关节炎患者的临床获益更佳[13-14]。其他如肥胖、镇静药物和合并多种慢性病是 CS 疗效不佳的危险因素[5, 15]。

3.2.3 治疗反应及副作用

目前尚无证据表明积液、严重滑膜炎或 Kellgren-Lawrence 分级是否与治疗反应有关[16]。中、短期随访均为发现软骨剥离的证据[17]。患者应该被告知在注射后的几小时内和最初的 2~3 天可能出现疼痛加重的现象，但该现象与治疗效果无关[1]。其他局部软组织并发症如脂肪坏死、皮肤脱色或皮肤萎缩较为罕见，但应在注射前告知[4]。

3.3 HA

HA 已成为膝关节骨性关节炎关节腔注射的另一种主要药物[18]。HA 自然存在于身体的结缔组织和关节滑膜中。在关节滑液中，HA 使滑液具备黏弹性。HA 是蛋白多糖的重要组成部分，有助于维持关节液的形成，从而增加软骨基质中的含水量以抵抗关节受到的应力。HA 可以来自鸟类衍生物，更常见的来源是体外细菌发酵制备。鸟类衍生物存在增加炎症反应的缺点[19]。

3.3.1 HA 的作用机制

骨关节炎滑液的 HA 在数量和重量上均低于正常关节[19]。因此 HA 注射的治疗机制之一就是恢复膝关节的 HA 含量[20]。据报道，与低分子量的 HA 相比[19]，高分子量的 HA 在蛋白多糖合成、关节润滑和黏弹性方面具有更好的性能。除了前述机制，HA 还通过增加关节液的黏度，减少氧化应激，抑制细胞吞噬来发挥作用[1]。HA 可以通过阻断牵伸活化机械感受器来减轻疼痛。高分子量 HA 的这种阻断机制更明显[19]。

3.3.2 副作用

HA 不会渗漏到关节外，因此不存在全身效应[1]。然而，2%~4% 的患者可能发生局部副作用[21]。这些副作用包括疼痛加重和肉芽肿性炎等，与 CS 相比，注射 HA 的感染风险更高[22-23]。然而，其他研究结果表明，注射 HA 的副作用与安慰剂相比并无显著差异[24]。

3.3.3 临床效果

研究已证实 HA 注射可以改善疼痛、僵硬和身体机能[25-26]。尽管骨性关节炎不可能发生软骨再生，但注射 HA 可能将 TKA 的时间延缓 2~7 年，即使是 Kellgren-Lawrence IV 级的患者[27-28]。疼痛和功能的改善伴随着关节软骨代谢的有益影响，增加关节内水和蛋白多糖的含量[29]。因此，尽管尚无证据表明 HA 能够促进软骨再生，但广泛认同其具有软骨保护和延缓骨关节炎进展的作用。事实上，Cochrane 数据库所发表的综述显示，尽管在注射 1 周后，HA 的作用相比 CS 较弱，但缓解疼痛的持续时间更长[30]。也有研究认为，HA 注射的获益低于 CS。美国骨科医师学会（AAOS）有关膝关节骨性关节炎指南并不推荐在有症状的患者中使用 HA 注射[31]。幸运的是，越来越多的研究证实了 HA 的临床获益，甚至可能推翻 AAOS 的指南。在实际临床工作中，应当灵活地应用指南以选择关节腔注射的药物[32-33]。

3.4 作者的建议

作者认为关节腔注射 CS 或 HA 目前尚存争议，因而需要更多的研究来评估该治疗方法。根据我们的临床经验，我们鼓励所有膝关节骨性关节炎患者减肥，加强股四头肌力量，并进行正规的物理治疗。如果还不足以控制症状，并已经接受 X 线检查诊断为骨关节炎，我们就开始进行注射治疗，以尽量避免或延迟手术。我们会首先选择进行 CS 注射，并联合局麻药物。首选倍他米松，与 2% 的罗哌卡因一起混合于 10mL 的注射器中。我们通常经膝关节前外侧入路进行注射，如患者合并关节周围疼痛或肿胀（典型的鹅足炎），我们也会在局部进行小剂量注射。我们发现关节腔和鹅足的联合注射在缓解疼痛和改善功能方面非常有效，尤其是上下楼梯的活动。如果存在关节腔积液，应当予以引流。我们通常尝试一次注射后至少等待 2~3 个月以观察临床效果。如果疼痛缓解不完全，我们将再次进行 CS 注射。我们建议一年不要注射超过 3 次。如果无效，我们就开始进行 HA 注射，我们更倾向于采用细菌发酵来源的高分子量 HA。有时我们也将 HA 和 CS 联合进行注射，最近也有文献支持该方法[35]。

3.5 结论

我们观察到联合使用 HA 和 CS 可以获得良好的早期疼痛缓解（CS 起效快于 HA），同时能够降低 HA 的一些早期副作用（主要是疼痛和关节积液）。如果 HA 有效，我们将每年重复注射 2 次。在所有 TKA 手术前，我们都首先尝试 HA 的效果。目前尚不清楚哪一类患者的疗效最好，即便是重度骨性关节炎，在接受 HA 注射后也能够得到改善，延迟或避免最终接受 TKA 手术。

参考文献

[1] Levy DM, Petersen KA, Scalley Vaught M, Christian DR, Cole BJ. Injections for knee osteoarthritis: corticosteroids, viscosupplementation, platelet-rich plasma, and autologous stem cells. Arthroscopy. 2018;34:1730–1743.

[2] Maetzel A, Li LC, Pencharz J, Tomlinson G, Bombardier C, Community Hypertension and Arthritis Project Study Team. The economic burden associated with osteoarthritis, rheumatoid arthritis, and hypertension: a comparative study. Ann Rheum Dis. 2004;63:395–401.

[3] Vaquero-Picado A, Barco R, Antuña SA. Lateral epicondylitis of the elbow. EFORT Open Rev. 2016;1:391–397.

[4] MacMahon PJ, Eustace SJ, Kavanagh EC. Injectable corticosteroid and local anesthetic preparations: a review for radiologists. Radiology. 2009;252:647–661.

[5] Yaftali NA, Weber K. Corticosteroids and hyaluronic acid injections. Clin Sports Med. 2019;38:1–15.

[6] Wright JM, Cowper JJ, Page Thomas DP, Knight CG. The hydrolysis of cortisol 21-esters by a homogenate of inflamed rabbit synovium and by rheumatoid synovial fluid. Clin Exp Rheumatol. 1983;1:137–141.

[7] Chatham WW, Kimberly RP. Treatment of lupus with corticosteroids. Lupus. 2001;10:140–147.

[8] Rodriguez-Merchan EC, Vaquero-Picado A, Ruiz-Perez JS. Opioid-free total knee arthroplasty? Local infiltration analgesia plus multimodal blood-loss prevention make it possible. HSS J Musculoskelet J Hosp Spec Surg. 2019;15:17–19.

[9] Benzon HT, Chew T-L, McCarthy RJ, Benzon HA, Walega DR. Comparison of the particle sizes of different steroids and the effect of dilution: a review of the relative neurotoxicities of the steroids. Anesthesiology. 2007;106:331–338.

[10] Gomoll AH, Kang RW, Williams JM, Bach BR, Cole BJ. Chondrolysis after continuous intra-articular bupivacaine infusion: An experimental model investigating chondrotoxicity in the rabbit shoulder. Arthroscopy. 2006;22:813–819.

[11] Piper SL, Kramer JD, Kim HT, Feeley BT. Effects of local anesthetics on articular cartilage. Am J Sports Med. 2011;39:2245–2253.

[12] Raynauld J-P, Buckland-Wright C, Ward R, Choquette D, Haraoui B, Martel-Pelletier J, et al. Safety and efficacy of long-term intraarticular steroid injections in osteoarthritis of the knee: a randomized, double-A blind, placebo-controlled trial. Arthritis Rheum. 2003;48:370–377.

[13] Weitoft T, Uddenfeldt P. Importance of synovial fluid aspiration when injecting intra-articular corticosteroids. Ann Rheum Dis. 2000;59:233–235.

[14] McAlindon TE, Harkey MS, Ward RF, Hochberg MC, Driban JB. Intra-articular corticosteroid injections in the hip and knee: perhaps not as dangerous as they want you to believe? Radiology. 2020;2020:200050.

[15] Matzkin EG, Curry EJ, Kong Q, Rogers MJ, Henry M, Smith EL. Efficacy and treatment response of intra-articular corticosteroid injections in patients with symptomatic knee osteoarthritis. J Am Acad Orthop Surg. 2017;25:703–714.

[16] Arden NK, Reading IC, Jordan KM, Thomas L, Platten H, Hassan A, et al. A randomised controlled trial of tidal irrigation vs corticosteroid injection in knee osteoarthritis: the KIVIS study. Osteoarthr Cartil. 2008;16:733–739.

[17] Klocke R, Levasseur K, Kitas GD, Smith JP, Hirsch G. Cartilage turnover and intra-articular corticosteroid injections in knee osteoarthritis. Rheumatol Int. 2018;38:455–459.

[18] Rodriguez-Merchan EC. Intra-articular injections of hyaluronic acid and other drugs in the knee joint. HSS J. 2013;9:180–182.

[19] Watterson JR, Esdaile JM. Viscosupplementation: Therapeutic mechanisms and clinical potential in osteoarthritis of the knee. J Am Acad Orthop Surg. 2000;8:277–284.

[20] Sun S-F, Hsu C-W, Sun H-P, Chou Y-J, Li H-J, Wang J-L. The effect of three weekly intra-articular injections of hyaluronate on pain, function, and balance in patients with unilateral ankle arthritis. J Bone Joint Surg Am. 2011;93:1720–1726.

[21] Adams ME, Lussier AJ, Peyron JG. A risk-benefit assessment of injections of hyaluronan and its derivatives in the treatment of osteoarthritis of the knee. Drug Saf. 2000;23:115–130.

[22] Septic knee arthritis after intra-articular hyaluronate injection. Two case reports. n.d. https://www.ncbi.nlm.nih.gov/pubmed/?term=Albert+C%2C+Brocq+O%2C+Gerard+D%2C+Roux+C%2C+Euller-Ziegler+L.+Septic+knee+arthritis+after+intra-articular+hy aluronate+in-+jection.+Two+case+reports. Accessed February 28, 2020.

[23] Ong KL, Runa M, Xiao Z, Ngai W, Lau E, Altman RD. Severe acute localized reactions following intra-articular hyaluronic acid injections in knee osteoarthritis. Cartilage. 2020;2020:1947603520905113.

[24] Concoff A, Sancheti P, Niazi F, Shaw P, Rosen J. The efficacy of multiple versus single hyaluronic acid injections: a systematic review and meta-analysis. BMC Musculoskelet Disord. 2017;18:542.

[25] DeCaria JE, Montero-Odasso M, Wolfe D, Chesworth BM, Petrella RJ. The effect of intra-articular hyaluronic acid treatment on gait velocity in older knee osteoarthritis patients: a randomized, controlled study. Arch Gerontol Geriatr. 2012;55:310–315.

[26] Rutjes AWS, Jüni P, da Costa BR, Trelle S, Nüesch E, Reichenbach S. Viscosupplementation for osteoarthritis of the knee: a systematic review and meta-analysis. Ann Intern Med. 2012;157:180–191.

[27] Waddell DD, Bricker DC. Total knee replacement delayed with Hylan G-F 20 use in patients with grade IV osteoarthritis. J Manag Care Pharm. 2007;13:113–121.

[28] Waddell DD, Joseph B. Delayed total knee replacement with Hylan G-F 20. J Knee Surg. 2016;29:159–168.

[29] Shah RP, Stambough JB, Fenty M, Mauck RL, Kelly JD, Reddy R, et al. T1rho magnetic resonance imaging at 3T detects knee cartilage changes after viscosupplementation. Orthopedics. 2015;38:e604–610.

[30] Bellamy N, Campbell J, Robinson V, Gee T, Bourne R, Wells G. Intraarticular corticosteroid for treatment of osteoarthritis of the knee. Cochrane Database Syst Rev. 2006;2:CD005328.

[31] Jevsevar DS. Treatment of osteoarthritis of the knee: evidence-based guideline, 2nd edition. J Am Acad Orthop Surg. 2013;21:571–576.

[32] Meiyappan KP, Cote MP, Bozic KJ, Halawi MJ. Adherence to the American Academy of Orthopaedic Surgeons clinical practice guidelines for nonoperative management of knee osteoarthritis. J Arthroplast. 2020;35:347–352.

[33] Carlson VR, Ong AC, Orozco FR, Hernandez VH, Lutz RW, Post ZD. Compliance with the AAOS guidelines for treatment of osteoarthritis of the knee: a survey of the American Association of Hip and Knee Surgeons. J Am Acad Orthop Surg. 2018;26:103–107.

[34] Saltychev M, Mattie R, McCormick Z, Laimi K. The magnitude and duration of the effect of intra-articular corticosteroid injections on pain severity in knee osteoarthritis - a systematic review and meta-analysis. Am J Phys Med Rehabil 2020.

[35] Smith C, Patel R, Vannabouathong C, Sales B, Rabinovich A, McCormack R, et al. Combined intra-articular injection of corticosteroid and hyaluronic acid reduces pain compared to hyaluronic acid alone in the treatment of knee osteoarthritis. Knee Surg Sports Traumatol Arthrosc. 2019;27:1974–1983.

关节腔富血小板血浆（PRP）注射术

第 4 章

E. Carlos Rodríguez-Merchán

4.1 引言

关节腔内注射 HA 和 CS 治疗 KOA 已在临床应用多年，但无法彻底缓解疼痛（使用 CS 疼痛可缓解数周，使用 HA 疼痛可缓解 6~12 个月）[1-2]。然而关节腔注射能够缓解疼痛并延迟可能的 TKA 手术时间。近年来，PRP 已越来越多地用于治疗 KOA，且研究发现其疼痛缓解率优于 HA 和 CS[3-4]。

本章旨在通过回顾近期文献（2018—2019），以确定 PRP 的效果是否已得到充分验证，以及是否存在过度使用的情况。

4.2 PRP 关节腔内注射在 KOA 中的应用

2019 年 11 月 30 日，我们回顾了最近的发表于 PubMed（MEDLINE）的文献（2018—2019），均为关于在 KOA 中使用 PRP 进行治疗的研究，关键词为"PRP 和膝关节"。我们选择了具有最高证据水平的文章进行分析。

在 2018 年 9 月，Piuzzi 等研究发现关节腔内注射 PRP 通常被用于治疗 KOA，尽管其临床价值和效果 – 成本尚未完全明确[5]。换句话说，在这些患者中 PRP 注射似乎是一种潜在的、有效减轻疼痛和改善关节功能的方法，从而使患者能够延迟或避免手术。Piuzzi 等在 286 个美国医疗中心进行了一项关于 PRP 注射的前瞻性横断面研究。作者（通过电子邮件或电话）联系了 179 个中心（占美国提供 PRP 注射治疗 KOA 机构总数的 73.4%），得到的平均临床有效率为 76%，单次 PRP 注射的平均价格为 714 美

元（1 美元 ≈ 6.46 人民币）[3]。

2018 年 12 月，Wasserman 等研究发现患者接受 PRP 注射，较安慰剂组和 HA 组存在更多的获益[6]。然而作者指出有关 PRP 的疗效还应进一步进行研究，以明确哪一种 PRP 可能具有最好的疗效。

2018 年 12 月，Cook 和 Smith 发表了标题为"为什么 PRP 应该是您 KOA 的首选注射方法"的研究论文[7]。作者认为近来的研究均证实 PRP 注射对于各阶段 KOA 都具有良好的安全性及有效性，尽管研究发现在 KOA 的早期节段进行 PRP 注射可能效果更好。

2019 年 2 月，Lin 等发表了一个单中心随机对照试验（一级证据）的研究结果，比较了低白细胞浓度的 PRP、HA 以及生理盐水（作为对照组）用于 KOA 的疗效[8]。在治疗后的 1、2、6 和 12 个月随访时分别记录 WOMAC 和国际膝关节文献委员会（International Knee Documentation Committee, IKDC）主观评分。3 组在治疗 1 个月后，关节功能均得到显著改善并具有统计学意义；然而只有 PRP 组在治疗后的 12 个月，WOMAC 评分和 IKDC 评分还能表现出显著改善。作者的结论是对于轻中度 KOA 患者，关节腔注射 PRP 可以至少发挥 1 年的治疗效果。

2019 年 2 月，Di Martino 等发表的单中心随机对照试验（一级证据）比较了 PRP 与 HA 关节注射在治疗 KOA 中的长期（5 年）临床疗效[9]。结果表明两种治疗均有效改善膝关节的功能。PRP 在各随访节点上对于疗效持续及症状 – 功能改善上相较于 HA 并无明显差异。HA 注射组患者的平均病程主观疼痛缓解持续时间为 9 个月，PRP 组为 12 个月（无统计学差异）。唯一具有显著差异的是治疗后 24 个月的再手术率，PRP 组明显较低（22.6% 比 37.1%）[8]。

2019 年 2 月，Gato-Calvo 等[10]发表综述指出，目前随机对照试验的结果似乎更倾向于使用 PRP 进行关节腔注射，可以实现疼痛评分的中长期（6~12 个月）改善，尽管大部分证据等级较低。因此，PRP 注射治疗 KOA 的临床疗效仍有争议，主要是由于缺乏标准化的 PRP 产品，缺少低偏倚的高质量随机对照研究，以及对纳入研究病例的合理分层。

2019 年 3 月，Huang 等发表了一项前瞻性随机对照研究，以明确对于痛性 KOA，PRP 注射是否优于 HA 和 CS 注射[11]。研究发现治疗后 3 个月的 WOMAC 评分在 3 组中无显著差异，尽管 PRP 注射组的评分在 6、9 和 12 个月随访时更低（疗效更佳）。因此，PRP 注射似乎是痛性 KOA 早期的可靠选择。PRP 的临床疗效与 HA 和 CS 在注射后 3 个月相似，但长期（6、9 和 12 个月）疗效更好[11]。

在 2019 年 3 月，Han 等发表了一项比较 KOA 患者注射 PRP 与 HA 疗效对比的 Meta 分析[12]。结果显示 PRP 组在注射后的第 6 和 12 个月随访时，疼痛缓解比 HA 组更明显。此外，PRP 组在注射后第 3、6 和 12 个月随访的 WOMAC 评分更低。PRP 和 HA 注射的副作用发生率相似。该研究结论认为对于 KOA 的镇痛和长期功能改善而言，PRP 可能优于 HA。然而 PRP 的最佳剂量、时间间隔和注射频率，以及不同阶段 KOA 的理想治疗方式，仍需要进一步研究[12]。

2019 年 3 月，Papalia 等评估了 KOA 患者关节腔内联合注射 PRP 和 HA 的临床疗效[13]。作者将患者分为两组：A 组（HA 注射）和 B 组（HA + PRP 注射）。所有患者均每周注射 1 次，共计 3 周。结果显示 PRP 联合 HA 注射不仅具有良好的安全性，并且疗效明显优于单独注射 HA。

2019 年 4 月，Simental-Mendía 等比较了针对轻度 KOA 患者进行连续 3 次关节腔 PRP 注射与单次注射的临床疗效[14]。结果发现，连续 3 次注射 PRP 的效果在随后 48 周后仍优于单次注射组。

2019 年 4 月，Delanois 等发表了一项 KOA 生物疗法的系统综述和 Meta 分析[15]。结果发现大部分有关 PRP 的研究结果乐观，但证据等级较低，且存在较多问题，如样本量小、潜在的不合适的控制队列和随访时间较短等。尽管存在诸多缺陷，作者仍支持现有证据支持 PRP 注射用于 KOA 的有效性，但仍需要更多更高等级研究证据的支持。

2019 年 5 月，O'Connell 等研究发现 PRP 注射用于其他骨骼肌肉系统疾病能够获得与 KOA 类似的临床疗效[16]。然而，该研究存在不少方法学上的问题，影响了其结论的可靠性。因此，需要进一步的研究来确定血小板及白细胞浓度对于 PRP 临床疗效的影响。还需要确定最佳的给药时机、剂量、容积和治疗频率，从而最终形成 PRP 注射用于 KOA 的治疗策略[16]。

2019 年 5 月，Burchard 等研究发现 PRP 治疗 KOA 的有效率与软骨损伤的程度无关[17]。关节腔注射 PRP 可以缓解疼痛，且与关节软骨的 MRI 评分分级无关。

2019 年 6 月，Cengiz 等提出近来的临床研究结果表明，PRP 注射有益于膝关节软骨损伤[18]。

2019 年 8 月，Mitek 和 Longurov 对 126 例接受 3 次 PRP 注射的患者进行了评估。结果显示 PRP 注射后 3 个月的关节功能获得相当程度的改善，6 个月后仍可维持这一结果[19]。该作者认为 PRP 是一种对短期疼痛具有潜力的治疗新方法，但仍需要进一步研究证明其长期有效性。

2019 年 9 月，Mousaei Ghasroldasht 等分析了 30 例 KOA 受试者。他们用间歇性和持续性骨关节炎疼痛（Intermittent and Constant Osteoarthritis Pain，ICOAP）以及膝关节与骨性关节炎预后评分（Knee and Osteoarthritis Outcome Score，KOOS）评估其结果[20]。结果发现胰岛素样生长因子 1（Insulin-Like Growth Factor-1，IGF-1）、缺氧诱导因子 1（Hypoxia-Inducible Factor-1，HIF-1）、软骨寡糖基质蛋白（Cartilage Oligometric Matrix Protein，COMP）和骨骼形态发生蛋白（Bone Morphogenetic Proteins，BMP2）在接受 PRP 注射的受试者体内表达较高，但是只有 IGF-1 的上调具有统计学意义（$P<0.07$）。同时，KOOS 和 ICOAP 评分也因为注射 PRP 而出现显著改变（$P<0.01$）。研究结果提示关节内注射 PRP 可以缓解疼痛，减少关节僵硬，并且通过促进 IGF-1 表达改善 KOA 患者的生活质量。

Sen 等于 2019 年 9 月发表了有关 PRP 对临床疗效与软骨厚度影响的研究[21]。研究共纳入 71 例 KOA 患者（109 膝），均接受共计 2 次，每次间隔 2 周的关节腔 PRP 注射。结果显示关节腔注射 PRP 可以减轻疼痛，改善关节僵硬、身体机能和患者的生活质量。然而注射后 6 个月的随访并未观察到 PRP 对于软骨厚度的影响。

Ha 等在 2019 年 10 月发表了有关 KOA 患者 PRP 中生长因子和细胞因子成分的研究。研究表明不同个体间 PRP 中的生长因子和细胞因子水平差异较大，差异最明显的是碱性成纤维细胞生长因子（basic Fibroblast Growth Factor，bFGF）。血小板计数与血小板源性生长因子（Platelet-Derived Growth Factor，PDGF）-AA、-BB 和 -AB（PDGF-AB 和 PDGF-BB）、血管内皮生长因子（Vascular Endothelial Growth Factor，VEGF）的水平呈正相关，与白介素 1β（Interleukin-1β，IL-1β）的水平呈负相关[22]。因此，在将来 PRP 应用于与骨关节炎治疗的研究中，应充分考量特定因子的变异和关联性。

2019 年 10 月，Hohmann 发表了题为"PRP 还是利润丰厚的安慰剂：成分、浓度、制备以及许多其他未知的因素的差异性决定其治疗效果"的编辑述评[23]。该文指出，不同组成的 PRP，血小板绝对计数和许多其他生理指标和人群变异会影响其疗效。PRP 组分的变化对治疗效果具有非常大的影响。

2019 年 11 月，Chen 等发表了一项 Meta 分析研究[24]。结果发现在短期随访（≤ 1 年）时，PRP 相比 HA 和安慰剂，在疼痛缓解和功能改善方面更有效，同时副作用的风险与两者无明显差异。

4.3 关节内、外 PRP 注射治疗 KOA

2019 年 10 月，Sit 等报告了 26 周单臂可行性研究有关关节内、外 PRP 注射治疗 KOA 疗效的结果[25]。他们使用的是白细胞（单核细胞）含量较高的 PRP，对 12 例 KOA 患者实施单次注射治疗，注射方式包括关节内注射联合内侧冠状韧带和内侧副韧带的关节外注射。结果显示治疗满意度较高且未发现相关并发症。研究者使用 WOMAC 指数、ICOAP 量表、客观功能测试和 EuroQol-5D 对疗效进行评估，结果发现上述指标均获得显著改善[23]。

4.4 结论

美国卫生中心的研究报告指出 PRP 的平均临床

有效率为 76%，每次注射的平均价格为 714 美元。PRP 被证明通常是安全且无重大副作用。PRP 的使用有持续增加趋势，并且已有多项精密设计的双盲安慰剂对照临床试验结果得到发表。尽管 PRP 的使用较为安全，仍应当结合患者的个体情况以确定是否能够带来临床获益。需要进一步研究以明确血小板浓度和白细胞的存在是否对 PRP 的疗效产生影响，以及最佳治疗时机、剂量、容积和治疗频率等。近期发表的 Meta 分析结果提示，短期随访（≤ 1 年）结果显示关节内注射 PRP 相比 HA 和安慰剂可以更有效地缓解疼痛和改善功能，并且其副作用发生率并未增加。

参考文献

[1] Liu SH, Dubé CE, Eaton CB, Driban JB, McAlindon TE, Lapane KL. Long term effectiveness of intraarticular injections on patient-reported symptoms in knee osteoarthritis. J Rheumatol. 2018;45:1316–1324.

[2] Rodríguez-Merchán EC. Intra-articular injections of hyaluronic acid and other drugs in the knee joint. HSS J. 2013;9:180–182.

[3] Mirza YH, Oussedik S. Injection therapy: intra-articular platelet-rich plasma and stem cell therapy. In: Rodríguez-Merchán LAD, editor. Joint preservation in the adult knee. Cham: Springer; 2017. p. 29–42.

[4] Ruiz-Pérez JS, Rodríguez-Merchán EC. Patellofemoral osteoarthritis: intra-articular injections. In: Rodríguez-Merchán EC, Liddel AD, editors. Disorders of the patellofemoral joint: diagnosis and management. Cham: Springer; 2019. p. 117–122.

[5] Piuzzi NS, Ng M, Kantor A, Ng K, Kha S, Mont MA, et al. What is the price and claimed efficacy of platelet-rich plasma injections for the treatment of knee osteoarthritis in the United States? J Knee Surg. 2019;32:879–885.

[6] Wasserman A, Matthewson G, MacDonald P. Platelet-rich plasma and the knee-applications in orthopedic surgery. Curr Rev Musculoskelet Med. 2018;11:607–615.

[7] Cook CS, Smith PA. Clinical update: why PRP should be your first choice for injection therapy in treating osteoarthritis of the knee. Curr Rev Musculoskelet Med. 2018;11:583–592.

[8] Lin KY, Yang CC, Hsu CJ, Yeh ML, Renn JH. Intra-articular injection of platelet-rich plasma Is superior to hyaluronic acid or saline solution in the treatment of mild to moderate knee osteoarthritis: a randomized, double-blind, triple-parallel, placebo-controlled clinical trial. Arthroscopy. 2019;35:106–117.

[9] Di Martino A, Di Matteo B, Papio T, Tentoni F, Selleri F, Cenacchi A, et al. Platelet-rich plasma versus hyaluronic acid injections for the treatment of knee osteoarthritis: results at 5 years of a double-blind, randomized controlled trial. Am J Sports Med. 2019;47:347–354.

[10] Gato-Calvo L, Magalhaes J, Ruiz-Romero C, Blanco FJ, Burguera EF. Platelet-rich plasma in osteoarthritis treatment: review of current

evidence. Ther Adv Chronic Dis. 2019;10:2040622319825567.

[11] Huang Y, Liu X, Xu X, Liu J. Intra-articular injections of platelet-rich plasma, hyaluronic acid or corticosteroids for knee osteoarthritis: a prospective randomized controlled study. Orthopade. 2019;48:239–247.

[12] Han Y, Huang H, Pan J, Lin J, Zeng L, Liang G, et al. Meta-analysis comparing platelet-rich plasma vs hyaluronic acid injection in patients with knee osteoarthritis. Pain Med. 2019. https://doi.org/10.1093/pm/pnz011.

[13] Papalia R, Zampogna B, Russo F, Torre G, De Salvatore S, Nobile C, et al. The combined use of platelet rich plasma and hyaluronic acid: prospective results for the treatment of knee osteoarthritis. J Biol Regul Homeost Agents. 2019;33(2 Suppl. 1):21–28.

[14] Simental-Mendía M, Acosta-Olivo CA, Hernández-Rodríguez AN, Santos-Santos OR, de la Garza-Castro S, Peña-Martínez VM, et al. Intraarticular injection of platelet-rich plasma in knee osteoarthritis: single versus triple application approach. Pilot study. Acta Reumatol Port. 2019;44(2):138–144.

[15] Delanois RE, Etcheson JI, Sodhi N, Henn RF 3rd, Gwam CU, George NE, et al. Biologic therapies for the treatment of knee osteoarthritis. J Arthroplast. 2019;34:801–813.

[16] O'Connell B, Wragg NM, Wilson SL. The use of PRP injections in the management of knee osteoarthritis. Cell Tissue Res. 2019;376:143–152.

[17] Burchard R, Huflage H, Soost C, Richter O, Bouillon B, Graw JA. Efficiency of platelet-rich plasma therapy in knee osteoarthritis does not depend on level of cartilage damage. J Orthop Surg Res. 2019;14:153.

[18] Cengiz IF, Pereira H, Espregueira-Mendes J, Reis RL, Oliveira JM. The clinical use of biologics in the knee lesions: does the patient benefit? Curr Rev Musculoskelet Med. 2019. https://doi.org/10.1007/s12178-019-09573-3.

[19] Mitev K, Longurov A. Intra-articular platelet-rich plasma injections for treating knee pain associated with articular cartilage and degenerative meniscal lesions. Open Access Maced J Med Sci. 2019;7:2484–2487.

[20] Mousaei Ghasroldasht M, Moayednia A, Shahrezaee M. Effectiveness of platelet-rich plasma based on gene expression in knee osteoarthritis. Arch Bone Jt Surg. 2019;7:435–440.

[21] Şen Eİ, Yıldırım MA, Yeşilyurt T, Kesiktaş FN, Dıraçoğlu D. Effects of platelet-rich plasma on the clinical outcomes and cartilage thickness in patients with knee osteoarthritis. J Back Musculoskelet Rehabil. 2019. https://doi.org/10.3233/BMR-181209.

[22] Ha CW, Park YB, Jang JW, Kim M, Kim JA, Park YG. Variability of the composition of growth factors and cytokines in platelet-rich plasma from the knee with osteoarthritis. Arthroscopy. 2019;35:2878–2884.

[23] Hohmann E. Platelet-rich plasma or profit-rich placebo: variability of composition, concentration, preparation, and many other yet-unknown factors determine effectiveness. Arthroscopy. 2019;35:2885–2886.

[24] Chen P, Huang L, Ma Y, Zhang D, Zhang X, Zhou J, Ruan A, Wang Q. Intra-articular platelet-rich plasma injection for knee osteoarthritis: a summary of meta-analyses. J Orthop Surg Res. 2019;14:385.

[25] Sit RWS, Wu RWK, Law SW, Zhang DD, Yip BHK, Ip AKK, Rabago D, Reeves KD, Wong SYS. Intra-articular and extra-articular platelet-rich plasma injections for knee osteoarthritis: a 26-week, single-arm, pilot feasibility study. Knee. 2019;26:1032–1040.

关节腔臭氧注射术

E. Carlos Rodríguez-Merchán,
Hortensia De la Corte-Rodríguez,
Juan M. Román-Belmonte

第5章

5.1 引言

KOA 是一种常见的退变性疾病，可引起疼痛、关节僵硬和关节功能障碍[1]。KOA 患者在美国成年人中已经超过 930 万人[2]。但是，KOA 引发疼痛和不适的确切机制仍需研究明确。Felson 认为疼痛的根源来自膝关节的多个部位（关节囊、滑膜、外侧半月板、关节外韧带和肌腱）[3]。Heijink 等也提出了几个不利于膝关节的生物力学因素（力线异常、半月板缺失、软骨缺损和关节不稳定）均可能会引起疼痛[4]。

近年来，臭氧疗法用于各种肌肉骨骼疾病的治疗在文献中屡有提及。臭氧可能通过多种机制发挥抗伤害作用。臭氧通过直接刺激瞬时受体电位 A1（Transient Receptor Potential A1，TRPA1）选择性激活 C 纤维的子集，而这个过程与炎症因子产生有关[5]。接触臭氧后，抑制神经生长因子（Nerve Growth Factor，NGF）可以减少 P 物质（P–Substance，SP）进而抑制 IL–1β 同时减弱 NGF 及 SP 的释放。这些炎症因子也是膝关节的致痛因素。也许这正是臭氧通过抑制炎症反应来减轻疼痛并改善 KOA 患者关节功能的机制。2016 年，关节腔注射臭氧已经用于治疗 KOA 患者的疼痛[6]。

臭氧气体（Ozone Gas，O_3）于 19 世纪中期被发现。它是由 3 个氧原子构成的分子，氧原子处于动态不稳定状态。臭氧因其具有抗炎作用而被熟知，它可以加速葡萄糖在细胞中的代谢，改善蛋白质代谢，转化不饱和脂肪酸为水溶性化合物，并增加红细胞的活性[7]。

臭氧可能具有的作用包括抗过敏、抗炎和抗氧化，从而活化细胞代谢，降低前列腺素的合成，使氧化还原系统正常运行［通过诱导合成酶来降低氧化应激抗氧化酶的合成（超氧化物歧化酶突变，谷胱甘肽过氧化物酶和过氧化氢酶）］，改善供氧并引起血管舒张和刺激血管新生[7-10]。

本章将回顾相关文献，以明确关节腔注射臭氧是否有效。

5.2 臭氧治疗的有效性

在 2015 年发表的一项随机临床试验中，Hashemi 等对比了臭氧和高渗葡萄糖注射的效果。80 例轻中度 KOA 患者随机分为两组（臭氧组和高渗葡萄糖组）。每组患者均重复接受 3 次注射，每次注射间隔 10 天。分别在治疗前和治疗后 3 个月，使用 VAS 和 WOMAC 评分进行评估。结果发现两组患者的疼痛均显著降低，WOMAC 评分均显著升高，两者均具有统计学意义（$P<0.001$）。然而两组间差异不显著。因此，研究结果提示对于轻中度 KOA 患者，高渗葡萄糖和臭氧的镇痛和关节功能改善效果相似[11]。

2017 年，Lopes de Jesus 等发表了一项随机双盲安慰剂对照研究。研究对比了氧气和臭氧注射对 KOA 患者疼痛缓解、关节功能和生活质量改善程度的效果。共 98 例 KOA 患者被随机分为两组，分别接受浓度为 20μg/mL 的关节腔注射，共 8 周。使用 VAS、Lequesne 指数、定时奔跑测试（TUG 测试）、SF–36、WOMAC 指数和老年疼痛评估量表（Geriatric Pain Measurement，GPM）来评估膝关节功能。研究发现 8 周后臭氧比安慰剂更有效。共有 3 例患者发生副作用（安慰剂组 2 例，臭氧组 1 例）。研究证实，臭氧可使 KOA 患者缓解疼痛，以及获得功能和生活质量的改善[12]。

2018 年，Costa 等发表了一项有关 KOA 臭氧治疗的系统性综述。臭氧与 HA 联用相比安慰剂在短期内更有效，但并不显著优于其他治疗方法。需要进行更好的随机对照研究以评估臭氧疗法短期和中长期的风险 / 益处[13]。

2018 年，Raeissadat 等就关节腔臭氧注射疗法进行了一项系统综述和 Meta 分析研究。结果显示关节腔内臭氧注射疗法的疗效明显优于安慰剂，但相比其他注射方法无显著差异。因此，作者认为臭氧疗法可用于轻中度 KOA 患者的短期治疗（3~6个月）[14]。

2019 年，Arias-Vázquez 等发表了一项 Meta 分析研究，评估了疗效臭氧疗法对 KOA 疼痛的环节作用，并发现其疗效取决于干预方式和作用持续的时间。该研究还比较了臭氧注射、安慰剂及其他非侵入性治疗。臭氧注射与 HA 或 PRP 相比，疗效无显著差异。而臭氧在短期内具有明显的止痛效果，并可持续 3~6 个月。该研究结果表明关节内注射臭氧可用于 KOA 疼痛的治疗。对于老年患者。疗效大约在 1 个月左右达到峰值，在 3~6 个月后逐渐减退。当然，作者认为尚需要进一步研究以明确其有效性[15]。

2019 年，Noori-Zadeh 等发表一项有关关节内注射臭氧有效性的系统综述和 Meta 分析研究。结果发现关节腔注射臭氧是治疗 KOA 慢性疼痛的有效方法[16]。

2019 年 10 月，Oliviero 等通过文献回顾分析了臭氧注射治疗对疼痛和功能缓解的有效性[17]。研究结果表明，臭氧的作用机制尚不明确，尽管它是一种具有潜力的治疗方法，能够有效改善功能并提高生活质量。尽管如此，由于臭氧注射缺乏明确的使用规范，因而限制了其应用。截至目前尚无可靠的证据证明其长期有效性。

Sconza 等最近发表了一项有关随机对照研究的系统综述（2019 年 10 月 31 日）[18]。该研究对已发表的有关臭氧治疗的随机对照研究进行了分析，发现大部分研究存在方法学问题并存在偏倚，严重影响了结论的可靠性。尽管如此，基于现有研究的结论认为臭氧疗法用于治疗 KOA 在短中期内是安全的。

5.3　对比研究

5.3.1　臭氧对比 HA 单药或两者联用

2016 年，Giombini 等通过研究比较了 KOA 患者短期内接受关节腔注射 HA、氧 – 臭氧（O_2-O_3），以及两者联用的疗效。70 例 KOA 患者（年龄 45~75 岁）被随机分配至 HA 组（$n=23$）、O_2-O_3 组（$n=23$）或联合用药组（$n=24$），每周注射 1 次，连续注射 5 周。在治疗起始、5 周后和治疗结束后的 2 个月时分别采用 KOOS 和 VAS 进行评估。结果显示，各随访节点 3 组的 KOOS 评分（术前、术后和随访）、患者的疼痛、症状、日常生活和生活质量均有显著改善（$P<0.05$）。联合用药组的综合评分高于 HA 组和 O_2-O_3 组，尤其是在治疗后 2 个月随访时，联合用药组相比其他两组，治疗效果更好[19]。

5.3.2　臭氧对比 HA 和 PRP

2017 年，Duymus 等发表了一项证据等级为 I 的治疗性研究。他们比较了 3 组分别接受 PRP、HA 或臭氧关节腔注射 KOA 患者的治疗效果。研究共纳入 102 例膝关节疼痛不短于 1 年，VAS 评分 ≥ 4 分的轻中度 KOA 患者，第 1 组接受双倍剂量的 PRP 关节腔注射，第 2 组接受 1 次 HA 注射，第 3 组接受 4 倍剂量的臭氧注射。所有患者均拍摄双膝关节正侧位和切线位 X 线片，并在治疗开始以及第 1、3、6、12 个月时均采用 WOMAC 和 VAS 评分进行评估。结果显示，注射后第 1 月，各组都观察到明显的症状改善。注射后第 3 个月，PRP 和 HA 组的 WOMAC 和 VAS 评分改善情况相似，而臭氧组的 WOMAC 和 VAS 评分改善较低（$P<0.001$）。第 6 个月时，PRP 和 HA 的临床疗效相似，而臭氧的临床疗效消失（$P<0.001$）。第 12 个月时，PRP 的临床疗效优于 HA（$P<0.001$）。因此可以认为对于轻中度 KOA，PRP 相比 HA 和臭氧更为有效，并且 1 次注射足以达到至少 12 个月的疼痛缓解[20]。

5.3.3 臭氧对比塞来昔布 / 氨基葡萄糖

2017 年，Feng 和 Beiping 评估了关节腔臭氧注射对 KOA 患者的疗效，并与口服塞来昔布和氨基葡萄糖进行了比较。在这项研究中，76 例 KOA 患者被随机分配分成两组。臭氧组患者接受膝关节注射 20mL 浓度为 20μg/mL 的氧 – 臭氧混合气体，同时给予口服塞来昔布和盐酸氨基葡萄糖；对照组仅口服塞来昔布和盐酸氨基葡萄糖。在注射前和治疗开始后 1、3、6 周分别测量疼痛评分和 Lysholm 膝关节评分。两组患者接受治疗后，疼痛及功能均较治疗前显著改善（$P<0.05$）。臭氧组在治疗后 3 周，疼痛评分较对照组有更显著的改善（$P<0.05$）。所有患者在治疗后 Lysholm 评分均显著提高（$P<0.05$），但臭氧组改善更快。因此，推荐可联合使用关节腔注射臭氧和口服塞来昔布及氨基葡萄糖，以显著降低轻至中度 KOA 患者的疼痛强度，改善其功能[21]。

5.3.4 臭氧对比 HA

2018 年，Raeissadat 等比较了臭氧治疗和关节腔注射 HA 的效果。这项随机临床试验纳入 174 例膝关节慢性疼痛或炎症超过 3 个月并存在骨性关节炎影像学表现的患者，随机分为 HA 和臭氧两组，分别每周注射 HA（Hyalgan®）和 10mL 浓度为 30μg/mL 的臭氧溶液，并持续 3 周。在研究开始时和最后一次注射后 6 个月对患者进行疼痛（VAS）和功能（WOMAC）评估。研究未发现任何严重不良事件。臭氧组总 WOMAC 评分由 40.8 分降至 20.4 分（$P<0.01$），HA 组总 WOMAC 评分由 38.5 分降至 17.1 分（$P<0.01$）。在疼痛的改善方面也观察到类似的趋势。两组患者的疼痛和功能改善无显著差异。虽然臭氧和 HA 可有效用于改善 KOA 患者的功能和疼痛，但在随访 6 个月时并无显著差异[22]。2018 年，Li 等发表了一项 Meta 分析，比较了 HA 和氧 – 臭氧治疗 KOA 的疗效和安全性，结果显示两者在 VAS 和 WOMAC 的僵硬及功能评分之间存在显著差异。而 WOMAC 疼痛评分的改善结果也类似，且不良事件的发生率也无显著差异。与氧 – 臭氧相比，关节腔注射 HA 第 1 个月 VAS 评分的降低更显著，且两组在第 6 个月随访时 WOMAC 僵硬和功能评分也存在显著差异[23]。

5.3.5 臭氧对比 CS

在 2018 年发表的一项随机双盲临床试验中，Babaei–Gjazani 等比较了超声引导下联用 CS 和氧 – 臭氧注射对 62 例 KOA 患者的疗效。该研究将患者随机分为两组，第 1 组注射 40mg 曲安奈德（1mL），第 2 组在超声引导下注射 10mL（15μg/mL）氧 – 臭氧（O_2-O_3）。分别在注射前，治疗后 1 周、1 个月、3 个月对 WOMAC、活动度（Range of Motion，ROM）、髌上囊积液及 VAS 评分进行评估。研究共纳入 62 例患者（10 例男性，52 例女性），平均年龄 57.9 岁。两组患者的 VAS 评分均有改善（CS 组 $P=0.001$，氧 – 臭氧组 $P>0.001$）。在治疗 3 个月后 VAS 和 WOMAC 评分的改善程度，氧 – 臭氧组优于 CS 组（$P=0.041$ 和 $P=0.19$）。两组的关节 ROM 和积液程度均无显著差异。其中氧 – 臭氧组关节积液减少更明显（$P<0.001$）。因此，研究结果表明注射 CS 和氧 – 臭氧治疗 KOA 有效，氧 – 臭氧注射的作用时间更长[24]。

5.3.6 臭氧 /PRP 对比 PRP

2019 年，Dernek 等比较了 PRP 与 PRP 联合注射臭氧气体治疗膝关节早期 KOA 患者的疗效。他们分析了单纯接受 PRP 治疗（$n=45$）或联合接受 PRP + 臭氧治疗（$n=35$）的患者的回顾性数据。采用 VAS 和 WOMAC 评分对患者进行评估。在 PRP 单独治疗组和联合治疗组中，治疗后第 1、3、6 个月的 VAS 和 WOMAC 评分均较治疗前显著降低（$P<0.001$）。第 3 个月的治疗后身体机能和总 WOMAC 评分、VAS 评分，联合治疗组较单纯 PRP 组明显降低。此外，联合治疗组第 10 天 VAS 评分及注射部位的超炎症反应明显低于单纯 PRP 组。总的来说，观察到 PRP 单独处理和 PRP 联合臭氧处理的效果相似。然而，与单纯接受 PRP 治疗的患者相比，接受臭氧治疗的患者在注射后不太可能会感到疼痛，也更有可能更快

地恢复[25]。

5.4　关节镜术后注射臭氧

　　2018 年，Wang 等对关节镜手术后注射臭氧治疗 KOA 的疗效进行了评估，主要包括疼痛、关节功能改善和提高生活质量 3 个指标。该研究回顾性分析了 80 例症状性关节炎患者（Kellgren–Lawrence 分级Ⅱ级或Ⅲ级），分别在关节镜手术后接受或不接受 20mL 的 20moL /mL 臭氧注射治疗。该研究最短随访 12 个月，并采用疼痛 VAS、Lequesne 指数、WOMAC 和 CGI 进行评估。术后随访发现，臭氧组 VAS 评分均明显优于对照组（$P<0.05$）。臭氧组的 Lequesne 指数也较术前显著提高（$P<0.05$）。臭氧组的 WOMAC 疼痛分量表、WOMAC 僵硬度和 WOMAC 功能评分以及 WOMAC 总体评分均较术前显著降低（$P<0.05$）。该研究结果提示，在关节镜术后注射臭氧可以有效改善 Kellgren–Lawrence Ⅱ级或Ⅲ级 KOA 患者的疼痛、功能和生活质量[26]。

5.5　并发症

　　2012 年，Seyman 等报道了 1 例正常免疫功能患者在接受关节腔注射臭氧后，由铜绿假单胞菌引起的感染性关节炎病例[27]。

5.6　结论

　　截至目前所发表的文献均表明关节腔臭氧注射能够在短期内缓解 KOA 患者的疼痛。然而，上述研究证据等级均较低，因此我们不建议常规使用臭氧治疗 KOA。需要设计更高质量的研究，并通过更长时间的随访来证实臭氧注射治疗的有效性。

参考文献

[1] Hawamdeh ZM, Al-Ajlouni JM. The clinical pattern of knee osteoarthritis in Jordan: a hospital based study. Int J Med Sci. 2013;10:790–795.

[2] Lawrence RC, Felson DT, Helmick CG, Arnold LM, Choi H, Deyo RA, et al. Estimates of the prevalence of arthritis and other rheumatic conditions in the United States. Part II. Arthritis Rheum. 2008;58:26–35.

[3] Felson DT. The sources of pain in knee osteoarthritis. Curr Opin Rheumatol. 2005;17:624–628.

[4] Heijink A, Gomoll AH, Madry H, Drobnic M, Filaro G, Espregueira-Mendes J, et al. Biomechanical considerations in the pathogenesis of osteoarthritis of the knee. Knee Surg Sports Traumatol Arthrosc. 2012;20:423–435.

[5] Thomas E, Taylor C, Bradley J. Ozone activates airway nerves via the selective stimulation of TRPA1 ion channels. J Physiol. 2010;588:423–433.

[6] Giombini A, Menotti F, Di Cesare A, Giovannanqeli F, Rizzo M, Moffa S, et al. Comparison between intrarticular injection of hyaluronic acid, oxygen ozone, and the combination of both in the treatment of knee osteoarthrosis. J Biol Regul Homeost Agents. 2016;30:621–625.

[7] Cardile V, Jiang X, Russo A, Casella F, Renis M, Bindoni M. Effects of ozone on some biological activities of cells in vitro. Cell Biol Toxicol. 1995;11:11–21.

[8] Benvenuti P. Oxygen-ozone treatment of the knee, shoulder and hip: personal experience. Rivista Italiana Ossigeno-Ozonoterapia. 2006;5:135–144.

[9] Calunga JL, MeneÂndez S, LeoÂn R, Chang S, Guanche D, Balbin A, et al. Application of ozone therapy in patients with knee osteoarthritis. Ozone Sci Eng. 2012;34:469–475.

[10] Bocci V. Scientific and medical aspects of ozone therapy. State of the art. Arch Med Res. 2006;37:425–435.

[11] Hashemi M, Jalili P, Mennati S, Koosha A, Rohanifar R, Madadi F, Razavi SS, Taheri F. The effects of prolotherapy with hypertonic dextrose versus prolozone (intraarticular ozone) in patients with knee osteoarthritis. Anesth Pain Med. 2015;5:e27585.

[12] de Jesus CC, Dos Santos FC, de Jesus LM, Monteiro I, Santna MS, Trevisani VFM. Comparison between intra-articular ozone and placebo in the treatment of knee osteoarthritis: a randomized, double-blinded, placebo-controlled study. PLoS One. 2017;12:e0179185.

[13] Costa T, Rodrigues-Manica S, Lopes C, Gomes J, Marona J, Falcão S, Branco J. Ozone therapy in knee osteoarthritis: a systematic review. Acta Medica Port. 2018;31:576–580.

[14] Raeissadat SA, Tabibian E, Rayegani SM, Rahimi-Dehgolan S, Babaei-Ghazani A. An investigation into the efficacy of intra-articular ozone (O2-O3) injection in patients with knee osteoarthritis: a systematic review and meta-analysis. J Pain Res. 2018;11:2537–2550.

[15] Arias-Vázquez PI, Tovilla-Zárate CA, Hernández-Díaz Y, González-Castro TB, Juárez-Rojo IE, López-Narváez ML, et al. Short term therapeutic effects of ozone in the management of pain in knee osteoarthritis: a meta-analysis. PM R. 2019;11:879–887.

[16] Noori-Zadeh A, Bakhtiyari S, Khooz R, Haghani K, Darabi S. Intra-articular ozone therapy efficiently attenuates pain in knee osteoarthritic subjects: a systematic review and meta-analysis. Complement Ther Med. 2019;42:240–247.

[17] Oliviero A, Giordano L, Maffulli N. The temporal effect of intra-

articular ozone injections on pain in knee osteoarthritis. Br Med Bull. 2019. https://doi. org/10.1093/bmb/ldz028.

[18] Sconza C, Respizzi S, Virelli L, Vandenbulcke F, Iacono F, Kon E, Di Matteo B. Oxygen-ozone therapy for the treatment of knee osteoarthritis: a systematic review of randomized controlled trials. Arthroscopy. 2019. https://doi.org/10.1016/j.arthro.2019.05.043.

[19] Giombini A, Menotti F, Di Cesare A, Giovannangeli F, Rizzo M, Moffa S, et al. Comparison between intrarticular injection of hyaluronic acid, oxygen ozone, and the combination of both in the treatment of knee osteoarthrosis. J Biol Regul Homeost Agents. 2016;30:621–625.

[20] Duymus TM, Mutlu S, Dernek B, Komur B, Aydogmus S, Kesiktas FN. Choice of intra-articular injection in treatment of knee osteoarthritis: platelet-rich plasma, hyaluronic acid or ozone options. Knee Surg Sports Traumatol Arthrosc. 2017;25:485–492.

[21] Feng X, Beiping L. Therapeutic efficacy of ozone injection into the knee for the osteoarthritis patient along with oral celecoxib and glucosamine. J Clin Diagn Res. 2017;11:UC01–3.

[22] Li Q, Qi X, Zhang Z. Intra-articular oxygen-ozone versus hyaluronic acid in knee osteoarthritis: a meta-analysis of randomized controlled trials. Int J Surg. 2018;58:3–10.

[23] Raeissadat SA, Rayegani SM, Forogh B, Hassan Abadi P, Moridnia M, Rahimi DS. Intra-articular ozone or hyaluronic acid injection: Which one is superior in patients with knee osteoarthritis? A 6-month randomized clinical trial. J Pain Res. 2018;11:111–117.

[24] Babaei-Ghazani A, Najarzadeh S, Mansoori K, Forogh B, Madani SP, Ebadi S, et al. The effects of ultrasound-guided corticosteroid injection compared to oxygen-ozone (O2-O3) injection in patients with knee osteoarthritis: a randomized controlled trial. Clin Rheumatol. 2018;37:2517–2527.

[25] Dernek B, Kesiktas FN. Efficacy of combined ozone and platelet-rich-plasma treatment versus platelet-rich-plasma treatment alone in early stage knee osteoarthritis. J Back Musculoskelet Rehabil. 2019;32:305–311.

[26] Wang X, Wang G, Liu C, Cai D. Effectiveness of intra-articular ozone injections on outcomes of post-arthroscopic surgery for knee osteoarthritis. Exp Ther Med. 2018;15:5323–5329.

[27] Seyman D, Ozen NS, Inan D, Ongut G, Ogunc D. Pseudomonas aeruginosa septic arthritis of knee after intra-articular ozone injection. New Microbiol. 2012;35:345–348.

髌股关节骨性关节炎：保守和手术治疗

第6章

E. Carlos Rodríguez-Merchán, Juan S. Ruiz-Pérez,
Primitivo Gómez-Cardero

6.1 引言

髌股关节骨性关节炎（Patellofemoral Osteoarthritis，PFOA）是一种发病率较高的疾病，在有症状的 55 岁以上膝关节骨性关节炎患者中，PFOA 占女性的 24%，男性的 11%[1]。在年龄大于 55 岁的人群中，有 2% 的男性和 8% 的女性存在单间室 PFOA 症状[2]，而 40 岁以上人群中约 9% 存在符合影像学表现的症状性 PFOA。

6.2 保守治疗

保守治疗包括髌骨支具[3]、物理治疗[4-5]、关节腔注射糖皮质激素[6-7]和玻璃酸钠[7]已被证明对早期 PFOA 有效；然而，有很大一部分患者最终需要手术治疗[8]。

6.3 手术治疗

6.3.1 髌骨外侧关节面部分切除

虽然单间室 PFOA 会累及髌骨的内、外侧关节面，但 89% 仅累及外侧关节面[9]。单间室 PFOA 可对日常生活活动产生显著影响，主要是行走或上下楼梯时的膝前疼痛[10-11]。保守治疗失败仍有明显症状的患者可能需要手术干预，包括髌股关节置换术（Patellofemoral Arthroplasty，PFA）和全膝关节置换术（Total Knee Arthroplasty，TKA）[12]。单间室外侧 PFOA 患者中有一部分可以采用髌骨外侧关节面部分

切除术作为替代治疗方案。

6.3.1.1 原则和指征

髌骨外侧关节面部分切除术是将部分髌骨外侧关节面及其骨赘切除，目的是通过降低外侧支撑带的张力来降低关节面的接触压力。该术式主要适用于单间室症状性 PFOA，同时合并髌骨外侧关节面受累和骨赘形成的病例[8, 14-16]。尤其适合外侧小关节磨损，给 PFA 手术造成困难的病例[17]。可以采用切开或关节镜技术行髌骨外侧关节面部分切除术（图 6.1）[8]。

6.3.1.2 髌骨外侧关节面部分切除术的疗效

单纯髌骨外侧关节面部分切除

已有多项研究证明了单纯髌骨外侧关节面部分切除的疗效。2014 年，一项综述研究显示大部分研究结果质量等级较低，但 10 年总体失败率和关节置换转换率较低，约为 26%[18]。

Wetzels 和 Bellermans 开展了一项针对髌骨外侧关节面部分切除的大规模研究，分析了 155 例患者（168 个膝关节），平均随访 11 年[15]。结果发现，62 个膝关节（60 例）最终接受了 TKA 手术，1 例接受 PFA 手术，及 1 例髌骨切除术，平均在初次 8 年再次手术。5 年、10 年和 20 年的总体生存率分别为 85%、67.2% 和 46.7%。然而，仅初次手术后膝关节的功能结果满意率尚可，79/106 例（74.5%）被评为良好或正常。总体而言，约 50% 的患者接受初次手术后，对手术结果感到满意。说明髌骨外侧关节面

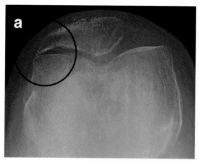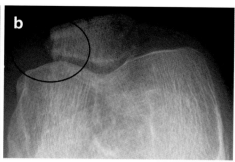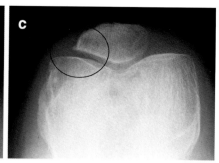

图 6.1　51 岁男性 PFOA 的 X 线片。患者主诉左膝前外侧疼痛，保守治疗无效。因此该病例具有切开髌骨外侧关节面切除的指征。（a）膝关节轴位片显示 PFOA 主要累及外侧髌骨关节面（圆圈所示）。（b）髌骨外侧关节面切除后的轴位片（圆圈所示）。（c）左膝髌骨外侧关节面切除术后 2 年

部分切除作为一种相对简单的干预手段，特别适合对功能要求不高的老年人[15]。

其他多项小规模临床研究也证实了 Wetzels 的研究结果。Paulos 等报告了 66 例接受支持带松解和髌骨外侧关节面部分切除术的临床疗效，术后 Kujala 评分从 45.6 分提高到 72 分[19]。56% 的患者感到满意，最终 9/66 例再次接受了 TKA 手术。Martens 和 De Rycke 报告了 18/20 例患者在接受髌骨外侧关节面部分切除术后 2 年，满意度为中等至良好，其中效果欠佳的病例主要由于胫股骨关节炎发生进展[14]。研究认为髌骨外侧关节面部分切除与关节置换术相比的优势在于风险小和更快的康复速度，且不影响进一步接受 TKA 的可能性。Yerkan 所开展的另一项 11 例患者的研究也支持上述结论[18]。

Lopez-Franco 等报道了针对 39 例膝关节（28 例女性，手术时平均年龄 61 岁）的回顾性长期研究结果，最少随访 10 年[19]。有相当比例的患者（33/39）疼痛明显缓解，膝关节协会膝关节评分平均值从术前的 54.5 分增加到术后的 76.3 分，膝关节协会功能评分从术前的 71.4 分增加到术后的 83.6 分，且无显著并发症。该研究结果提示，髌骨外侧关节面部分切除属于微创手术，相对简单且对特定患者有效。因此，髌骨外侧关节面部分切除可作为早期干预的选择，但并不影响可能需要的后续置换手术[19]。

髌骨外侧关节面部分切除联合髌骨重排

除了 Paulos 对联合外侧松解和髌骨外侧关节面部分切除的研究外，另有不少研究报道了髌骨外侧关节面部分切除联合胫骨结节截骨术和软组织重排手术联合应用的效果。

Becker 等报道了 50 例（51 膝）单间室 PFOA 的回顾性研究，采用髌骨外侧关节面部分切除、外侧支持带松解和胫骨结节内移术进行治疗[4]。该研究最少随访 7 个月（平均 20.2 个月；范围，7~32 个月）。大多数患者认为膝关节疼痛有所改善，但作者认为，该研究结果提示联合手术的效果并不优于单纯行髌骨外侧关节面部分切除术。此外，联合胫骨结节截骨可能会对后续的 TKA 手术造成影响，因此不推荐联合手术[4]。

Monserrat 等发表了 2 项研究，报道了联合使用 Insall 技术进行了髌骨外侧关节面部分切除及软组织重建手术的结果[20-21]。第 1 项研究中回顾了 87 例患者的结果，其中 43 例进行了 10~14 年的长期随访[20]。手术失败的标准是接受关节置换手术，其发生率为 26.4%，平均为术后 9.2 年。在存活 10~14 年的 43 例患者中，疼痛均明显得到改善且持久的缓解[20]。

在第 2 项研究中，研究者对所有 87 例存在手术失败因素的患者进行了生存分析，以明确失败的风险因素。截至最后 1 例患者转换为关节置换的时间（术后 13 年），累计生存率为 59.3%。其生存率与其他单纯行髌骨外侧关节面部分切除术的研究报告相似。失败的危险因素包括内侧间室疼痛、固定性屈曲挛缩畸形、合并胫股骨关节炎。术前较高的膝关节学会评分、无明显关节积液、较高的 Caton-Deschamps 指数和髌骨外位等均被认为是手术失败的保护性因素[21]。

6.3.2　PFA

大约 75% 的 PFA 患者是女性，虽然大部分研究认为膝关节的运动学无明显性别差异，但女性髌骨股关节疾病的增加可能与女性膝关节畸形和发育不良的发生率较高有关[3]。

PFA 是一种可用于治疗严重的单间室 PFOA 的术式（图 6.2）。PFA 存在争议，主要是由于早期假体设计而存在较高的失败率。多年来已存在大量相关病例报道[5]。

单间室 PFOA 在过去很少受到关注。目前认为其发病率较高，尤其是女性患者。治疗方法包括髌骨切除术、截骨术、清创术和软骨移植等均未能使患者获得长期持久的获益。因此，此类患者需要接受更为可靠的 PFA 术。表 6.1 列举了 PFA 用于治疗PFOA 的主要研究文献[22–54]。

对单间室 PFOA 患者进行分类和治疗是非常困难的。很多患者在年轻时发病，并且 PFOA 引起的疼痛难以与其他不同的原因的膝前痛相鉴别。当单间室 PFOA 诊断成立，在关节置换术之前，应建议其进行非手术和保守性手术治疗。

严重 KOA 是一种致残性疾病，英国每年有超过5 万例 TKA 手术。单纯性 PFOA 中超过 10% 的患者最终选择 PFA 或 TKA 手术。虽然许多外科医生认为TKA 是治疗严重 KOA 的"金标准"，但 PFA 具有无可置疑的内在优势。由于这种手术可以让患者保留大部分正常的关节骨性和韧带结构，其"侵入性"也小于 TKA 手术，术后康复更为迅速。随着假体的改良设计和外科手术技术的发展，人们对 PFA 越来越感兴趣。新一代的 PFA 假体能够更精确地恢复患肢至对侧正常的膝关节运动学。

自 20 世纪 50 年代以来，PFA 一直是疼痛性PFOA 患者的替代治疗方法。许多最初手术的失败归因于假体的设计不佳和外科医生的技术不成熟。PFA 对单纯性 PFOA 患者是一种有效的、介于保守与 TKA 手术之间的一种治疗方法。在没有髌骨畸形的情况下，采用具有良好几何特征设计的假体，充分进行软组织平衡，可提升手术效果。虽然之前的假体设计会导致相对较高的失败率，主要表现为髌股轨迹不佳、髌股撞击和膝前痛，新一代的假体设计则可能降低上述并发症的发生。进行性的胫股关节退变是另一种失效机制，因此 PFA 应严格适应于无胫股关节软骨退变的病例。考虑到约 25% 的患者可能会因胫股关节退变而导致远期失败，PFA 可以被认为是经过严格筛选的 PFOA 患者的治疗方法。

在过去的 30 年中，随着手术技术的进步，PFA的术后功能恢复得到了改善。此外，PFA 术后与髌股关节相关的问题也一直在减少，如髌骨轨迹不佳、术后撞击和绞索等。除归因于手术技术的失误外，股骨滑车假体的设计可能是失败的另一个原因。现代的 PFA 假体设计降低了与髌骨匹配不佳问题的发生率，此类问题主要发生于早期设计的假体。

成功的 PFA 依赖于患者正确选择、准确的假体设计和精确的手术程序。滑车假体由嵌入式改为镶嵌式设计，降低了术后髌骨不稳定的发生率（表6.2），从而改善了中、远期疗效，使进展性胫股关节炎成为 10~15 年后的主要失效机制。

PFA 一直存在争议，主要是因为早期假体的失败率很高。多年来，已有大量研究对比了两代假体的手术效果。第 1 代假体的中期失效率较高，基于TKA 设计的第 2 代假体已经取得了令人鼓舞的中期效果。

早期 PFA 的设计是仅置换髌骨，并以钴铬钼合金螺钉固定髌骨假体，尽管早期效果良好，但由于股骨滑车的过度磨损，该设计很快就被放弃了。第 1代全 PFA（双侧）仅置换股骨滑车，保留完整的软骨下骨（嵌入式设计），因此，PFA 假体的位置与原股骨滑车的解剖结构有关。更重要的一点是，滑车组件的安放应与周围软骨齐平，并旋转对齐平行于滑车倾斜度，导致假体的中外侧覆盖有限，手术方式以徒手操作为主。第 1 代 PFA 在较短的时间内获得了成功，早期疼痛得到了缓解，但随着时间的推移，长期结果不佳，超过 50% 的假体在中长期的随访中失效，再次手术的比例很高。

第 2 代 PFA 的设计目的是改善临床结果，并解决以往设计的局限性，主要是匹配不佳和不稳定。第 2 代假体采用了与 TKA 相同的股骨滑车设计，并完全置换了膝关节前间室（镶嵌设计）。此外，这一设计的特征包括滑车翼缘宽阔，远端变窄，滑车轨迹外翻，在整个运动范围内具有良好的匹配度，避免绞索弹出或弹响。目前，嵌入式假体在世界范围内已被普遍放弃，目前主要采用镶嵌式假体。

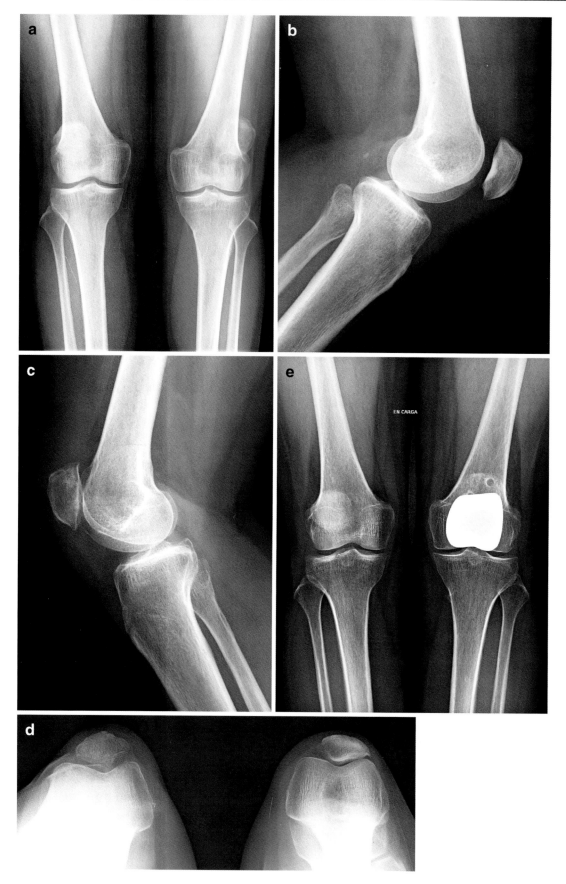

图6.2　合并左膝痛性PFOA的41岁女性。采用PFA治疗后取得了满意的结果。（a）术前双膝正位片。（b）术前右膝侧位片。
（c）术前左膝侧位片。（d）术前双膝髌骨轴位片。（e）术后双膝正侧位片。（f）术后左膝侧位片。（g）术后左膝轴位片。
（h）术后5年的双膝正侧位片。（i）PFA术后5年的左膝轴位片

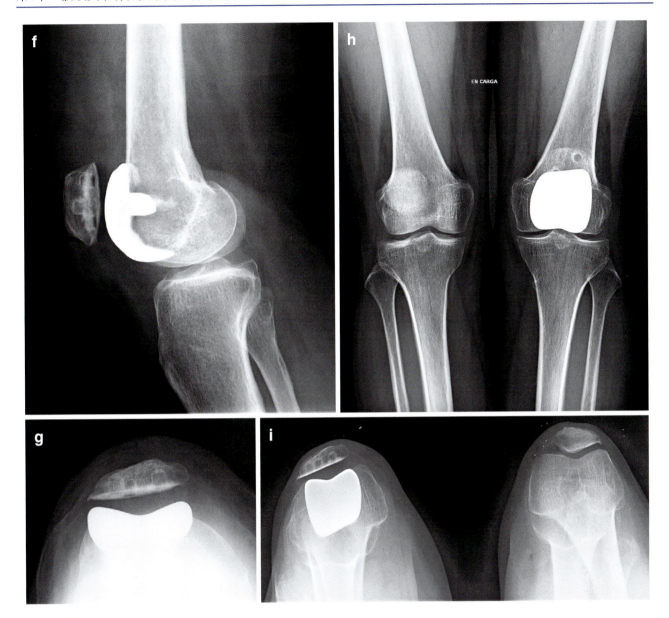

图 6.2（续）

表 6.1　PFA 治疗单间室 PFOA 的主要论文

作者	时间（年）	评价
Sreekumar 等 [22]	2009	中期结果显示 PFA 的成功率为 80%~90%。失败原因包括胫股关节 OA 较重、髌骨疼痛、绞索或半脱位因软组织不平衡引起、假体位置不佳和假体设计问题
Gupta 等 [23]	2010	以往 PFA 的效果差异性较大，近年来设计的假体和手术指征已经使 PFA 的效果明显提升
Lonner [24]	2010	PFA 是治疗单间室 OA 的有效方法。当髌骨轨迹、假体放置准确、软组织平衡以及假体设计良好时，手术效果最好。PFA 的功能不良和失败主要因为髌骨轨迹不佳和髌骨绞索
Goh 等 [26]	2015	PFA 对于年轻的单间室 PFOA 患者有效。由于假体设计问题，对于老年人效果不佳
van der List 等 [27]	2017	PFA 的假体生存率和术后功能在中短期随访中结果优良，但假体设计和异质性较大
Christ 等 [28]	2017	PFA 的成功取决于正确的病例选择而不是假体的磨损。PFA 翻修为 TKA 和初次 TKA 的技术差不多，术后疼痛缓解和功能恢复也类似。但感染率和并发症基本和 TKA 翻修手术差不多

（续表）

作者	时间（年）	评价
Pisanu 等[29]	2017	PFA 的效果为优良，主要因为手术技术、病例选择、假体设计的进步。第 2 代 PFA 假体使疗效更好，主要归因其新型的滑车设计
Saffarini 等[30]	2018	评估了术前计划对 PFA 手术的影响：（1）试模假体的位置要按照术前计划安放；（2）术后影像显示的真实假体位置。术前计划不足以指导术中假体的准确放置，主要是内外翻或屈曲过伸成角，说明 PFA 手术计划困难，因为 CT 不能显示滑车软骨，并且大部分滑车发育有异常
Reihs 等[31]	2018	Meta 分析结果显示第 1 代假体并不优于滑车截骨的假体，反而滑车截骨设计的假体稍有优势，但无临床意义。因此，作者推荐使用滑车截骨设计的 PFA
Middleton 等[32]		研究纳入 85 例患者共 103 个 PFA，平均年龄 64 岁，平均随访时间 5.6 年，共有 93 个假体仍存活。Avon PFA 是一个可重复性高且能够有效缓解疼痛和功能的假体。作者相信 PFA 能够发挥重要作用，对于合适的病例仍会开展这一手术。转换为 TKA 不应作为 PFA 手术失败的标志
Odgaard 等[33]	2018	在术后 2 年随访中，PFA 组患者临床改善比 TKA 更好。对于单间室 PFOA 病例，术后 2 年两组间只有 KOOS 功能评分有所差异，PRO 的各个维度两组均无差异。因此可以解释为什么患者在术后 9 个月接受 PFA 的恢复更快，且功能也更好。PFA 手术的患者能够恢复术前活动度，而 TKA 病例在术后 2 年平均丢失 10° 的膝关节活动度。两组的并发症无差异
Van Joubergen 等[34]	2018	如果将内踝作为旋转定位的标志，PFA 的股骨假体可能会偏外旋放置在 80% 的病例中，相对于股骨的通踝线。并且假体外旋与临床疗效存在相关性
Perrone 等[35]	2018	对比了 TKA 和 PFA 的 OKS、KOOS-PS 和 Kujala 评分，无论 TKA 是否置换髌骨，两组无显著差异，但 PFA 组疼痛明显
Cuthbert 等[36]	2018	如果严格把握适应证，PFA 的功能和经济效益更好，可以延迟 TKA 手术当 PA 进展到胫股关节
Strickland 等[37]	2018	严格的病例选择、假体设计和手术技术能够提高手术疗效和假体生存率。尽管中短期数据说明 PFA 效果良好，但仍需长期研究评估新式假体和手术技术是否能够提高疗效和远期生存率
Metcalfe 等[38]	2018	研究纳入 431 例患者共 558 个 Avon PFA，最少随访 2~18 年，远期效果满意，PROMs 结果良好，且生存率满意，松动和磨损的比例较低
Ajnin 等[39]	2018	共 43 个 FPV（Femoro Patella Vialli），PFA 植入 32 例患者，平均随访 65 个月，中期结果提示效果良好。PFA 可以延迟 TKA 手术。如存在负重区软骨损伤，可能导致手术失效，失败的最重要原因是胫股关节 OA
Bunyoz 等[40]	2018	第 2 代 PFA 和 TKA 的术后加权平均 AKSS 膝关节评分都很好，第 2 代的 PFA 翻修率较高可能是因为病例的选择不够严格。基于 PROMs 的评估，第 2 代 PFA 的效果基本和 TKA 相当在治疗单间室 PFOA
Godshaw 等[41]	2018	1 例 37 岁女性合并对侧膝下截肢的左膝 PFOA 病例，经过多种保守治疗失败，接受了 PFA 的镶嵌式假体，结果良好
Imhoff 等[42]	2018	评估了 PFA 治疗单间室 PFOA 术后 2~5 年的疗效和生存率，34 例患者中 5 例失访，最终随访率 86%，共 6 例（17.1%）失败，因而生存率在术后 2 年为 91%，5 年为 83%。术后失败的主要原因是持续膝关节疼痛，但找不到术前的相关危险因素
Clement 等[43]	2019	Avon PFA 手术患者住院时间更短，功能和满意度和 TKA 相似，但其翻修率略高于 TKA
Woon 等[44]	2019	相比接受初次 TKA 手术的病例，PFA 病例更可能翻修转换为 TKA
Remy[45]	2019	3 代 PFA 的最佳适应证是合并股骨滑车发育不良的 PFOA
Dejour 等[46]	2019	股骨滑车截骨型 PFA 的满意度较高，避免了机械并发症，但早期翻修率较高，主要是由于患者选择不当。主要适合滑车发育不良，特别是髌骨不稳和轨迹异常的病例，而非退变性病例
Bohu 等[47]	2019	Hermes™ PFA 假体在术后随访 2~20 年生存率为 78.6%
Rezzadeh 等[48]	2019	PFA 术后 30 天内再入院和再手术率 <5%，高龄和 BMI 升高是手术并发症的危险因素，还包括手术时间延长、住院时间延长和需要输血率

（续表）

作者	时间（年）	评价
Bendixen 等 [49]	2019	OA 进展是 PFA 最常见的失败原因，假体设计对失败原因影响很大。因此指征、手术技术和假体设计是 PFA 成功最重要的因素，应当谨慎解读注册数据的研究
Baker 等 [50]	2019	新一代 PFA 对于严格适应证的病例而言术后生存率为 100%。如果仅依靠 MRI 来筛选病例，由于疾病进展导致的失败率为 31%。因此建议使用骨扫描作为 PFA 的手术筛选方法
Kamikovski 等 [51]	2019	TKA 在术后 1 年随访优于 PFA，但术后 2 年两种方法效果类似。因此对于年轻患者单间室 PFOA 可以考虑选择 PFA
Odgaard 等 [52]	2019	对于退变性 OA 应当首先进行保守治疗，如髌股关节疼痛，但如果有骨对骨表现，目前唯一的选择是关节置换，如 PFA 或 TKA
Johnson 等 [53]	2019	PFA 和 TKA 都可以治疗 PFOA，应当在术前充分告知患者两种方法的利弊
Desai 等 [54]	2019	对患者进行评估时应充分考量社会心理因素，以提高病例筛选的可靠性

术后短期并发症通常与髌骨匹配不佳相关，而长期并发症通常与进展性的胫股关节炎有关。假体松动和聚乙烯磨损并不常见。总的来说，新式假体设计和手术操作方面的改进带来了更好的短、中期结果。然而，需要更多的研究来评估新一代假体的长期结果。

表 6.2　嵌入式和镶嵌式 PFA 的设计特点

特性	镶嵌式	嵌入式
假体位置	与原滑车平面一致	对整个滑车进行置换并垂直于股骨前后轴
假体旋转	取决于患者股骨滑车的解剖	由术者决定，垂直于股骨前后轴放置假体
假体宽度	较窄	较宽
近端关节面高度	不超过原滑车的近端	较原滑车更向近端延伸

表 6.3　PFA 的手术技术：手术结果可预测，假体质量良好，生存率较高，使患者 PFOA 症状完全缓解 [45]

虽然可以采用外侧入路或内侧入路，但外侧入路更常采用

股骨和髌骨假体的正确定位至关重要，且该方法具有良好的可重复性

股骨冠状面截骨方向是主要改进点。截骨应在膝关节旋转中立位进行，以减少胫骨结节 – 滑车槽的距离和伸肌装置外翻的发生率。因此，该技术使滑车朝向髌骨，而髌骨朝向滑车，从而确保最佳的髌股关节匹配和确保良好的手术效果

在冠状面，股骨假体必须放置于外翻位，使滑车假体远端与股骨外侧髁软骨相匹配。髌骨假体内位放置最终确定了股骨和髌骨之间的匹配。股骨和髌骨假体的冠状面位置确保了屈膝早期的髌股关节的匹配

表 6.3 列举了 PFA 的手术技术：结果可预测，质量好且经久耐用，为患者解决髌股关节症状提供了解决方案 [45]。表 6.4 总结了所有品牌 PFA 假体的基本原则 [52]。表 6.5 为 PFA 早期并发症及危险因素 [48, 54]。表 6.6 列举了 PFA 的失败原因 [49]。

表 6.4　所有品牌 PFA 假体的基本原则

PFA 的适应证是单纯 PFOA，手术完全保留了胫股关节的完整性

需要行髌股关节面双极置换，股骨侧为金属假体，髌骨侧为聚乙烯假体

应确保从滑车组件与正常关节软骨之间的过渡平稳顺滑

恢复正常的髌骨轨迹

表 6.5　PFA 的早期并发症及危险因素 [48, 54]

PFA 30 天再手术率 <5%

高龄和 BMI 升高均被认为是围手术期不良结局的危险因素，其他因素包括手术时间延长、住院时间延长和需要输血的出血事件

输血率（11.7%）、尿路感染（0.8%）、深静脉血栓形成（0.8%）

低龄是浅表伤口感染的危险因素

高龄是住院时间长、再入院、需要输血的出血、尿路感染和肺炎重要危险因素

男性是手术时间延长和深静脉血栓的危险因素，而女性则与需要输血的出血发生率较高有关

BMI 升高是住院时间延长、手术时间延长和需要输血的出血事件的危险因素

非白种人是术后再入院的重要危险因素

肥胖、吸烟、失业 / 工作障碍，以及术前阿片类药物和 / 或抗抑郁药物的使用

表 6.6 PFA 的失败原因 [49]

42% OA 进展，16% 疼痛，13% 无菌性松动，12% 手术失误，4% 磨损，2% 感染，2% 髌骨骨折，2% 假体断裂，1% 僵硬，1% 骨折，7% 其他

来自注册系统和队列研究的数据在 12 种失败原因中有 7 种具有统计学显著差异

不同假体设计的失败原因存在显著差异

OA 进展是 PFA 最常见的术后失败原因。在注册系统和队列研究所发现的失败原因存在显著差异，特别是手术失误

假体的设计对几种失败原因有显著影响

适应证、手术技术和假体设计是 PFA 成功的重要基础，基于注册系统数据的失败原因解读应谨慎

6.4 结论

PFOA 的保守治疗方法主要包括髌骨支具、物理治疗和关节腔注射 CS 和 HA 已被证明对早期病变有效。然而，很大一部分患者最终需要手术治疗。在 10 年的随访中，大约有一半的接受髌骨外侧关节面部分切除手术的单间室 PFOA 病例可以获得满意的疗效。髌骨外侧关节面部分切除术相对微创、技术简单、对特定患者有效，是置换手术前的可靠选择。如手术失败，也不影响后续的关节置换手术。由于手术创伤小且康复较快，PFA 被认为是另一种可行的替代方案。单间室 PFOA 尽管相对发病率较低，但其治疗具有挑战性和争议性。PFA 是一种有效的治疗方法。髌股关节假体的设计在多年来发生了较大变化，设计了更多种类的解剖型假体和可重复性较高的外科技术。这项技术的临床预后与手术指征、假体设计和恰当的手术操作密切相关。与 TKA 相比，PFA 仍是一种实用的治疗选择，具有较好的早期疗效。然而，接受 PFA 的患者相比 TKA 手术，更有可能再次接受 TKA 或翻修手术。

参考文献

[1] Walker T, Perkinson B, Mihalko WM. Patellofemoral arthroplasty: the other unicompartmental knee replacement. J Bone Joint Surg Am. 2012;94:1712–1720.

[2] Monk AP, van Duren BH, Pandit H, Shakespeare D, Murray DW, Gill HS. In vivo sagittal plane kinemat-ics of the FPV patellofemoral

replacement. Knee Surg Sports Traumatol Arthrosc. 2012;20:1104–1109.

[3] Duncan R, Peat G, Thomas E, Wood L, Hay E, Croft P. Does isolated patellofemoral osteoarthritis matter? Osteoarthr Cartil. 2009;17:1151–1115.

[4] Becker R, Röpke M, Krull A, Musahl V, Nebelung W. Surgical treatment of isolated patellofemoral osteoarthritis. Clin Orthop Relat Res. 2008;466:443–449.

[5] Callaghan MJ, Parkes MJ, Hutchinson CE, Gait AD, Forsythe LM, Marianovic EJ, et al. A randomised trial of a brace for patellofemoral osteoarthritis targeting knee pain and bone marrow lesions. Ann Rheum Dis. 2015;74:1164–1170.

[6] Crossley K, Bennell K, Green S, Cowan S, McConnell J. Physical therapy for patellofemoral pain: a randomized double-blinded, placebo-controlled trial. Am J Sports Med. 2002;30:857–865.

[7] Lun VM, Wiley JP, Meeuwisse HH, Yanagawa TL. Effectiveness of patellar bracing for treatment of patella-femoral pain syndrome. Clin J Sport Med. 2005;15:235–240.

[8] Arroll B, Goodyear-Smith F. Corticosteroid injections form osteoarthritis of the knee: meta-analysis. BMJ. 2004;328:869.

[9] Iwano T, Kurosawa H, Tokuyama H, Hoshikawa Y. Roentgenographic and clinical findings of patellofemoral osteoarthritis with special e reference to its relationship to femorotibial osteoarthritis and etiologic factors. Clin Orthop Relat Res. 1990;252:190–197.

[10] Schiphof D, van Middlekoop M, de Klerk BM, Oei EH, Hofman A, Koes BW, et al. Crepitus is the first indication of patellofemoral osteoarthritis (and not of tibiofemoral osteoarthritis). Osteoarthr Cartil. 2014;22:631–638.

[11] Mills K, Hunter DJ. Patellofemoral joint osteoarthritis: an individualized pathomechanical approach to management. Best Pract Res Clin Rheumatol. 2014;28:73–91.

[12] Hutt J, Dodd M, Bourke H, Bell J. Outcomes of total knee replacement after patellofemoral arthroplasty. J Knee Surg. 2013;26:219–224.

[13] Sanchis-Alfonso V, Koh JL. Joint-preserving osteotomies for isolated patellofemoral osteoarthritis: alternatives to arthroplasty. Am J Orthop. 2017;46:139–145.

[14] Martens M, De Rycke J. Facetectomy of the patella in patellofemoral osteoarthritis. Acta Orthop Belg. 1990;56:563–567.

[15] Wetzels T, Bellemans J. Patellofemoral osteoarthritis treated by partial lateral facetectomy: results at long-term follow up. Knee. 2012;19:411–415.

[16] Rodriguez-Merchan EC. Surgical treatment of isolated patellofemoral osteoarthritis. HSS J. 2014;10: 79–82.

[17] Paulos LE, O'Connor DL, Karistinos A. Partial lateral patellar facetectomy for treatment of arthritis due to lateral patellar compression syndrome. Arthroscopy. 2008;24:547–553.

[18] Yercan HS, Ait Si Selmi T, Neyret P. The treatment of patellofemoral osteoarthritis with partial lateral facetectomy. Clin Orthop Relat Res. 2005;436:14–19.

[19] López-Franco M, Murciano-Antón MA, Fernández-Aceñero MJ, De Lucas-Villarrubia JC, López-Martín N, Gómez-Barrena E. Evaluation of a minimally aggressive method of patellofemoral osteoarthritis treatment at 10 years minimum follow-up. Knee. 2013;20:476–481.

[20] Montserrat F, Alentorn-Geli E, León V, Ginés-Cespedosa A, Rigol P. Treatment of isolated patellofemoral osteoarthritis with lateral

facetectomy plus Insall's realignment procedure: long-term follow-up. Knee Surg Sports Traumatol Arthrosc. 2013;21:2572–2577.

[21] Montserrat F, Alentorn-Geli E, León V, Ginés-Cespedosa A, Rigol P. Partial lateral facetectomy plus Insall's procedure for the treatment of isolated patellofemoral osteoarthritis: survival analysis. Knee Surg Sports Traumatol Arthrosc. 2014;22:88–96.

[22] Sreekumar R, Subramanian S, Mohammed A. Patellar button dissociation in a mobile-bearing LCS patellofemoral joint arthroplasty. J Knee Surg. 2009;22:275–278.

[23] Gupta RR, Zywiel MG, Leadbetter WB, Bonutti P, Mont MA. Scientific evidence for the use of modern patellofemoral arthroplasty. Expert Rev Med Devices. 2010;7:51–66.

[24] Lonner JH. Patellofemoral arthroplasty. Instr Course Lect. 2010;59:67–84.

[25] Akhbari P, Malak T, Dawson-Bowling S, East D, Miles K, Butler-Manuel PA. The Avon patellofemoral joint replacement: mid-term prospective results from an independent centre. Clin Orthop Surg. 2015;7:171–176.

[26] Goh GS, Liow MH, Tay DK, Lo NN, Yeo SJ. Four-year follow up outcome study of patellofemoral arthroplasty at a single institution. J Arthroplast. 2015;30:959–963.

[27] van der List JP, Chawla H, Villa JC, Pearle AD. Why do patellofemoral arthroplasties fail today? A systematic review. Knee. 2017;24:2–8.

[28] Christ AB, Baral E, Koch C, Shubin Stein BE, Gonzalez Della Valle A, et al. Patellofemoral arthroplasty conversion to total knee arthroplasty: retrieval analysis and clinical correlation. Knee. 2017;24:1233–1239.

[29] Pisanu G, Rosso F, Bertolo C, Dettoni F, Blonna D, Bonasia DE, et al. Patellofemoral arthroplasty: current concepts and review of the literature. Joints. 2017;5:237–245.

[30] Saffarini M, Müller JH, La Barbera G, Hannink G, Cho KJ, Toanen C, et al. Inadequacy of computed tomography for pre-operative planning of patellofemoral arthroplasty. Knee Surg Sports Traumatol Arthrosc. 2018;26:1485–1492.

[31] Reihs B, Reihs F, Labek G, Hochegger M, Leithner A, Böhler N, et al. No bias for developer publications and no difference between first-generation trochlear-resurfacing versus trochlear-cutting implants in 15,306 cases of patellofemoral joint arthroplasty. Knee Surg Sports Traumatol Arthrosc. 2018;26: 2809–2816.

[32] Middleton SWF, Toms AD, Schranz PJ, Mandalia VI. Mid-term survivorship and clinical outcomes of the Avon patellofemoral joint replacement. Knee. 2018;25:323–328.

[33] Odgaard A, Madsen F, Kristensen PW, Kappel A, Fabrin J. The Mark Coventry Award: Patellofemoral arthroplasty results in better range of movement and early patient-reported outcomes than TKA. Clin Orthop Relat Res. 2018;476:87–100.

[34] van Jonbergen HW, Westerbeek RE. Femoral component rotation in patellofemoral joint replacement. Knee. 2018;25:485–490.

[35] Perrone FL, Baron S, Suero EM, Lausmann C, Kendoff D, Zahar A, et al. Patient-reported outcome measures (PROMs) in patients undergoing patellofemoral arthroplasty and total knee replacement: a comparative study. Technol Health Care. 2018;26: 507–514.

[36] Cuthbert R, Tibrewal S, Tibrewal SB. Patellofemoral arthroplasty: current concepts. J Clin Orthop Trauma. 2018;9:24–28.

[37] Strickland SM, Bird ML, Christ AB. Advances in patellofemoral arthroplasty. Curr Rev Musculoskelet Med. 2018;11:221–230.

[38] Metcalfe AJ, Ahearn N, Hassaballa MA, Parsons N, Ackroyd CE, Murray JR, et al. The Avon patellofemoral joint arthroplasty. Bone Joint J. 2018;100-B:1162–1167.

[39] Ajnin S, Buchanan D, Arbuthnot J, Fernandes R. Patellofemoral joint replacement - mean five year follow-up. Knee. 2018;25:1272–1277.

[40] Bunyoz KI, Lustig S, Troelsen A. Similar postoperative patient-reported outcome in both second generation patellofemoral arthroplasty and total knee arthroplasty for treatment of isolated patellofemoral osteoarthritis: a systematic review. Knee Surg Sports Traumatol Arthrosc. 2019;27:2226–2237.

[41] Godshaw B, Kolodychuk N, Williams GK Jr, Browning B, Jones D. Patellofemoral arthroplasty. Ochsner J. 2018;18:280–287.

[42] Imhoff AB, Feucht MJ, Bartsch E, Cotic M, Pogorzelski J. High patient satisfaction with significant improvement in knee function and pain relief after mid-term follow-up in patients with isolated patellofemoral inlay arthroplasty. Knee Surg Sports Traumatol Arthrosc. 2019;27:2251–2258.

[43] Clement ND, Howard TA, Immelman RJ, MacDonald D, Patton JT, Lawson GM, et al. Patellofemoral arthroplasty versus total knee arthroplasty for patients with patellofemoral osteoarthritis: equal function and satisfaction but higher revision rate for partial arthroplasty at a minimum eight years' follow-up. Bone Joint J. 2019;101:41–46.

[44] Woon CYL, Christ AB, Goto R, Shanaghan K, Shubin Stein BE, Gonzalez Della Valle A. Return to the operating room after patellofemoral arthroplasty versus total knee arthroplasty for isolated patellofemoral arthritis-a systematic review. Int Orthop. 2019;43:1611–1620.

[45] Remy F. Surgical technique in patellofemoral arthroplasty. Orthop Traumatol Surg Res. 2019;105(1S):S165–S176.

[46] Dejour D, Saffarini M, Malemo Y, Pungitore M, Valluy J, Nover L, et al. Early outcomes of an anatomic trochlear-cutting patellofemoral arthroplasty: patient selection is key. Knee Surg Sports Traumatol Arthrosc. 2019;27:2297–2302.

[47] Bohu Y, Klouche S, Sezer HB, Gerometta A, Lefevre N, Herman S. Hermes patellofemoral arthroplasty: annual revision rate and clinical results after two to 20 years of follow-up. Knee. 2019;26:484–491.

[48] Rezzadeh K, Behery OA, Kester BS, Dogra T, Vigdorchik J, Schwarzkopf R. Patellofemoral arthroplasty: short-term complications and risk factors. J Knee Surg. 2019. https://doi.org/10.1055/s-0039-1688960.

[49] Bendixen NB, Eskelund PW, Odgaard A. Failure modes of patellofemoral arthroplasty-registries vs. clinical studies: a systematic review. Acta Orthop. 2019;90:473–478.

[50] Baker JF, Caborn DN, Schlierf TJ, Fain TB, Smith LS, Malkani AL. Isolated patellofemoral joint arthroplasty: can preoperative bone scans predict survivorship? J Arthroplasty. 2019. https://doi.org/10.1016/j.arth.2019.08.021.

[51] Kamikovski I, Dobransky J, Dervin GF. The clinical outcome of patellofemoral arthroplasty vs total knee arthroplasty in patients younger than 55 years. J Arthroplast. 2019;34:2914–2917.

[52] Odgaard A, Eldridge J, Madsen F. Patellofemoral arthroplasty. JBJS Essent Surg Tech. 2019;9(2):e15.

[53] Johnson DS, Turner PG. Replacement for patellofemoral arthritis. Knee. 2019. https://doi.org/10.1016/j.knee.2019.10.016.

[54] Desai VS, Pareek A, DeDeugd CM, Sabbag OD, Krych AJ, Cummings NM, et al. Smoking, unemployment, female sex, obesity, and medication use yield worse outcomes in patellofemoral arthroplasty. Knee Surg Sports Traumatol Arthrosc. 2019. https://doi. org/10.1007/s00167-019-05704-y.

膝关节牵张术（关节分离）治疗膝关节骨性关节炎

第7章

E. Carlos Rodríguez-Merchán

7.1 引言

膝关节退变性骨性关节炎（Osteoarthritis，OA）在 65 岁以上人群中约占 1/3。如果非侵入性治疗后仍持续疼痛，可以在手术治疗前尝试关节腔注射。如保守治疗不当，可以进行手术治疗，包括截骨术、单髁置换术和全膝关节置换术。

外科膝关节牵张术（Knee Joint Distraction，KJD）是一种使膝关节的两骨端逐渐分离的技术，然后通过外固定支架器维持牵张位置 2 个月（图 7.1）。在此期间应维持下肢负重，以确保膝关节内的静水压力得到改变。本章旨在探讨 KJD 治疗膝关节 OA 的临床疗效。

7.2 文献回顾

本章就 KJD 治疗 KOA 的疗效进行文献回顾，使用的搜索引擎是 MEDLINE（PubMed）和 Cochrane 图书馆，最终日期是 2019 年 11 月 28 日。关键词是"KJD"。

搜索共获得 390 篇文献，最终纳入 21 篇仅关注 KJD 的研究。其中 4 篇证据等级较高（Ⅰ、Ⅱ级）[9-12]，17 篇证据等级较低（Ⅲ、Ⅳ级）[8, 13-18]。

7.3 结论

在接受 KJD 治疗的 60 岁以下 KOA 患者中，使用外架进行为期 2 个月的 5 mm 逐渐牵开[12]。随访 1 年后，通过 X 线片［关节间隙宽度（Joint Space

Width，JSW）］、磁共振成像（MRI）（软骨损伤形态）和Ⅱ型胶原转换的生化标记物评估组织结构的变化。临床改善由 WOMAC 和 VAS 疼痛评分进行评估。MRI 提示软骨厚度显著增加（2.4~3.0mm）和软骨剥脱范围显著减少（22%~5%）。Ⅱ型胶原水平呈现出合成增加和分解下降的趋势。所有患者 WOMAC 指数均显著提高，VAS 疼痛评分明显下降。两名患者虽然接受足量的预防性抗凝治疗（那屈肝素），但仍发生肺栓塞。患者住院 1 周，接受抗凝治疗（那屈肝素），随后出院继续使用醋诺考马洛治疗 6 个月。20 例患者中，17 例发生单一或多个针道感染。所有患者均接受抗生素（氟氯西林）治疗，平均 4 周，均获得成功。1 例患者不得不再次入院接受静脉注射抗生素治疗。无骨髓炎病例的发生。

Aly 等对 KOA 患者同时使用 KJD 和关节镜清理及软骨缺损微骨折术[13]。19 例患者（15 例女性和 4 例男性；年龄范围 39~65 岁）接受了上述联合治疗。随访 3~5 年，对比术前和术后，并与对照组比较发现：大多数患者疼痛和行走能力得到改善，放射性影像学观察到胫股角减小和关节间隙增大。

2013 年，Wiegant 等使用 KJD 治疗疼痛严重的 60 岁以下终末期 KOA 患者 20 例，所有患者均达到 TKA 指征[18]。KJD 治疗时间为 2 个月（范围 54~64 天），使用 WOMAC 问卷和 VAS 疼痛评分评估临床疗效。MRI、X 线和Ⅱ型胶原转换的生物指标（酶联免疫吸附试验）用于评估软骨结构的变化。平均随访 24 个月（23~25 个月）。随访 2 年，所有患者的临床症状均得到改善：WOMAC 明显改善 74%，VAS 疼痛明显减轻 61%。MRI 评估的软骨厚度在 2 年后显著增加。术后 2 年随访时，影像学最小 JSW 也显著增加。MRI 观察到软骨下骨的剥脱面积在 2 年后

图 7.1 使用外固定架行 KJD 治疗的典型病例术前（左）、KJD 术后（右）。KJD 指将膝关节的两个骨端逐渐牵开，并以外固定支架维持 2 个月

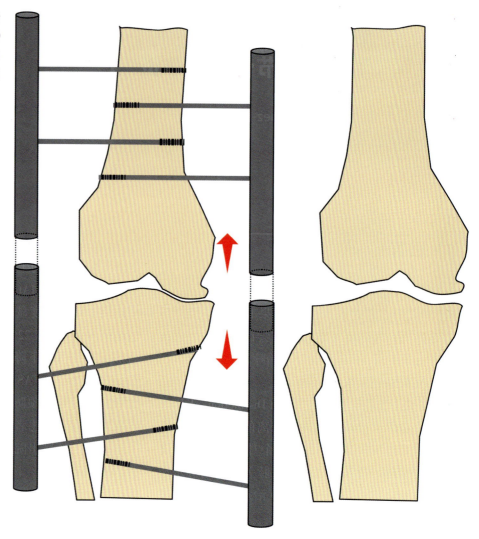

明显缩小（8%）。在 2 年的随访中，Ⅱ 型胶原合成与分解的比率增加。

Van der Woude 等模拟了采用从 KJD 到 TKA 等不同手术方法治疗不同年龄和性别患者的临床疗效 [13]。他们使用马尔科夫（健康状态）模型来推断长期健康和经济结果。手术量、质量调整寿命年（Quality of Life Years，QALYs）和每种治疗的花费都被预先确定。在愿意支付每 QALY 20 000 欧元（1 欧元 ≈ 7.67 人民币）的情况下，与 TKA 相比，从 KJD 开始获得成本效益结果的可能性在所有年龄组中超过 75%，在较年轻年龄组中超过 90%~95%。

Van der Woude 等还比较了两种不同牵张时间的效果：6 周和 8 周 [14]。每组 20 例，并使用 WOMAC 问卷和 VAS 疼痛评分评估疗效。软骨组织修复通过影像学 JSW 和 MRI 观察软骨厚度来评估。两组患者的 WOMAC 总分、平均 JSW 和 MRI 软骨厚度均在术后显著增加。

2016 年，Van der Woude 等试图预测 KJD 后软骨组织修复的程度 [15]。纳入 57 例患者接受 KJD 治疗的患者。在基线和随访 1 年时，根据标准化的 X 线片计算出受累最重间室的平均和最小 JSW。受影响最严重的区域平均 JSW 在 1 年内显著增加。在 1 年的随访中，JSW 的最低值显著增加。在 KJD 后 1 年的 JSW 平均值更大。对比基线水平，仅 Kellgren-Lawrence 分级出现进展。最小 JSW、Kellgren-Lawrence 分级和男性是显著的预测因素。8 周的牵张治疗能够达到类似的临床疗效。

在一项对比 KJD 和 TKA 的对照试验中，60 例 65 岁以下终末期 KOA 患者被随机分配到 KJD（n=20）或 TKA（n=40）组 [9]。分别在第 0、3、6、9 和 12 个月评估结果。所有患者报告的结果指标在两组中均显著改善，并持续 1 年以上。两组的疗效评估改善率分别为 TKA83% 和 KJD 80%。KJD 组共有 12 例患者（60%）发生针道感染。在 KJD 组中，

平均最小 JSW（0.9mm）和平均 JSW（1.2mm）均在术后显著增加。

2017 年，在一项将 KJD 与高位胫骨截骨术（High Tibial Osteotomy，HTO）进行对比的随机对照试验中[10]，69 例内侧 KOA 患者，内翻畸形 <10°，被随机分为 KJD（n=23）或 HTO（n=46）组。所有患者报告的疗效结果（Patient-Reported Outcome Measures，PROM）在两组中均显著改善并超过 1 年。在术后 1 年，HTO 组 16 项 PROM 中有 4 项获得了明显改善。KJD 组的最小内侧间室 JSW 增加 0.8mm，HTO 组增加 0.4 mm，最小 JSW 改善 KJD 更明显。外侧间室的高度变化，KJD 组轻度增加，而 HTO 组轻度下降。该结果导致仅 KJD 组的平均 JSW 显著增加。

2018 年，Jansen 等报道最初的组织修复预测 KJD 作为 KOA 治疗的长期临床成功结果[19]。KJD 显示出持久的临床和结构改善。除了男性患者的存活率更高（>2/3）外，最初的软骨修复似乎对远期疗效具有重要影响。

2019 年，Besselink 等分析了 KJD 或 HTO 后的软骨质量［dGEMRIC（延迟钆增强的软骨磁共振成像）指数][20]。研究发现 HTO 或 KJD 均可有效治疗 KOA，且治疗后 2 年以上负重 X 线片提示软骨厚度增加。由 dGEMRIC 指数确定，该软骨厚度平均与基线相比无差异，而个体水平变化与临床获益相关。

2019 年，为确定 KJD 是否对 KOA 有效，并与其他成熟治疗的方法相比结果如何，Takahashi 等进行了一项文献复习和 Meta 分析（Ⅰ级研究）[11]。结果发现在 65 岁及以下的患者中，与 HTO 或 TKA 相比，KJD 治疗组为发现 WOMAC 或疼痛评分的显著差异。因此，KJD 作为治疗 KOA 的潜在疗法，仍需进一步的长期随访试验来明确其疗效。

2019 年 Jansen 等通过将 KJD 与 HTO 和 TKA 进行比较[21]，证实了 KJD 术后临床益处和（透明）软骨厚度增加的持续改善。由此认为 KJD 的临床疗效不劣于 HTO 和 TKA。

2019 年，Goh 等进行了一项系统综述和定量分析研究，分析了 KJD 在 KOA 治疗中的作用[12]。研究结果提示有中等质量的证据支持 KJD 对 KOA 有效。此外，需要更长随访时间（>1 年）及更大规模的随机对照试验来验证该结论。

7.4　讨论

目前尚无能够改变 KOA 受损结构的治疗方法。尽管如此，Intema 等认为 KJD 可以实现该目标[12]。

Aly 等的经验揭示了通过 KJD 治疗 KOA 能够使疼痛和行走能力得到改善。在大多数患者中，放射学检查结果提示术后膝关节间隙增大和胫股角的改善[11]。

就症状改善的持续时间而言，Wiegent 等发现 KJD 术后患者的疗效能够至少持续 2 年[16]。他们观察到术后负重位 JSW 的增加，通过 MRI 发现，术后 2 年后软骨修复仍然存在，新形成的组织仍然具有机械抗压力。

Van der Woude 等也报告了 KJD 后的令人鼓舞的结果，特别是在相对年轻的 KOA 患者[15]。研究发现 K-L 分级较高的男性患者中，软骨组织得到修复的机会更大。此外，他们发现 KJD 是一种兼具成本和效益的手术技术。关于所需的牵张时间（6 周还是 8 周），无明显差异[8]。对年轻 KOA 患者进行 1 年随访，比较 KJD 和 TKA 发现，两组疗效无明显差异。然而，KJD 组的针道感染率较高[9]。当对比 KJD 和 HTO 治疗内侧 KOA 时，两种手术效果相似。因此，Van der Woude 等认为 KJD 可以作为治疗此类患者的替代治疗手段[15]。

目前已发表的研究大多为短期随访，且样本量较少。此外，针道感染的发生率较高值得关注，毕竟大多数患者最终需要接受 TKA 手术。

7.5　结论

总体而言，目前已发表的有关 KJD 治疗的研究大多随访时间短，样本量小。此外，KJD 后针道感染的高频率值得关注，毕竟大多数患者最终需要接受 TKA 手术。这两种情况表明需要进行长期的前瞻性研究。KJD 有望成为 KOA 的潜在治疗方法，但与现有治疗技术相比，仍需要进一步的长期随访试验来确定其疗效。目前已有中等质量的证据支持 KJD 对 KOA 具有满意疗效。笔者认为，KJD 用于治疗 KOA 仍存在较大争议，因此在进一步研究明确前不应推荐其用于临床。

参考文献

[1] Rodriguez-Merchan EC. Intraarticular injections of platelet-rich plasma (PRP) in the management of knee osteoarthritis. Arch Bone Jt Surg. 2013;1:5–8.

[2] Rodriguez-Merchan EC. Intra-articular injections of hyaluronic acid and other drugs in the knee joint. HSS J. 2013;9:180–182.

[3] Makhmalbaf H, Moradi A, Ganji S. Distal femoral osteotomy in genu valgum: internal fixation with blade plate versus casting. Arch Bone Jt Surg. 2014;2:246–249.

[4] Rodriguez-Merchan EC. Medial unicompartmental osteoarthritis (MUO) of the knee: unicompartmental knee replacement (UKR) or total knee replacement (TKR). Arch Bone Jt Surg. 2014;2:137–140.

[5] Rodriguez-Merchan EC. Unicompartmental knee osteoarthritis (UKOA): unicompartmental knee arthroplasty (UKA) or high tibial osteotomy (HTO)? Arch Bone Jt Surg. 2016;4:307–313.

[6] Sabzevari S, Ebrahimpour A, Roudi MK, Kachooei AR. High tibial osteotomy: a systematic review and current concept. Arch Bone Jt Surg. 2016;4:204–212.

[7] Fernandez-Fernandez R, Rodriguez-Merchan EC. Better survival of total knee replacement in patients older than 70 years: a prospective study with 8 to 12 years follow-up. Arch Bone Jt Surg. 2015;3:22–28.

[8] Flouzat-Lachaniette CH, Roubineau F, Heyberger C, Bouthors C. Distraction to treat knee osteoarthritis. Joint Bone Spine. 2017;84:141–144.

[9] van der Woude JA, Wiegant K, van Heerwaarden RJ, Spruijt S, Emans PJ, Mastbergen SC, et al. Knee joint distraction compared with total knee arthroplasty: a randomised controlled trial. Bone Jt J. 2017;99:51–58.

[10] van der Woude JA, Wiegant K, van Heerwaarden RJ, Spruijt S, van Roermund PM, Custers RJ, et al. Knee joint distraction compared with high tibial osteotomy: a randomized controlled trial. Knee Surg Sports Traumatol Arthrosc. 2017;25:876–886.

[11] Takahashi T, Baboolal TG, Lamb J, Hamilton TW, Pandit HG. Is knee joint distraction a viable treatment option for knee OA? A literature review and meta-analysis. J Knee Surg. 2019;32:788–795.

[12] Goh EL, Lou WCN, Chidambaram S, Ma S. The role of joint distraction in the treatment of knee osteoarthritis: a systematic review and quantitative analysis. Orthop Res Rev. 2019;11:79–92.

[13] Aly TA, Hafez K, Amin O. Arthrodiatasis for management of knee osteoarthritis. Orthopedics. 2011;34:338–343.

[14] Intema F, Van Roermund PM, Marijnissen AC, Cotofana S, Eckstein F, Castelein RM, et al. Tissue structure modification in knee osteoarthritis by use of joint distraction: an open 1-year pilot study. Ann Rheum Dis. 2011;70:1441–1446.

[15] van der Woude JA, Nair SC, Custers RJ, van Laar JM, Kuchuck NO, Lafeber FP, et al. Knee joint distraction compared to total knee arthroplasty for treatment of end stage osteoarthritis: simulating long-term outcomes and cost-effectiveness. PLoS One. 2016;11(5):e0155524.

[16] van der Woude JA, van Heerwaarden RJ, Spruijt S, Eckstein F, Maschek S, van Roermund PM, et al. Six weeks of continuous joint distraction appears sufficient for clinical benefit and cartilaginous tissue repair in the treatment of knee osteoarthritis. Knee. 2016;23:785–791.

[17] van der Woude JA, Welsing PM, van Roermund PM, Custers RJ, Kuchuk NO, Lafeber FP. Prediction of cartilaginous tissue repair after knee joint distraction. Knee. 2016;23:792–795.

[18] Wiegant K, van Roermund PM, Intema F, Cotofana S, Eckstein F, Mastbergen SC, et al. Sustained clinical and structural benefit after joint distraction in the treatment of severe knee osteoarthritis. Osteoarthr Cartil. 2013;21:1660–1667.

[19] Jansen MP, van der Weiden GS, Van Roermund PM, Custers RJH, Mastbergen SC, Lafeber FPJG. Initial tissue repair predicts long-term clinical success of knee joint distraction as treatment for knee osteoarthritis. Osteoarthr Cartil. 2018;26:1604–1608.

[20] Besselink NJ, Vincken KL, Bartels LW, van Heerwaarden RJ, Concepcion AN, et al. Cartilage quality (dGEMRIC index) following knee joint distraction or high tibial osteotomy. Cartilage. 2018. https://doi.org/10.1177/1947603518777578.

[21] Jansen MP, Besselink NJ, van Heerwaarden RJ, Custers RJH, Emans PJ, Spruijt S, et al. Knee joint distraction compared with high tibial osteotomy and total knee arthroplasty: two-year clinical, radiographic, and biochemical marker outcomes of two randomized controlled trials. Cartilage. 2019. https://doi.org/10.1177/1947603519828432.

单间室膝关节骨性关节炎：力线截骨矫正术

第8章

Carlos A. Encinas-Ullán, Primitivo Gómez-Cardero,
E. Carlos Rodríguez-Merchán

8.1 引言

单间室骨性关节炎是临床常见病，可导致关节活动度下降甚至残疾。TKA 和单髁置换术（Unicompartmental Knee Arthroplasty，UKA）均有良好效果，尤其适合 60 岁以上功能需求较低的患者。然而，对于功能需求较高的年轻患者，不满意率和翻修率较高。

对于膝关节内侧骨性关节炎和内翻畸形的患者，使用外翻支具、患者教育、物理治疗和康复等非手术治疗，在治疗后随访 12 个月时，其疼痛缓解和膝关节功能改善均不如高位胫骨截骨术。

近年来，截骨术越来越引起人们的兴趣，特别是对于年轻、需要体力活动的早期单间室骨性关节炎患者。截骨术可以预防病情加重，减轻疼痛，且并发症发生率低。此外，研究表明截骨术可以在不影响 TKA 长期功能或生存的情况下使用[2-4]。最近的一项 Meta 分析表明，与以往未接受 HTO 的 TKA 病例相比，HTO 术后转为 TKA 患者的临床疗效和并发症发生率类似[3]。然而，HTO 术后转为 TKA 手术在技术颇具挑战。本章将回顾有关膝关节周围截骨术治疗 KOA 的最新理念和文献证据（High Tibial Osteotomy，HTO）[1]。

8.2 现阶段观点

截骨术的结果是有希望的；患者可以从关节的自然保存中受益，对体力活动几乎没有影响，并且可以返回运动或工作。在最近的一项系统综述中，截骨术后体育回归率大于 75%（范围 55%~100%），重返工作岗位率大于 80%（范围为 41%~100%）[5]。

此外，截骨术可与软骨修复/修复手术联合实施，如清创、微骨折、自体软骨细胞移植和半月板同种异体移植术。Schuster 等研究发现，对于严重内侧 KOA（Kellgren–Lawrence 3 级和 4 级）和内翻畸形患者，使用 TomoFix 钢板的 HTO 联合清创和微骨折手术能够获得良好以上的长期疗效。10 年后存活率为 81.7%，随着时间的推移，IKDC 主观膝关节评分也未出现下降趋势[6-7]。

最后，截骨术能够延迟年轻活跃患者的 TKA 手术时间。Schuster 等发表了另一项研究，详细介绍了 Kellgren Lawrence 3 级和 4 级骨性关节炎伴有膝内翻和慢性前交叉韧带（Anterior Cruciate Ligament，ACL）功能缺失患者的 10 年生存率和良好功能结果。所有患者均接受了内侧开放楔形高位胫骨截骨术（Medial Open–Wedge High Tibial Osteotomy，OWHTO）联合 ACL 重建、清创和微骨折手术[7]。

股骨远端和胫骨近端均选择开放或闭合截骨技术。最常见的适应证是膝关节内侧骨关节炎伴内翻畸形。通常有 3 种方法可供选择，包括闭合楔形截骨术、开放楔形截骨术和穹顶截骨术。

多年来，Coventry 所设计的外侧闭合楔形截骨术始终被作为"金标准"[8]。近年来，由于钢板技术的进步，内侧开放楔形截骨技术变得更加流行，实现了良好的稳定性和高愈合率。这些进展克服了传统外侧闭合楔形截骨相关的一些并发症，包括腓总神经损伤、难以准确矫正畸形以及后续关节置换术的骨质流失。

腓骨近端截骨术（Proximal Fibular Osteotomy，PFO）已被提出作为缓解膝关节内侧骨关节炎患者疼痛的有吸引力选择。PFO 能够降低腓骨对外侧平台支撑，因此应力从内侧间室转移到后外侧间室。PFO 在中国和印度等东方国家更受欢迎。也许该技术的流行主要是因为该技术比 HTO、UKA 和 TKA 等手术更简单和便宜，并且康复简易。该技术最常见的并发症包括对腓总神经分支的短暂损伤。然而，最近发表的 PFO 文献中有限，大多来自中国，证据不足。因此，目前不能完全信赖该技术的疗效[9]。

外翻畸形的外侧间室骨关节炎是相对少见的临床类型，因此相关文献较少。股骨远端内翻截骨可以通过内侧闭合或外侧开放楔形截骨两种方法实现。

8.3 膝关节周围截骨术的适应证和禁忌证

以下为膝关节周围截骨术的理想标准：

临床标准：

1. 年龄 <65 岁。
2. 单间室的局限性疼痛。
3. 不可复性畸形（冠状面畸形不源自关节内）。
4. 膝关节活动度良好（在某些情况下可以容忍 5°~10° 伸直受限）。

影像学标准：

1. 单间室（部分或完全）间隙变窄。
2. 关节外畸形（>5°）。

禁忌证：

1. 多间室受累。
2. 炎性关节炎。
3. 无力线异常。

8.4 手术成功的必备条件

为确保截骨术的成功，必须考虑 3 点：（1）良好的术前计划；（2）正确的手术技巧和坚强的内固定材料；（3）准确的术中力线矫正。

8.4.1 术前计划

准确的术前计划是减少手术并发症和避免手术失败的必要条件。在截骨术中，我们必须测量四肢的力线，并计算出要进行矫正的角度。

术前放射学评估应包括负重位（Rosenberg 位）、侧位和轴位 X 线片，以确定疾病的类型，并帮助确定骨关节炎的严重程度，从髋关节到踝关节的前后位全长 X 线片，用于评估力线异常并做手术计划。

正常下肢力线应通过股骨头中心到踝关节中心。如这条线经过内侧踝，则为内翻畸形；反之为外翻畸形。胫股机械轴是指股骨机械轴（从股骨头中心到膝关节中心）和胫骨（从膝关节中心到踝关节中心的连线）之间所形成的角度。下肢解剖轴是髓腔的中心。如胫骨髓腔是直的，在冠状面上，胫骨的解剖轴和机械轴应重合。然而，在股骨侧，由于股骨颈引起的股轴线与股骨头的位移，解剖轴和机械轴并不重合。

一旦确定了下肢的力线，就要进一步确定畸形的来源。

为了选用适合的截骨技术，通常根据 Bonnin 和 Chambat[11] 的方法测量胫骨近端内侧角（Medial Proximal Tibial Angle，MPTA）、机械轴股骨远端外侧角（Mechanical Lateral Distal Femoral Angle，mLDFA）和胫骨内翻角（Tibia Bone Varus Angle，TBVA）（方法为经过胫骨近端骺线和胫骨机械轴线的中心）。TBVA 可用于区分先天性内翻畸形还是后天性内翻畸形。通常截骨术适用于 TBVA>5° 的病例，而对于 TBVA<5° 的病例，截骨术也可作为一种姑息手术方案（表 8.1 和图 8.1）。

Lobenhofer 强烈建议应选择至少存在 1 个角度

表 8.1 应测量的主要角度

mMPTA	机械轴胫骨近端内侧角（正常 87°，范围 85°~90°）
mLDFA	机械轴股骨远端外侧角（正常 88°，范围 85°~90°）
TBVA	先天性内翻畸形 >5°
	后天性内翻畸形 <5°
PPTA	胫骨近端后倾角（正常 81°，范围 77°~84°）

TBVA. 胫骨内翻角

图 8.1 根据下肢全长负重片进行术前规划：（a）X线片提示下肢力线位于内侧间室。（b）TRAUMACAD® 软件对 MPTA 和 mLDFA 进行测量

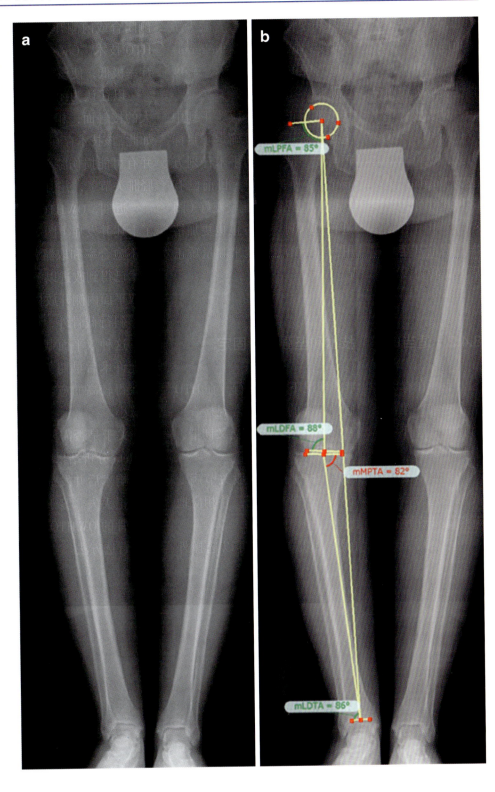

（mLDFA 或 MPTA）异常的病例。当力线异常源自关节内，继发于全层软骨缺失和/或部分或全部半月板切除术，即便存在力线异常，也应当选择 UKA 手术。如果畸形部位远离关节，也不适合选择膝上截骨术。应当在畸形部位进行矫形，如怀疑病变不局限于单间室，应进行 MRI 检查以明确。

随后选择合适的截骨技术。目标是使术后力线轻度外翻 0°~6°，主要取决于骨关节炎的严重程度。通常对于内翻畸形的内侧骨关节炎，应矫正到 Fujisawa 点（胫骨平台宽度的外侧 62%~68%），即术后机械轴外翻 3°~5°。近期研究结果显示应当个体化决定矫正角度而非统一矫正到 Fujisawa 范围，

例如，对于年轻、活跃且病变程度轻的患者减少矫正角度甚至接近中立位对线，对于严重OA（Kellgren-Lawrence Ⅲ和Ⅳ级），应当矫正到60%~65%。轻度骨性关节炎病例可矫正到50%~60%[13]。

对于股骨远端截骨术来纠正外翻，应矫正到中立位对线，一定要避免过度矫正。一旦确定了目标力线，就可以测量矫正角度。最常用的手术计划方法为Dugdale[14]和Miniaci[15]等所提出的。目前已有多种软件可供用于手术计划，且界面均比较友好（图8.1）。由于使用电脑进行数据测量，矫正也更加精准，目前甚至可以采用三维（3D）系统来测量矫正后的旋转力线变化情况。

8.4.2 适当的手术技术和坚强的内固定

手术在有无止血带的情况下均可进行。在HTO手术之前，建议医生通过标准的关节镜常规检查，对膝关节进行系统检查（软骨、半月板、交叉韧带、滑膜）。

关节镜检查的目的是排除外侧和髌股关节病变或对其进行治疗，从而确定软骨的状况，并相应地调整截骨矫形的类型和程度。

膝关节最常见的截骨术是HTO，可以选择外侧闭合或内侧开放术式。研究最广泛的是内侧闭合HTO技术。Coventry使用门钉固定截骨端，且并发症率极低，使该技术得到普及[8]。

以往认为闭合楔形截骨更加稳定。松质骨有较大的接触面，相比开放楔形截骨愈合率较高。尽管如此，该技术存在不足，如很难达到精确的矫正角度，并有可能损伤膝关节的外侧机构（腓总神经或近端胫腓关节），并引起外侧副韧带松弛。

近期，OWHTO变得更加流行，因为该技术避免了上述并发症（图8.2）。然而，该技术也存在较高的不愈合率和取髂骨部位疼痛等并发症。近来手术技术已得到改进以解决上述问题。AO专家组建议采用双平面内侧开放楔形截骨技术（图8.3）。该技术除了斜行截骨外，还增加了胫骨结节后的上斜截骨面。这种双平面截骨能够提供旋转稳定性。坚强固定允许术后早期负重，并且在无须植骨的情况下也能获得较高的愈合率。该技术也使胫骨后倾角的改变减小。

关于是否需要植骨的问题，近期一项系统综述和Meta分析结果提示，无论是否植骨OWHTO均不会影响术后并发症的发生率[16]。未植骨病例也未发生矫正丢失。鉴于以上经验和证据，目前推荐采取无植骨的OWHTO技术作为治疗内侧单间室骨关节炎的首选方法。

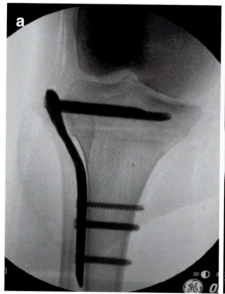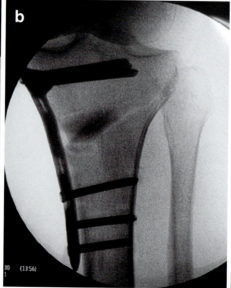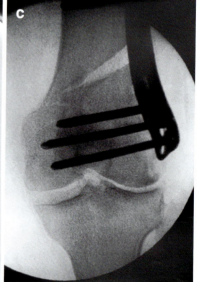

图8.2 （a）闭合楔形胫骨高位截骨术（CWHTO）。（b）开放楔形胫骨高位截骨术（OWHTO）。（c）股骨远端内翻截骨术（DFVO）

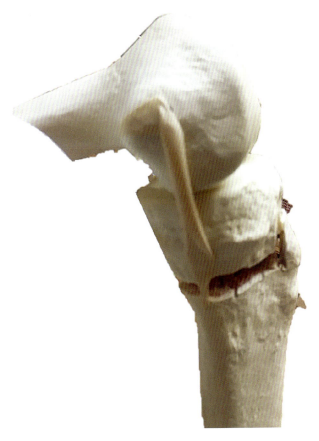

图 8.3　AO 膝关节专家组建议采用双平面内侧开放楔形截骨术

对于矫正角度较大的病例（>8°），合页骨折较为常见，可能导致矫正角度丢失，甚至需要二次手术。因此在此类病例中，保证合页的完整性主要取决于内固定的初始稳定性。

目前已有多种预塑形的锁定钢板可用于进行截骨手术[17]：

• Synthes Gmbh（Oberdorf，Switzerland）公司的 TomoFix 窄版和标准版钢板：钛合金 T 形钢板配备固定方向的锁定螺钉。

• ContourLock 钢板：钛合金，自带间隙垫块，近端部分较大，带有万向锁定螺钉。

• Arthrex（Munich，Germany）公司的第 2 代 PEEKPower 钢板：碳纤维增强聚醚醚酮（Polyetheretherketone，PEEK）T 形钢板，比 TomoFix 钢板短，带有万向锁定螺钉。

• Newclip Technics（Haute-Goulaine，France）公司的 2 型 ActivMotion 钢板：8 孔钛合金钢板，带有固定方向的锁定螺钉。

• Neosteo（Nantes，France）公司的 FlexitSystem：

钛合金 T 形钢板，比 TomoFix 钢板短，带有固定方向的锁定螺钉。

钢板也存在不足，包括内固定激惹、影响 MRI 图像和翻修手术难度的增加（如进行 TKA 手术需要去除内固定）。为此发明了 PEEK 钢板，即 iBalance 系统，并自带间隙垫块，螺钉也为 PEEK 材质。该材质使钢板可以透过射线，并且该材料的弹性模量与皮质骨相似。

多项对照研究已证实全 PEEK 钢板可以安全地用于截骨手术，临床疗效与并发症率与传统技术在术后 2 年随访相似[18]。

近期的尸体[19]和在体[20]研究结果表明，于合页点预置克氏针可以指导截骨平面的方向并有助于减少外侧合页骨折的风险，在截骨端撑开过程中维持合页的完整性，可以将术中合页骨折的发生率从 43.3% 减少到 16.7%。

单侧外固定支架无须广泛的软组织剥离，也开始被用于截骨手术。该系统的侵入性较小，可以精确调整下肢力线。并且可以在术后继续进行调整。钉道周围感染是最常见的并发症，使患者依从性下降。毕竟锁定钢板技术也无须植骨并允许患者早期负重[21]。

OWHTO 是否由于闭合楔形高位胫骨截骨（Closed-Wedge High Tibial Osteotomy，CWHTO）技术对于治疗单间室 OA 尚有争议。最近的 2 项 Meta 分析比较了两种技术，发现临床疗效和影像学指标无显著差异[22-23]。两组并发症率和胫骨后倾角的改变也均无显著差异。OWHTO 可能增加胫骨后倾角，而 CWHTO 能够减小胫骨后倾角。OWHTO 可能导致低位髌骨，并导致髌股关节炎加重，而 CWHTO 可能导致外侧间室骨性关节炎的进展[24]。CWHTO 术后胫骨远端还可能发生旋转，而 OWHTO 不会[25]。

总之，两种方法均有较好的满意度和相似的临床疗效，尚无法断言那种技术更好。应当根据患者具体情况个体化选择。

另一项 Meta 分析发现两种 HTO 术式术后 5 年的生存率无显著差异，但 10 年生存率分别为 91.6% OWHTO 和 85.4% CWHTO，提示 OWHT 的 10 年生存率更高（P= 0.002）[26]。

理论上，OWHTO 术后下肢长度增加，而 CWHTO 术后下肢长度减少。一项 Meta 分析发现，两种术式手术前后下肢长度无显著差异。然而，OWHTO 组术后下肢长度变化的差异比 CWHTO 组大 8mm[27]。

股骨远端截骨相对开展较少，可以单独施行，也可以联合 HTO 行双水平截骨。单纯行股骨远端截骨可用于矫正外翻畸形，减轻外侧间室压力，恢复中立对线（不同于 HTO）。双水平截骨被用于严重畸形的病例，通常单水平截骨可能导致术后关节线过度倾斜。最常用的是内侧闭合楔形截骨钢板内固定术。当然，外侧开放楔形截骨术也可用于矫正外翻畸形。

8.4.3 术中力线矫正的精确控制

精确的准直矫正对于截骨术的成功至关重要，因为矫正不足会导致持续性疼痛、矫形过度和功能受限。三维平面的校正是获得良好临床效果的关键因素。以往有许多术中技术被用来在术中评估下肢的力线，包括在术前负重片上测量校正角度，使用不透光的电刀线、金属棒或网格，并经透视确认。然而，也会出现许多问题，如力线杆弯曲、导板位置放置偏差、透视图像质量差、肢体旋转、肥胖患者止血带的阻挡，以及在非负重状态下进行测量所引起校正误差。使用标准器械同时控制冠状面和矢状面的矫正角度仍然是巨大的挑战。

最近，新的方法和仪器已经被开发出来，以帮助外科医生实现术前计划，如基于 MRI 的三维规划，或基于三维 CT 而非二维 X 线片的术前规划。

研究已证实，采用个体化三维打印导板相比徒手技术更加精准[29-32]。

目前大致有两种个体化三维打印导板的设计理念。第 1 种完全依赖于局部骨表面参数以贴附导板。可以通过导板的截骨槽完成截骨并撑开，直至定位孔与钢板的螺钉孔重合，从而确定达到计划的截骨角度。

第 2 种方法是使用近远端的骨表面标志物，如内外踝和腓骨头，以放置导板。同样通过预置的截骨槽进行截骨，并逐渐撑开达到预先计划的角度[33]。Kim 等回顾性分析了 20 例合并内侧 KOA 的内翻膝患者，认为三维 CT 模型有助于在术前进行 OWHTO 手术计划，并可以自由调整胫骨后倾角，达到满意的矫正角度[34]。

使用三维打印个体化导板辅助 OWHTO 手术能够使手术更可靠和精准，以达到多平面的矫正。该方法尤其适用于手术量较小的单位[35]，并有助于减少术中透视和解放术者[36]。近期发表的一项大宗病例研究（100 例）结果表明该方法并不增加手术并发症，是较为安全的辅助技术[37]。尚需更多的随机临床研究来评估术前 CT 的风险获益比，以及手术时间的减少程度。

由于需要术前 CT 扫描，个体化导板会给患者带来额外的花费和辐射。目前尚不清楚这种准确性的提高是否会能带来更好的临床结果。

实现精确控制计划矫正的第 3 种方法是使用术中计算机辅助导航技术，这种技术在过去几年中得到了发展，并应用于截骨术。虽然计算机辅助手术不能代替术者的经验，但它可以提高手术的准确性，降低风险，减少患者的辐射暴露时间，保证术后的有效性。导航系统首先被开发用于脊柱，然后用于关节置换术。在截骨术领域，计算机辅助手术旨在提高膝关节周围截骨术中矫正角度的准确性，与传统技术相比，它改进了术前计划并使术中角度的调整更加容易。部分研究将导航技术用于创伤后内侧 KOA 患者的截骨手术。结果显示计算机辅助导航引导下的截骨能够准确地恢复下肢力线，并维持正确的胫骨后倾角[38]。

目前还比较欠缺关于导航与常规技术的比较研究。近期发表的两项 Meta 分析发现导航提高了矫正的准确性和可靠性，但尚无证据表明准确性的提高能够提升临床疗效[39-42]。此外，导航技术并未得到广泛推广，主要是由导航手术时间较长（10~30min），可能导致深部感染的发生率增加，同时还增加患者花费以及与使用导航固定针相关并发症，如钉道感染、医源性骨折和神经血管损伤等风险。

8.5 并发症

矫正不足与术后骨关节炎的进展相关，并导致患者满意度下降。而过度矫正也导致髌骨低位、髌骨半脱位、关节线外倾和外侧间室的快速进展。

合页骨折是最常见的术中并发症，发生率分别为 CWHTO 81.8% 和 OWHTO 34.9%，可能导致退变进展、截骨端愈合不佳和矫正丢失等问题。

Takeuchi 等[43] 提出了 OWHTO 术中可能出现的 3 种合页骨折类型：Ⅰ型为截骨接长线的骨折，且仅位于胫腓关节的近端或内侧；Ⅱ型骨折延伸至胫腓关节的远端；Ⅲ型骨折累及外侧胫骨平台（图 8.4）。

Ⅱ型和Ⅲ型骨折需要进一步治疗，因为与Ⅰ型骨折相比它们更加不稳定。Ogawa 等[44] 认为为了避免合页骨折的发生，应该在截骨时充分截断胫骨的前皮质和后皮质，方向指向腓骨头水平。

Dorofeev 等[45] 提出了 CWHTO 术中合页骨折的分型：1 型（稳定型）骨折，骨折线位于截骨线上且向内侧延续；2 型（不稳定型）骨折，骨折线向远端延伸，并形成典型的圆形尖锐型骨折（图 8.5）。

膝关节周围截骨术的并发症率很低。一项对超过 1003 例患者的回顾研究发现，仅有 1.7% 的主要并发症需要二次手术治疗，包括：4 例动脉损伤，2 例血肿，4 例筋膜室综合征，7 例深部伤口感染。轻度并发症率约为 1.9%，均可保守治疗，包括：3 例（0.3%）深静脉血栓形成，16 例（1.6%）浅表伤口感染[46]。

Hernigu 等对比了同期双侧 HTO 和分期手术的安全性，结果发现同期双侧 HTO 是合理的治疗方案[47]。分期行双侧 HTO 的患者除需要两次住院外，还可能出现二次并发症的风险。然而，同期双侧 HTO 患者的输血风险有所增加。

氨甲环酸（Tranexamic Acid，TXA）被广泛用于减少骨科手术后的失血量和减少输血量。最近有学者研究了 TXA 减少 OWHTO 出血量的效果。一项研究在 HTO 术中局部给予 TXA（2g，20mL 生理盐水），并与对照组（每组 15 名患者）进行比较。TXA 组术后第一天的引流量显著减少 35%，血红蛋白损失减少 23%。因此，局部应用 TXA 可有效减少术后出血，

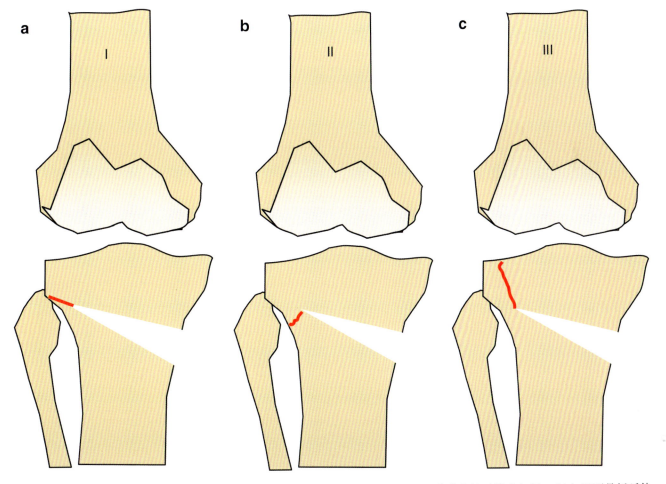

图 8.4　Takeuchi 的合页骨折分型。（a）Ⅰ型为截骨接长线的骨折，且仅位于胫腓关节的近端或内侧。（b）Ⅱ型骨折延伸至胫腓关节的远端。（c）Ⅲ型骨折累及外侧胫骨平台

图 8.5 Dorofeev 对外侧闭
合楔形截骨术后合页骨折的
分型：（a）1 型（稳定型）
骨折，骨折位于截骨线上且
向内侧延续。（b）2 型（不
稳定型）骨折，骨折线向远
端延伸，并形成典型的圆形
尖锐型骨折

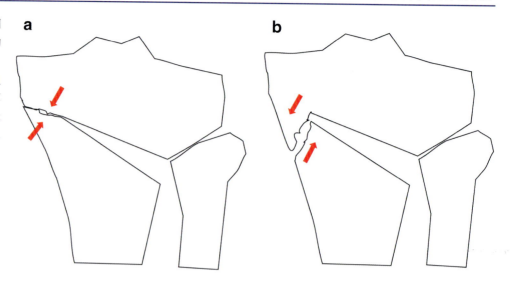

且无伤口并发症[48]。

　　另外两项大样本研究同样证实了静脉注射 TXA 对减少出血的有效性。一项研究使用 10mg/kg 体重溶解在 100mL 生理盐水中，分 3 次给药：止血带放气前、术后 6h 和术后 24h[49]。另一项研究使用 2g TXA（500mg 安瓿 /5mL），在使用止血带前 10min 静脉注射，在初始剂量后 3h 重复相同的用量[50]。

　　静脉注射 TXA 可显著降低 OWHTO 患者的血红蛋白下降程度并减少手术引流量，且无血栓栓塞并发症。进一步研究有助于确定对 OWHTO 患者常规使用 TXA 的给药途径和剂量。

　　虽然截骨术可以改变下肢负重，从而为阻止关节软骨退变提供了理想的机械环境，但无论是否实现了内侧骨关节炎病变的软骨再生，截骨术的远期疗效仍存争议。因此，部分学者建议联合进行软骨修复手术来改善长期疗效。基于其分化成软骨细胞的能力，而且分泌的生物活性物质具有良好的旁分泌作用，建议用细胞疗法治疗病变的关节软骨。利用间充质干细胞（Mesenchymal Stem Cells，MSCs）治疗骨性关节炎的目的是促进膝关节软骨的自我愈合，从而缓解骨关节炎症状，改善截骨术后的临床效果。

　　近期有几项研究探讨了可注射培养骨髓源性 MSCs 在合并软骨损伤的内翻膝 HTO 手术中的作用。Song 等提前一天从患者臀部脂肪中提取 MSCs，并注射到关节内[51-52]。通过二次镜检评估软骨的再生情况。结果显示注射组的镜下大体观察、IKDC 和 Lysholm 评分均优于未注射组，尽管差异相对较小。

　　最近发表的两项研究报告了两例股骨远端截骨术中使用人脐带血来源的 MSCs 治疗外翻膝的外侧间室骨性关节炎[52]。2020 年发表的一篇 Meta 分析研究表明，HTO 联合多种治疗手段可以改善关节镜和组织学结果，但对临床疗效、X 线、MRI 或疼痛缓解没有任何有益影响[53]。因此，目前认为患者的获益主要源自 HTO 手术，而其他辅助治疗的获益较小[54]。

　　膝关节受累间室的软骨再生是截骨术疗效的重要预测因素。MSCs 代表了再生医学的未来。然而，对于膝关节骨性关节炎截骨术的患者来说，细胞疗法仅应作为一种辅助治疗方法，以促进软骨再生，是否能够获得更好的临床效果，还需要更多的研究。

8.6 结论

　　虽然 HTO 已被证明能够成功治疗单间室 KOA，仍需提高矫正的准确性以获得良好的临床疗效。计算机导航和个体化导板能够提高矫正的准确性，尽管尚未得到广泛推广。

参考文献

[1] Van Outeren MV, Waarsing JH, Brouwer RW, Verhaar JAN, Reijman M, Bierma-Zeinstra SMA. Is a high tibial osteotomy (HTO) superior to non-surgical treatment in patients with varus malaligned medial knee osteoarthritis (OA)? A propensity matched study using 2

randomized controlled trial (RCT) datasets. Osteoarthr Cartil. 2017;25:1988–1993.

[2] Rodriguez-Merchan EC. Does a previous high tibial osteotomy (HTO) influence the long-term function or survival of a total knee arthroplasty (TKA)? Arch Bone Joint Surg. 2018;6:19–22.

[3] Seo SS, Nha KW, Kim TY, Shin YS. Survival of total knee arthroplasty after high tibial osteotomy versus primary total knee arthroplasty: a meta-analysis. Medicine. 2019;98(30):e16609.

[4] Jung WH, Takeuchi R, Chun CW, Lee JS, Ha JH, Kim JH, et al. Second-look arthroscopic assessment of cartilage regeneration after medial opening-wedge high tibial osteotomy. Arthroscopy. 2014;30:72–79.

[5] Kunze KN, Beletsky A, Hannon CP, LaPrade RF, Yanke AB, Cole BJ, et al. Return to work and sport after proximal tibial osteotomy and the effects of opening versus closing wedge techniques on adverse outcomes: a systematic review and meta-analysis. Am J Sports Med. 2019. https://doi. org/10.1177/0363546519881638.

[6] Schuster P, Geßlein M, Schlumberger M, Mayer P, Mayr R, Oremek D, et al. Ten-year results of medial open-wedge high tibial osteotomy and chondral resurfacing in severe medial osteoarthritis and varus malalignment. Am J Sports Med. 2018;46:1362–1370.

[7] Schuster P, Schlumberger M, Mayer P, Eichinger M, Geßlein M, Schulz-Jahrsdörfer M, et al. Excellent long-term results in combined high tibial osteotomy, anterior cruciate ligament reconstruction and chondral resurfacing in patients with severe osteoarthritis and varus alignment. Knee Surg Sports Traumatol Arthrosc. 2019. https://doi. org/10.1007/s00167-019-05671-4.

[8] Coventry MB. Upper tibial osteotomy. Clin Orthop Relat Res. 1984;182:46–52.

[9] Vaish A, Kumar Kathiriya Y, Vaishya R. A critical review of proximal fibular osteotomy for knee osteoarthritis. Arch Bone Joint Surg. 2019;7:453–462.

[10] Zampogna B, Vasta S, Papalia R. Patient evaluation and indications for osteotomy around the knee. Clin Sports Med. 2019;38:305–315.

[11] Bonnin M, Chambat P. Current status of valgus angle, tibial head closing wedge osteotomy in medial gonarthrosis. Orthopade. 2004;33:135–142.

[12] Lobenhoffer P. Indication for unicompartmental knee replacement versus osteotomy around the knee. J Knee Surg. 2017;30:769–773.

[13] Feucht MJ, Minzlaff P, Saier T, Cotic M, Südkamp NP, Niemeyer P, et al. Degree of axis correction in valgus high tibial osteotomy: proposal of an individualised approach. Int Orthop. 2014;38:2273–2280.

[14] Dugdale TW, Noyes FR, Styer D. Preoperative planning for high tibial osteotomy. The effect of lateral tibiofemoral separation and tibiofemoral length. Clin Orthop Relat Res. 1992;274:248–264.

[15] Miniaci A, Ballmer FT, Ballmer PM, Jakob RP. Proximal tibial osteotomy. A new fixation device. Clin Orthop Relat Res. 1989;246:250–259.

[16] Ren YM, Duan YH, Sun YB, Yang T, Hou WY, Zhu RS, et al. Opening-wedge high tibial osteotomy using autograft versus allograft: a systematic review and meta-analysis. J Knee Surg. 2019. https://doi. org/10.1055/s-0039-1681065.

[17] Diffo Kaze A, Maas S, Belsey J, Hoffmann A, Seil R, van Heerwaarden R, et al. Mechanical strength of a new plate compared to six previously tested opening wedge high tibial osteotomy implants. J

Exp Orthop. 2019;6(1):43.

[18] Roberson TA, Momaya AM, Adams K, Long CD, Tokish JM, Wyland DJ. High tibial osteotomy performed with all-PEEK implants demonstrates similar outcomes but less hardware removal at minimum 2-year follow-up compared with metal plates. Orthop J Sports Med. 2018;6(3):2325967117749584.

[19] Dessyn E, Sharma A, Donnez M, Chabrand P, Ehlinger M, Argenson JN, et al. Adding a protective K-wire during opening high tibial osteotomy increases lateral hinge resistance to fracture. Knee Surg Sports Traumatol Arthrosc. 2019. https://doi. org/10.1007/s00167-019-05404-7.

[20] Gulagaci F, Jacquet C, Ehlinger M, Sharma A, Kley K, Wilson A, et al. A protective hinge wire, intersecting the osteotomy plane, can reduce the occurrence of perioperative hinge fractures in medial opening wedge osteotomy. Knee Surg Sports Traumatol Arthrosc. 2019. https://doi.org/10.1007/s00167-019-05806-7.

[21] Kamboj P, Kumar V, Khiyani R, Mohan L, Singh R, Sheoran A. Comparative study of medial opening wedge high tibial osteotomy using fixatorcum-distractor device or locking plate in medial unicompartmental osteoarthritis of knee. J Clin Orthop Trauma. 2020;11(Suppl 1):S137–S141.

[22] Wu L, Lin J, Jin Z, Cai X, Gao W. Comparison of clinical and radiological outcomes between opening-wedge and closing-wedge high tibial osteotomy: a comprehensive meta-analysis. PLoS One. 2017;12(2):e0171700.

[23] Wang Z, Zeng Y, She W, Luo X, Cai L. Is opening-wedge high tibial osteotomy superior to closing-wedge high tibial osteotomy in treatment of unicompartmental osteoarthritis? A meta-analysis of randomized controlled trials. Int J Surg. 2018;60:153–163.

[24] Lu J, Tang S, Wang Y, Li Y, Liu C, Niu Y, et al. Clinical outcomes of closing- and opening-wedge high tibial osteotomy for treatment of anteromedial unicompartmental knee osteoarthritis. J Knee Surg. 2019;32:758–763.

[25] Kuwashima U, Takeuchi R, Ishikawa H, Shioda M, Nakashima Y, Schröter S. Comparison of torsional changes in the tibia following a lateral closed or medial open wedge high tibial osteotomy. Knee. 2019;26:374–381.

[26] Kim JH, Kim HJ, Lee DH. Survival of opening versus closing wedge high tibial osteotomy: a meta-analysis. Sci Rep. 2017;7(1):7296.

[27] Kim JH, Kim HJ, Lee DH. Leg length change after opening wedge and closing wedge high tibial osteotomy: a meta-analysis. PLoS One. 2017;12(7):e0181328.

[28] Lee OS, Ahn S, Lee YS. Comparison of the leg-length change between opening- and closing-wedge high tibial osteotomy: a systematic review and meta-analysis. J Knee Surg. 2019;32:372–379.

[29] Sys G, Eykens H, Lenaerts G, Shumelinsky F, Robbrecht C, Poffyn B. Accuracy assessment of surgical planning and three-dimensional-printed patient-specific guides for orthopaedic osteotomies. Proc Inst Mech Eng. 2017;231:499–508.

[30] Victor J, Premanathan A. Virtual 3D planning and patient specific surgical guides for osteotomies around the knee. Bone Joint J. 2013;95:153–158.

[31] Munier M, Donnez M, Ollivier M, Flecher X, Chabrand P, Argenson J-N, et al. Can three-dimensional patient-specific cutting guides be used to achieve optimal correction for high tibial osteotomy? Pilot

study. Orthop Traumatol Surg Res. 2017;103:245–250.

[32] Pérez-Mañanes R, Burró J, Manaute J, Rodriguez F, Martín J. 3D surgical printing cutting guides for open-wedge high tibial osteotomy: do it yourself. J Knee Surg. 2016;29:690–695.

[33] Jones GG, Jaere M, Clarke S, Cobb J. 3D printing and high tibial osteotomy. EFORT Open Rev. 2018;3:254–259.

[34] Kim HJ, Park J, Park KH, Park IH, Jang JA, Shin JY, et al. Evaluation of accuracy of a three-dimensional printed model in open-wedge high tibial osteotomy. J Knee Surg. 2019;32:841–846.

[35] Donnez M, Ollivier M, Munier M, Berton P, Podgorski JP, Chabrand P, et al. Are three-dimensional patient-specific cutting guides for open wedge high tibial osteotomy accurate? An in vitro study. J Orthop Surg Res. 2018;13(1):17.

[36] Jacquet C, Sharma A, Fabre M, Ehlinger M, Argenson JN, Parratte S, et al. Patient-specific high-tibial osteotomy's 'cutting-guides' decrease operating time and the number of fluoroscopic images taken after a brief learning curve. Knee Surg Sports Traumatol Arthrosc. 2019. https://doi.org/10.1007/s00167-019-05637-6.

[37] Chaouche S, Jacquet C, Fabre-Aubrespy M, Sharma A, Argenson JN, Parratte S, et al. Patient-specific cutting guides for open-wedge high tibial osteotomy: safety and accuracy analysis of a hundred patients continuous cohort. Int Orthop. 2019;43:2757–2765.

[38] Neri T, Myat D, Parker D. The use of navigation in osteotomies around the knee. Clin Sports Med. 2019;38:451–469.

[39] Wu Z-P, Zhang P, Bai J-Z, Liang Y, Chen PT, He JS, et al. Comparison of navigated and conventional high tibial osteotomy for the treatment of osteoarthritic knees with varus deformity: a meta-analysis. Int J Surg. 2018;55:211–219.

[40] Yan J, Musahl V, Kay J, Khan M, Simunovic N, Ayeni OR. Outcome reporting following navigated high tibial osteotomy of the knee: a systematic review. Knee Surg Sports Traumatol Arthrosc. 2016;24:3529–3555.

[41] Kim HJ, Yoon J-R, Choi GW, Yang JH. Imageless navigation versus conventional open wedge high tibial osteotomy: a meta-analysis of comparative studies. Knee Surg Relat Res. 2016;28:16–26.

[42] Chang J, Scallon G, Beckert M, Zavala J, Bollier M, Wolf B, et al. Comparing the accuracy of high tibial osteotomies between computer navigation and conventional methods. Comput Assist Surg. 2017;22:1–8.

[43] Takeuchi R, Ishikawa H, Kumagai K, Yamaguchi Y, Chiba N, Akamatsu Y, et al. Fractures around the lateral cortical hinge after a medial opening-wedge high tibial osteotomy: a new classification of lateral hinge fracture. Arthroscopy. 2012;28:85–94.

[44] Ogawa H, Matsumoto K, Akiyama H. The prevention of a lateral hinge fracture as a complication of a medial opening wedge high tibial osteotomy: a case control study. Bone Joint J. 2017;99-B(7):887–893.

[45] Dorofeev A, Tylla A, Benco M, Drescher W, Stangl R. Opposite hinge fractures in high tibial osteotomy: a displacement subtype is more critical than a fracture type. Eur J Orthop Surg Traumatol. 2019. https://doi.org/10.1007/s00590-019-02549-6.

[46] Schenke M, Dickschas J, Simon M, Strecker W. Corrective osteotomies of the lower limb show a low intra- and perioperative complication rate-an analysis of 1003 patients. Knee Surg Sports Traumatol Arthrosc. 2018;26:1867–1872.

[47] Hernigou P, Giber D, Dubory A, Auregan JC. Safety of simultaneous versus staged bilateral opening-wedge high tibial osteotomy with locked plate and immediate weight bearing. Int Orthop. 2020;44:109–117.

[48] Suh DW, Kyung BS, Han SB, Cheong K, Lee WH. Efficacy of tranexamic acid for hemostasis in patients undergoing high tibial osteotomy. J Knee Surg. 2018;31:50–55.

[49] Kim KI, Kim HJ, Kim GB, Bae SH. Tranexamic acid is effective for blood management in open-wedge high tibial osteotomy. Orthop Traumatol Surg Res. 2018;104:1003–1007.

[50] Palanisamy JV, Das S, Moon KH, Kim DH, Kim TK. Intravenous tranexamic acid reduces postoperative blood loss after high tibial osteotomy. Clin Orthop Relat Res. 2018;476:2148–2154.

[51] Wong KL, Lee KB, Tai BC, Law P, Lee EH, Hui JH. Injectable cultured bone marrow-derived mesenchymal stem cells in varus knees with cartilage defects undergoing high tibial osteotomy: a prospective, randomized controlled clinical trial with 2 years' follow-up. Arthroscopy. 2013;29:2020–2028.

[52] Song JS, Hong KT, Kim NM, Jung JY, Park HS, Chun YS, et al. Cartilage regeneration in osteoarthritic knees treated with distal femoral osteotomy and intra-lesional implantation of allogenic human umbilical cord blood-derived mesenchymal stem cells: a report of two cases. Knee. 2019;26:1445–1450.

[53] Yao RZ, Liu WQ, Sun LZ, Yu MD, Wang GL. Effectiveness of high tibial osteotomy with or without other procedures for medial compartment osteoarthritis of knee: An update meta-analysis. J Knee Surg. 2020. https://doi.org/10.1055/s-0039-1700978.

[54] Lee OS, Ahn S, Ahn JH, Teo SH, Lee YS. Effectiveness of concurrent procedures during high tibial osteotomy for medial compartment osteoarthritis: a systematic review and meta-analysis. Arch Orthop Trauma Surg. 2018;138:227–236.

单间室膝关节骨性关节炎：单髁置换术

第9章

E. Carlos Rodríguez-Merchán,

Primitivo Gómez-Cardero,

Carlos A. Encinas-Ullán

9.1 引言

OA 是最常见的下肢骨性关节炎[1]。据估计，6% 的 30 岁以上和 15% 的 45 岁以上人群可能患病[2]，总体患病风险为 45%[3]。对于大多数 KOA 患者，病变仅累及内侧间室[4]。在 20 世纪 50 年代，MacIntosh[5] 开始使用金属垫片治疗单间室 KOA。在 20 世纪 60 年代和 70 年代，引进了 St Georg 和 Marmor[6] 所设计的假体，效果良好[7]。上述假体均采用多中心的金属股骨髁以及固定聚乙烯组件的胫骨平台平坦型设计，并通过骨水泥固定于骨面。1974 年，第一个活动平台单髁置换术（Unicompartmental Knee Arthroplasty，UKA）假体，即牛津膝（Oxford Knee，OUKA）面世，1982 年完成了首例手术[8]。

UKA 手术近年来引起了人们的兴趣，因为它可以减少术后疼痛，而且康复时间比 TKA 短。在过去的 2~3 年里，这方面的研究一直在进行。一些作者报道了门诊 UKA 的安全性，并得出结论，总的来说，这种方法是安全的[9-13]。然而，重要的是将患者治疗过程标准化[9]。通过标准化的门诊 UKA 手术，可以为医疗保健系统节省大量资金。

UKA 是一种标准化手术，去除特定的骨性结构进行置换，以解决单间室的 OA。选择 UKA 还是 TKA 始终是争论不休的问题。有文献报道 UKA 的效果优于 TKA，但在翻修率上又不如 TKA[14]。本章旨在介绍 UKA 的手术适应证、手术技术和临床疗效。

9.2 UKA 的适应证

UKA 的最佳适应证是单间室胫股（内侧或外侧）

的疼痛性骨关节炎。同时，年龄小于 60 岁，体重 180lb（82kg）或以上，从事繁重的工作，有软骨钙质沉着症，以及髌骨股关节退变，都不是 UKA 的禁忌证。严重的髌骨外侧关节面退变增生和软骨磨损是 UKA 的禁忌证。内侧 UKA 只适用于术前 X 线检查明确诊断的严重 OA，最好是骨与骨接触，内 / 外侧间室高度比值小于 20%[14]。外侧骨赘被认为与外侧间室病变相关。然而，在存在外侧骨赘的情况下，很难确定是否应实施内侧 UKA。Hamilton 等发现，外侧骨赘的存在并不是内侧活动平台 UKA 的禁忌证[15]。该研究的临床意义在于强调了术前对外侧间室进行充分评估的重要性，因为即便存在外侧骨赘，术中明确外侧间室软骨完整，行 UKA 也不会影响假体的长期功能或生存率。

Knifsund 等分析了术前 OA 分级对 UKA[16] 术后再手术风险的影响。他们指出，只有在术前 X 线片显示严重 OA、内侧骨与骨接触、内 / 外侧间室高度比值 < 20% 的情况下才应进行 UKA（图 9.1 和图 9.2）。

Hamilton 等对使用 UKA 治疗膝前痛和 PFOA 的疗效进行了评估[17]。如前所述，外侧小关节增生软骨受累，髌股关节呈球窝状改变是活动平台 UKA 的禁忌证。较轻的髌骨外侧小关节退变和无论多严重的内侧间室退变，均不影响术后功能和假体的存活率，因此不应作为手术禁忌。如果患者存在髌骨外侧关节面全层软骨损伤，一般会表现为下楼梯障碍。术前膝前痛也不会影响 UKA 手术后的功能或假体的存活率，因此也不应被视为禁忌证。

髌股关节软骨软化历来被认为是 UKA 的禁忌证。Adams 等评估了髌骨内侧和 / 或滑车内侧软骨软化对患者接受固定平台 UKA 手术后 2 年的影响[18]。结果发现固定平台 UKA 的疗效并不受上述

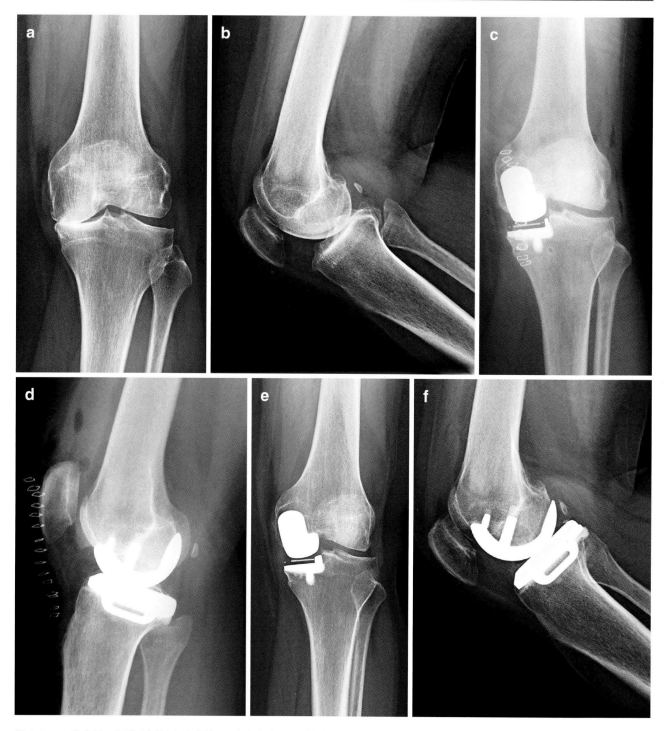

图9.1　58岁女性，左膝内侧间室疼痛性OA（内翻畸形），符合UKA的手术指征。（a）术前正位X线片。（b）术前侧位X线片。（c）术后正位X线片。（d）术后侧位X线片。（e）术后1年的正位X线片。（f）术后1年的侧位X线片

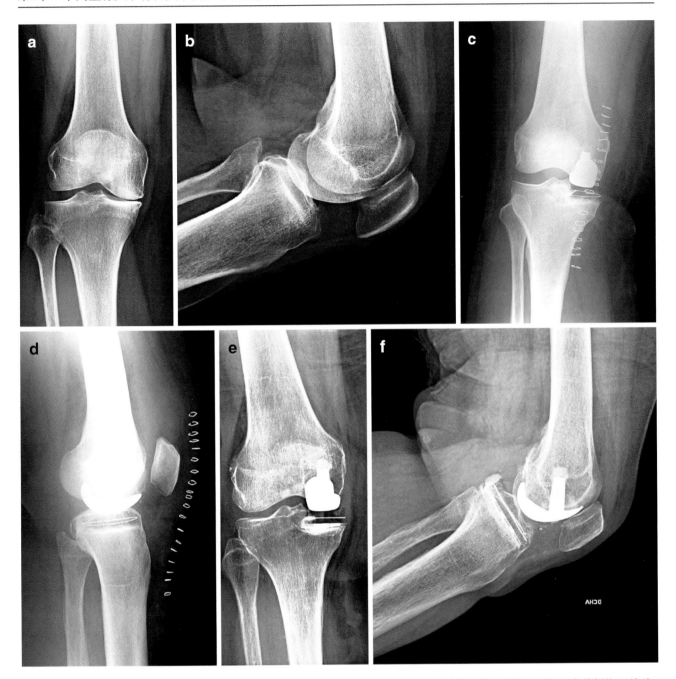

图 9.2 51 岁女性，右膝内侧间室疼痛性 OA（内翻畸形），建议采用 UKA。（a）术前正位 X 线片。（b）术前侧位 X 线片。（c）术后正位 X 线片。（d）术后侧位 X 线片。（e）术后 9 年的正位 X 线片。（f）术后 9 年的侧位 X 线片

因素影响。表 9.1 总结了目前有关 UKA 适应证最主要的文献[14-19]。

9.3 技术问题

冠状位力线对 UKA 术后疗效的影响是有争议的。在 1 年的随访中，大多数关于控制冠状面力线和假体位置的研究报道没有观察到上述因素对术后 1 年

的生活质量存在影响。但大多数文献支持假体位置的偏差会影响手术失败率和假体存活率。一些研究认为，使用机器人或 PSI 辅助手术能够获得最佳力线。

9.3.1 PSI

2016 年，Ollivier 等研究认为 PSI 帮助有限，但可以获得更好的力线，缓解疼痛和改善术后功

表 9.1　文献报道的 UKA 适应证

作者	时间（年）	评论
Hamilton 等[15]	2017	外侧骨赘不是内侧活动平台 UKA 的禁忌。本研究强调了对于内侧间室评估的重要性，如手术中明确外侧间室软骨完整，则外侧骨赘不会影响假体的远期疗效
Knifsund 等[16]	2017	建议 UKA 适合严重 OA，骨对骨，且内外侧间隙高度比 <20%。2001—2012 年间，241 例（294 膝）使用水泥型牛津 3 代 UKA 手术，平均年龄 67 岁，平均随访时间 8.7 年。术前 0~2 级 Kellgren-Lawrence OA 患者的再手术风险高于 3~4 级的病例。此外，内侧关节间隙高度大于 1mm 或内侧 / 外侧关节间隙高度比值较高的病例再手术风险增加
Hamilton 等[17]	2017	外侧小关节增生软骨受累，髌股关节呈球窝状改变是活动平台 UKA 的禁忌证。较轻的髌骨外侧小关节退变和无论多严重的内侧间室退变，均不影响术后功能和假体的存活率，因此不应作为手术禁忌。如果患者存在髌骨外侧关节面全层软骨损伤，一般会表现为下楼梯障碍。术前膝前痛也不会影响 UKA 手术后的功能或假体的存活率，因此也不应被视为禁忌证
Adams 等[18]	2017	评估了髌骨内侧和 / 或滑车内侧软骨软化对患者接受固定平台 UKA 手术后 2 年的影响。结果发现固定平台 UKA 的疗效并不受上述因素影响
Hamilton 等[19]	2017	ULA 的适应证仍有争议。以往认为年龄小于 60 岁，体重 180lb（82kg）或以上，从事繁重的工作，有软骨钙质沉着症，以及髌骨股关节退变，都是 UKA 的禁忌证。本研究结果提示上述标准都不应作为 UKA 的禁忌证
Rodríguez-Merchán 和 Gómez-Cardero[14]	2017	UKA 的最佳适应证是单间室胫股（内侧或外侧）的疼痛性骨关节炎。同时，年龄小于 60 岁，体重 180lb（82kg）或以上，从事繁重的工作，有软骨钙质沉着症，以及髌骨股关节退变，都不是 UKA 的禁忌证。严重的髌骨外侧关节面退变增生和软骨磨损是 UKA 的禁忌证。内侧 UKA 只适用于术前 X 线片明确诊断的严重 KOA，最好是骨对骨表现，内 / 外侧间室高度的比率小于 20%

UKA. 单膝置换术；OA. 骨性关节炎；PF. 髌股关节

能[20]。当然 PSI 所增加的额外费用以及可能对手术造成的影响尚不明确。

Ng 等研究认为 PSI 能够帮助还在受训的骨科医生按照术前计划，可重复性较高地完成 UKA 手术[21]。当然，尚需大规模临床研究以确定 PSI 在 UKA 手术中的作用。

2017 年，Alvand 等报道了一项前瞻性随机对照研究结果，比较了有 UKA 专家在 PSI 辅助下或使用传统方法完成的活动平台 UKA 手术的假体置入准确性和患者的术后功能情况[22]。结果发现 PSI 组和传统手术组术后 12 月的 OKS 无显著差异。

Leender 等于 2018 年发表的针对 122 例患者（129 膝）的研究结果发现，PSI 技术是协助股骨假体准确放置的好方法。研究共观察到 6 例（4.9%）不良事件，其中 4 例（3.3%）严重并发症为胫骨骨折。患者的术后功能与以往文献报道一致，两组无显著差异。Leender 等强烈建议在使用 PSI 辅助手术时，应当在术前制订严密的手术计划，以发挥 PSI 的作用[23]。

2019 年，Flury 等研究发现 PSI 可以实现 UKA 术中完美的假体位置安放。当然，PSI 组与传统技术组在临床疗效和假体存活率方面并无显著差异[24]。

表 9.2 列举了近期有关 PSI 用于 UKA 的文献[20-24]。

9.3.2　机器人辅助 UKA

机器人辅助系统是根据术前数据完成手术操作的机器人设备。有 3 个主要类别：被动系统、半自主机器人系统和自主机器人系统[25]。被动系统在骨科医生的控制下完成手术的部分操作。半自主机器人系统是一种触觉反馈系统，可以强化外科医生控制手术工具的能力，特别是对于截骨量的限制，当然仍需外科医生完成截骨操作。完全自主机器人系统在不需要骨科医生直接干预的情况下完成手术操作，比如允许机械臂在不需要外科医生的情况下进行截骨操作[26]。

目前已有多种上述类型的机器人产品或原型机。然而仅有以下几个公司的产品得以在全球获得成功应用[26]：ROBODOC 系统（Curexo Technology Corporation，Fremont，CA）、CASPAR 系统（URS Ortho Rastatt，Germany）、机械臂交互式骨科系统（RIO；MAKO Surgical Corporation，Fort Lauderdale，

表 9.2　PSI 用于 UKA 的相关文献

作者	时间（年）	评价
Ollivier 等[20]	2016	Ollivier 等研究认为 PSI 帮助有限，但可以获得更好的力线，缓解疼痛和改善术后功能
Ng 等[21]	2017	PSI 能够帮助还在受训的骨科医师按照术前计划，可重复性较高地完成 UKA 手术
Alvand 等[22]	2018	比较了有 UKA 专家在 PSI 辅助下或使用传统方法完成的活动平台 UKA 手术的假体置入准确性和患者的术后功能情况。结果发现 PSI 组和传统手术组术后 12 个月的 OKS 无显著差异
Leender 等[23]	2018	发现 PSI 组和传统手术组术后 12 个月的 OKS 无显著差异
Flury 等[24]	2019	PSI 可以实现 UKA 术中完美的假体位置安放。当然，PSI 组与传统技术组在临床疗效和假体存活率方面并无显著差异

PSI. 患者专用器械；UKA. 单髁置换术

表 9.3　机器人辅助 UKA 的文献

作者	时间（年）	评价
Song 等[28]	2016	与标准外科技术相比，使用无图像导航显著改善了假体安放的准确性
Bell 等[29]	2016	与 UKA 标准手术技术相比，使用 MAKO-Rio 机器人辅助手术可以提高假体安放的精度
Van der List[30]	2016	系统综述和 Meta 分析显示计算机导航或机器人辅助手术可以提高手术疗效
Pearle 等[31]	2017	前瞻性多中心研究，短期随访发现机器人辅助 UKA 具有较高的生存率和满意率
Chowdhry 等[32]	2017	计算机辅助 UKA（用于治疗内侧 OA）的 5 年生存率与 TKA 相当
Gaudiani 等[33]	2017	使用机器人辅助 UKA 可以有效减少后倾角的改变，保留后髁偏距，保证术后恢复正常的生理运动功能，尤其是矢状面的屈伸范围
Rauk 等[34]	2018	假体定位对长期临床结果和假体存活率的影响尚不清楚。需要长期的随访研究来确定未来机器人辅助关节置换的作用
Chona 等[35]	2018	在翻修为 TKA 的比率上没有差异
Lonner 和 Klement[36]	2019	在 UKA 中，机器人已用于截骨、安放假体和量化韧带平衡的准确度，最终目标是改善运动学和假体存活率。两个目前可用的半自主机器人系统已经证明了其精确性的提高，并且短期随访已经证明了令人满意的功能结果
Lonner 和 Kerr[37]	2019	目前的半自主机器人是安全的，联合细致的外科技术几乎没有并发症
Dretakis 和 Igoumenou[38]	2019	中期随访获得了良好的总体满意率和临床结果，以及良好的假体生存率和最小的手术相关的发病率
Zambianchi 等[39]	2019	虽然机器人的使用和整体临床结果之间没有发现多少相关性，但外科医生应该考虑假体放置三维定位和软组织平衡方面的问题，以提高患者的满意度。可重复和精确的假体放置已被证实是满足临床结果的必要条件
Zambianchi 等[40]	2019	在 3 年的随访中，机器人辅助的内侧和外侧 UKA 显示了令人满意的临床结果和良好的生存率。需要对患者进行持续随访，以确定机器人手术的远期效果和临床满意度
Robinson 等[41]	2019	机器人 UKA 比徒手手术准确性和可重复性更高，并可提供更好的功能结果，但对中长期假体的生存率影响尚待明确
Suda 等[42]	2019	便携式导航系统提高了 UKA 中胫骨假体安放的准确性，所有假体符合目标冠状面对线，矢状面对线偏差在 3° 以内，减少了假体安放的偏差
Clement 等[43]	2019	机器人辅助 UKA 成本效益较高，有望替代徒手 TKA 和 UKA，每 QALY 费用随着住院时间的缩短和病例数量的增加而降低
Matsui 等[44]	2019	该系统的使用提高了胫骨假体放置的准确性，效果优于外科医生的经验性手术

UKA. 单髁置换术；OA. 骨性关节炎；RIO. 交互式骨科机器人；TKA. 全膝关节置换术；PCOR. 后髁偏距

FL，USA），以及 Stanmore Sculptor Robotic Guidance Arm（RGA）系统（Stanmore Implants，Elstree，UK），也被简称为 Acrobot 机器人。MAKO 公司的 RIO 机器人和 Stanmore Sculptor RGA 系统是半自主机器人，而 CASPAR 和 ROBODOC 系统是自主机器人[23]。表 9.3 总结了有关机器人辅助 UKA 的文献数据[27-44]。

9.3.3　活动平台与固定平台 UKA

目前对于固定还是活动平台更好尚存争议。2015 年，Ko 等发表了一项系统综述比较了两种假体的并发症[45]。每 100 个假体的总体再手术率基本相同。术者更倾向于对无菌性松动的活动平台假体进行翻修，主要原因可能是 OA 进展。两种假体的并发症发生率也无没有显著差异。

2017 年，Choy 等分析了韩国患者接受微创活动平台内侧 UKA 的临床效果[46]。他们推测由于亚洲患者与西方患者有着不同的生活方式，如蹲坐等，所以 UKA 对亚洲患者的临床结果和生存率可能不同。在 147 例患者中，共有 164 膝接受活动平台 UKA 手术。平均随访时间为 12 年。临床结果显示，从术前到最终随访，临床疗效改善具有统计学意义。共有 26 个 UKA（15.8%）需要翻修；最常见的原因是关节脱位。12 年假体的存活率为 84.1%。微创活动平台 UKA 在需要高度膝关节屈曲的亚洲患者中显示出快速恢复和良好的临床效果。尽管如此，它们也有相对较高的衬垫脱位和无菌性松动的比率。

2019 年，Cao 等发表了一项比较活动和固定平台 UKA 的系统综述和 Meta 分析。发现两种类型的假体对于合适的病例均可获得良好效果。而活动平台假体术后早期失败率较高，而固定平台远期失败率高[47]。

在一项由 Burger 等发表的系统综述结果表明，在短期和中期生存率方面，活动平台的翻修率高于固定平台，但总体临床疗效相似[48]。

9.3.4　全聚乙烯 UKA

是否全聚乙烯假体的临床效果能达到金属组件

UKA，尚存争议。2016 年，Hawi 等发现全聚乙烯胫骨假体的生存率与传统组配式假体类似[49]。选择哪种假体似乎对手术疗效的影响不大，主要取决于手术指征和手术技术。该研究分析了 100 例 UKA 治疗的单间室内侧 KOA 病例，平均随访 8 年，全聚乙烯胫骨假体的生存率为 95.4%，这与传统金属组件 UKA 的结果类似。失败的原因主要是 OA 进展（2%）和胫骨假体松动（2%）。

2017 年，Koh 等对比了全聚乙烯假体和传统金属背衬假体的临床疗效[50]。全聚乙烯假体的初始失败率相对增高，可能与胫骨载荷分布不均有关。研究共纳入 101 例 UKA，其中 51 例为全聚乙烯胫骨假体，50 例为金属背衬假体。两组的影像学和临床指标均无差异，全聚乙烯组可以发现更多的适应性骨重塑在术后 2 年的随访中（全聚乙烯组为 1.2，金属背衬组为 0.9）。此外，6 例全聚乙烯假体术后 2 年内失效，而金属背衬组无失效病例（全聚乙烯组为 11%，金属背衬组为 0）。

9.4　住院和门诊 UKA 手术

由于 TKA 和 UKA 手术技术的成功和人口老龄化的增加，对 TKA 和 UKA 的需求迅速增长。但是，资源有限，医保津贴也受到限制。最近，一些医疗机构开始进行门诊关节置换手术，患者可以在手术当天出院[45、46、49-51]。

Bradley 等发现 UKA 术后患者可以安全有效地在手术当天出院，满意度很高[52]。这显然改善了对医疗保健系统的资源负担。最常见的问题是手术安排（当天手术太晚了）、镇痛措施不当以及伤口渗液。没有再入院的病例。所有患者的满意度均较高。

2019 年 Gruskay 等研究发现门诊 UKA 越来越普遍，并且不会增加围手术期并发症或再入院的风险，甚至术后反而更安全[53]。

2020 年，Ford 等对比了门诊 UKA 和传统住院治疗的患者，两组在并发症发生率上没有差异，提示门诊 UKA 在独立运行的手术中心是非常安全的，是传统住院治疗的合理替代措施[54]。

9.5　UKA 的疗效

与 TKA 相比，UKA 的主要优势似乎是在年轻患者中有更高的满意度，以及满足患者的预期（重返工作和重返运动）。

文献报道 UKA 的总体效果良好[55-85]。2015 年，Parrate 等研究发现，对于内侧单间室 OA 或骨坏死，UKA 的中长期研究结果提示 10 年存活率 >95%，外侧间室 UKA 也同样如此，特别是固定平台假体[56]。Walker 等研究发现，60 岁或 60 岁以下患者在接受内侧 UKA 后能够恢复正常的体力活动，大约 2/3 的患者能够从事高强度劳动[58]。

Pandit 等的研究也支持微创 UKA 具有良好的手术效果[59]。术后 5.5 年有一定比例的假体相关性翻修病例。再次手术最常见的原因是外侧室 OA（2.5%）、衬垫脱位（0.7%）和无法解释的疼痛（0.7%）。将所有与假体相关的再手术病例都算作假体失效，UKA 术后 10 年的生存率为 94%，15 年生存率为 91%。当以假体失败作为结局终点时，15 年假体生存率为 99%。在 Howieson 等发表的一项系统综述中，在 70 岁以上老年人且不伴有术前严重合并症的 UKA 病例中，10 年期假体生存率为 87.5%~98%。此外，由于假体周围感染而导致的翻修率很低，为 0.13%~0.30%[60]。

2016 年，Ali 等发现高强度劳动并不影响 OUKA 的临床疗效，甚至反而更好[62]。因此体力劳动不应受到限制，也不应被认为是禁忌证。Foster Horvath 等研究发现全聚乙烯胫骨组件的固定平台单柱 UKA 用于治疗内侧间室 OA，具有良好得短期生存率[70]。以假体翻修手术作为终点，5 年生存率为 94.1%，10 年预测生存率为 91.3%。

2017 年，Campi 等发表了一项系统综述显示生物型假体同水泥型假体一样安全有效[71]。临床疗效、失败率、再手术率和假体存活率均与水泥型假体相似。2017 年，Kerens 等对比了生物型和水泥型牛津 UKA 的疗效[74]。生物型假体术后 34 个月的假体存活率为 90%，而水泥型假体术后 54 个月的存活率为 84%。临床疗效无显著差异。Hamilton 等于 2017 年发表的系统综述指出，无论术者的手术量多少，都应当遵循原则，即至少 ≥ 20%，最好超过 30% 的膝

关节置换手术病例为 UKA[75]。如果按照上述要求开展手术，应当能够获得良好的假体生存率，甚至达到文献报道的平均 10 年 94% 的生存率。

2017 年，Blaney 等建议采用生物型 OUKA 假体[77]。5 年需要进行翻修的患者数量比水泥型 UKA 更少。5 年累计假体存活率为 98.8%，平均存活时间为 5.8 年。

2018 年，Hutt 等研究发现如果分别以再次手术、翻修和经手术或影像学检查明确的无菌性松动为终点，7 年假体的生存率分别为 88.4%、93.1% 和 97.3%[85]。

Rodríguez-Merchán 和 Gomez-Cardero 的研究发现，UKA 的术后效果总体效果良好。中长期研究已经报道了采用 UKA 治疗内侧 OA、骨坏死、外侧 OA，10 年有效率优良，假体存活率 >95%，尤其是固定平台假体。考虑所有假体相关再手率，10 年生存率为 94%，15 年生存率为 91%[14]。

研究发现内侧 UKA 术后 5 年和 10 年的生存率分别为 95.3% 和 91.3%[86]。在队列研究中，UKA 10 年生存率 > 为 90%，翻修为 TKA 后的临床疗效与 TKA 翻修相似。登记数据一致显示，UKA 的假体生存率低于 TKA，这可能是由于不同经验水平的外科医生使用了几种不同的假体造成的[87]。表 9.4 总结了有关 UKA 手术疗效和假体存活率的文献[55-87]。

9.6　UKA 的并发症

2016 年 Kim 等分析了 UKA 术后并发症的原因和类型，确定了适当的预防和处置方法[88]。UKA 术后最常见的并发症是衬垫脱位。

作者的结论是，当 UKA 术后发生并发症时，应在对并发症原因进行适当分析后进行适当的治疗。

2016 年，van der List 等发表了一项证据等级为 Ⅲ 级的系统综述[89]。他们发现无菌性松动和 OA 进展是主要的失败原因。无菌性松动是术后早期和活动平台假体的主要失败原因，而 OA 进展是术后晚期和固定平台假体的主要失败原因。2016 年，Inui 等报道了 2 例 UKA 术后鹅足弹响综合征的病例[90]。1 例保守治疗有效，1 例需要手术切断股薄肌肌腱。第 1 例的原因可能是胫骨背衬向后内侧过度突悬达到了

表 9.4　UKA 疗效的文献

作者	时间（年）	评价
Liddle 等[55]	2015	UKA 的术后早期疗效优于 TKA，TKA 术后更容易出现并发症和再入院
Parrate 等[56]	2015	对于内侧单间室 OA 或骨坏死，UKA 的中长期研究结果提示 10 年存活率 >95%，外侧间室 UKA 也同样如此，特别是固定平台假体
Vasso 等[57]	2015	证实 ZUK–UKA 具有良好的疗效和假体存活率
Walker 等[58]	2015	60 岁或 60 岁以下患者在接受内侧 UKA 后能够恢复正常的体力活动，大约 2/3 的患者能够从事高强度劳动
Pandit 等[59]	2015	支持微创 UKA 具有良好的手术效果
Howieson 等[60]	2015	在 70 岁以上老年人且不伴有术前严重并发症的 UKA 病例中，10 年期假体生存率为 87.5%~98%。此外，由于假体周围感染而导致的翻修率很低，为 0.13%~0.30%
Iacono 等[61]	2016	UKA 是治疗单间室 KOA 的可行选择。有了适当的适应证和准确的技术，UKA 也可以减少并发症发生率，保证良好的假体存活率在高龄患者
Ali 等[62]	2016	高强度劳动并不影响 OUKA 的临床疗效，甚至反而更好。因此体力劳动不应受到限制，也不应被认为是禁忌证
Zuiderbann 等[63]	2016	年龄小于 65 岁的患者可以获得更好的疼痛缓解，并且术后下肢内翻力线为 1°~4°。上述因素有利于最大限度提高临床疗效，达到患者的预期，并将翻修率降至最低
Lee 等[64]	2016	724 例 UKA 最小随访时间为 2 年，患者总体满意率为 92.2%
Konan 和 Haddad[65]	2016	髌骨轨迹和软骨损伤的严重程度对成功的牛津内侧 UKA 术后的功能有显著影响
Bottomley 等[66]	2016	在手术量大的治疗中心，具有丰富手术经验的不同类型的外科医生（包括实习生）也能取得良好的手术效果。这是对牛津 UKA（主诊医生和实习医生的比较）1084 例假体存活率分析所得出的结论
Emerson 等[67]	2016	在美国进行的为期 10 年的牛津 UKA 随访研究显示，对于前内侧 OA 和骨坏死患者，假体存活率和功能均良好，研究共纳入 213 个膝关节（173 例 UKA）
Lisowski 等[68]	2016	支持将 UKA 用于治疗内侧间室 OA，具有良好的长期功能和放射学结果以及良好的 15 年假体生存率
Van der List 等[69]	2016	Meta 分析提示男女患者术后相对风险无显著差异
Foster– Horváth 等[70]	2016	全聚乙烯胫骨组件的固定平台单柱 UKA 用于治疗内侧间室 OA，具有良好得短期生存率。以假体翻修手术作为终点，5 年生存率为 94.1%，10 年预测生存率为 91.3%
Campi 等[71]	2017	生物型假体同水泥型假体一样安全有效。临床疗效、失败率、再手术率和假体存活率均与水泥假体相似
Streit 等[72]	2017	微创牛津内侧 UKA 是可靠和有效的，对于低龄和活跃的患者群体，能够提高中期随访患者满意度
Pandit 等[73]	2017	512 例 3 代生物型牛津 UKA，结果与骨水泥假体相当，且影像学指标更好，共 8 例再手术，其中 6 例是翻修手术，5 年假体生存率为 98%
Kerens 等[74]	2017	生物型假体术后 34 个月的假体存活率为 90%，而水泥型假体术后 54 个月的存活率为 84%。临床疗效无显著差异
Hamilton 等[75]	2017	无论术者的手术量多少，都应当遵循原则，即至少 ≥20%，最好超过 30% 的膝关节置换手术病例为 UKA
Hamilton 等[76]	2017	内侧 UKA 适合内侧间室全层软骨磨损的病例
Blaney 等[77]	2017	生物型假体 5 年需要进行翻修的患者数量比水泥型 UKA 更少。5 年累计假体存活率为 98.8%，平均存活时间为 5.8 年
Kleeblad 等[78]	2017	结果表明股骨生理性透亮线比胫骨出现晚。共纳入 352 名接受了机器人辅助的内侧 UKA 和固定平台水泥型内侧 UKA
Van der List 等[79]	2017	生物型 UKA 的假体存活率和功能均良好，无菌性松动发生率低

（续表）

作者	时间（年）	评价
Kim 等 [80]	2017	牛津 UKA 对于年轻、活跃的亚洲患者是可靠和有效的，在中期随访中提供了良好的临床结果和假体生存率。其中垫片脱位 3 例，胫骨内侧塌陷 1 例，外侧 OA 1 例，总并发症发生率为 6.1%（5/82）。Kaplan–Meier 生存法 10 年累计生存率为 94.7%
Tadros 等 [81]	2018	2 年短期功能结果，翻修率和 UKA 的满意度在 80 岁人口与其他年龄组没有统计学上的差异。各组间种假体存活率无显著差异。总体翻修率为 28/395（7%）。90 天死亡仅 1 例
Panzram 等 [82]	2017	与骨水泥假体相比，生物型假体有良好的存活率和临床结果。生物型假体组的 5 年生存率是 89.7%，水泥型假体为 94.1%。两组术后临床评分均优秀
Xue 等 [83]	2017	牛津 UKA 适合亚洲患者的前内侧 OA 和自发性骨坏死
Mohammad 等 [84]	2018	5 年翻修率为 0.74%，10 年生存率为 93%，15 年生存率为 89%。非翻修的再次手术率为 0.19%。再手术率为 0.89%。翻修最常见的原因是外侧 OA 进展（1.42%）、无菌性松动（1.25%）、衬垫脱位（0.58%）和疼痛（0.57%）。并发症发生率为 0.83%
Hutt 等 [85]	2018	如果分别以再次手术、翻修和经手术或放射检查明确的无菌性松动为终点，7 年假体的生存率分别为 88.4%、93.1% 和 97.3%
Rodríguez– Merchán 和 Gómez– Cardero [14]	2018	UKA 的术后效果总体效果良好。中长期研究已经报道了采用 UKA 治疗内侧 OA、骨坏死、外侧 OA，10 年有效率优良，假体存活率 >95%，尤其是固定平台假体。考虑所有假体相关再手术率，10 年生存率为 94%，15 年生存率为 91%
Heaps 等 [86]	2019	内侧 UKA 术后 5 年和 10 年的生存率分别为 95.3% 和 91.3%
Jennings 等 [87]	2019	在队列研究中，UKA 10 年生存率 > 为 90%，翻修为 TKA 后的临床疗效与 TKA 翻修相似。登记数据一致显示，UKA 的假体生存率低于 TKA，这可能是由于不同经验水平的外科医生使用了几种不同的假体造成的

UKA. 单髁置换术；TKA. 全膝关节置换术；OA. 骨性关节炎；MRI. 磁共振成像；RLL. 放射线

5mm，第 2 例可能是活动平台向后内侧过度突悬。

2016 年，Cheng 等研究了 UKA 术后固定性屈曲挛缩的发生情况 [91]。研究表明术后 >10° 屈曲连锁与术后较差的功能呈正相关。

Ahn 等发现在术前 DFVA、YBVA 和关节线外倾角度较大的内翻病例中，术后容易发生对线不良。尤其是术前 DFVA 过大，是术后力线不良的最强预测因素 [92]。

对于活动平台假体而言，膝关节屈曲时发现衬垫相对于胫骨背衬倾斜，可能与股骨假体相对于胫骨背侧过度偏外所导致相关。Inui 等对比了第 3 代牛津 UKA 和另一种新式假体的股骨假体放置位置 [93]，并对新式假体在膝关节屈曲时的股骨假体位置与术后短期疗效的相关性进行了研究。结果发现可以使用一种新的器械来防止术中出现股骨假体过度外置，术中应该在钻孔时更偏内，钻孔的中心应当和内侧股骨髁的中线保持一致。应当避免出现衬垫与胫骨背衬的外侧面发生撞击。

Van der List 等发表了一项系统综述以评估外侧 UKA 的失败机制，并与基于注册数据的研究结果进行了对比 [94]。外侧 UKA 最常见的失败原因是 OA 的进展（29%）、无菌性松动（23%）和衬垫（10%）。在队列研究中，OA 进展（36%）比衬垫脱位（17%）和无菌性松动（16%）更常见，而在基于注册数据的研究中，无菌性松动（28%）比 OA 进展（24%）和衬垫脱位（5%）更常见。因此，认为 OA 进展是外侧 UKA 最常见的失败原因。建议将来的研究应当分别报告内侧和外侧 UKA 的失败机制。

2019 年 Hernandez 等分析了 UKA 术后的感染情况。术后 5 年无感染生存率为 71%。术后 5 年二次翻修的成功率为 100%，明显高于单纯清创、抗感染和保留假体清创组。翻修术后 5 年的生存率为 49% [95]。

2019 年，Bae 等对 1853 例活动平台 UKA 的衬垫脱位进行了研究。发现有 67 例（3.6%）发生脱位，平均脱位时间为术后 33 个月；55% 的脱位发生在术后 2 年内。初次脱位（n=58）最常见，其次是再发脱位（n=6）和外伤性脱位（n=3）。同一术者前 50 例和后 50 例 UKA 的脱位率无显著差异 [96]。表 9.5

表 9.5 UKA 并发症的文献

作者	时间（年）	评价
Kim 等[88]	2016	分析了 UKA 术后并发症的原因和类型，确定了适当的预防和处置方法。UKA 术后最常见的并发症是衬垫脱位
Van der List 等[89]	2016	无菌性松动和 OA 进展是主要的失败原因。无菌性松动是术后早期和活动平台假体的主要失败原因，而 OA 进展是术后晚期和固定平台假体的主要失败原因
Inui 等[90]	2016	报道了 2 例 UKA 术后鹅足弹响综合征的病例。1 例保守治疗有效，另 1 例需要手术切断股薄肌肌腱。第 1 例的原因可能是胫骨背衬向后内侧过度突悬达到了 5mm，第 2 例可能是活动平台向后内侧过度突悬
Cheng 等[91]	2016	研究了 UKA 术后固定性屈曲挛缩的发生情况。研究表明术后 >10° 屈曲连锁与术后较差的功能呈正相关
Ahn 等[92]	2016	发现在术前 DFVA、TBVA 和关节线外倾角度较大的内翻病例中，术后容易发生对线不良。尤其是术前 DFVA 过大，是术后力线不良的最强预测因素
Inui 等[93]	2016	对比了第 3 代牛津 UKA 和另一种新式假体的股骨假体放置位置，并对新式假体在膝关节屈曲时的股骨假体位置与术后短期疗效的相关性进行了研究。结果发现可以使用一种新的器械来防止术中出现股骨假体过度外置，术中应该在钻孔时更偏内，钻孔的中心应当和内侧股骨髁的中线保持一致。应当避免出现衬垫与胫骨背衬的外侧面发生撞击
Van der List 等[94]	2016	评估外侧 UKA 的失败机制，并与基于注册数据的研究结果进行了对比，外侧 UKA 最常见的失败原因是 OA 的进展（29%）、无菌性松动（23%）和衬垫（10%）。在队列研究中，OA 进展（36%）比衬垫脱位（17%）和无菌性松动（16%）更常见，而在基于注册数据的研究中，无菌性松动（28%）比 OA 进展（24%）和衬垫脱位（5%）更常见。因此认为 OA 进展是外侧 UKA 最常见的失败原因。建议将来的研究应当分别报告内侧和外侧 UKA 的失败机制
Hernandez 等[95]	2019	术后 5 年无感染生存率为 71%。术后 5 年二次翻修的成功率为 100%，明显高于单纯清创、抗感染和保留假体清创组。翻修术后 5 年的生存率为 49%
Bae 等[96]	2019	对 1853 例活动平台 UKA 的衬垫脱位进行了研究。发现有 67 例（3.6%）发生脱位，平均脱位时间为术后 33 个月；55% 的脱位发生在术后 2 年内。初次脱位（$n=58$）最常见，其次是再发脱位（$n=6$）和外伤性脱位（$n=3$）。同一术者前 50 例和后 50 例 UKA 的脱位率无显著差异

UKA. 单髁置换术；OA. 骨性关节炎；FFD. 固定屈曲畸形；HKA. 髋关节 – 膝关节角；DFVA. 股骨远端内翻角；FBA. 股骨弯曲角；TBVA. 胫骨内翻角

总结了 UKA 的主要并发症[88-96]。

9.7 HTO 与 UKA

2019 年，Song 等报道了闭合楔形 HTO 和 UKA 的长期生存率相似。闭合楔形 HTO 的 5、10、15、20 年生存率分别为 100%、91.0%、63.4% 和 48.3%，UKA 的 5、10、15、20 年生存率分别为 90.5%、87.1%、70.8% 和 66.4%。术后 12 年的存活率 HTO 高于 UKA 组，但 12 年后的存活率 UKA 高于 HTO。HTO 最常见的失败原因是内侧间室 OA 的进展，而 UKA 最常见的失败原因是股骨假体松动[97]。

9.8 UKA 和 TKA

Arias-de la Torre 等在 2019 年发表研究显示，在手术量较大的医院内，TKA 和 UKA 术后的死亡率和修正率相似[98]。Migliorini 等在 2019 年发表的 Meta 分析结果显示，UKA 报告生存率低于 TKA，但临床疗效和功能指标优于 TKA。此外，UKA 的手术时间、总失血量和住院时间均优于 TKA[99]。

9.9 UKA 翻修为 TKA

2018 年 Lombardi 等研究发现 UKA 翻修后的再

次翻修率和初次全膝的翻修率相当，且明显优于 TKA 翻修后的再翻修率[100]。2019 年 Lim 等的研究结论与之相似。UKA 翻修后再次翻修为 TKA 后，患者的 PROM 指标仍显著改善，与初次 TKA 相当[101]。2019 年 El-Galaly 等研究发现内侧 UKA 翻修为 TKA 后，相比初次 TKA 再次翻修的风险增加 3 倍。再次翻修为 TKA 的主要原因是无法解释的疼痛和关节不稳定[102]。

9.10　UKA 的恰当开展

Liddle 等认为，UKA 相对于 TKA 具有优势；然而，国家登记注册数据表明 UKA 术后的翻修率明显高于 TKA[103]。因此，大多数外科医生都严格选择病例，在关节置换的病例中，只有很小一部分（最多 5%）可以进行 UKA 手术，因此每年进行的手术也很少。然而，UKA 手术量较大的外科医生反而翻修率较低。手术量通常无法由医生掌控，因此只能提高关节置换手术中 UKA 的比例。

Liddle 等认为 UKA 的指征选择和翻修率之间并不存在线性关系[103]。20% 或以上的 UKA 比例就可获得良好的效果。UKA 手术的比例在 40%~60% 之间可能效果最好。开展 UKA 比例较小（最多 5%）的医生，相对翻修率更高。根据 Liddle 等的研究，每 100 个假体的翻修率根据术者 UKA 手术的比例不同，为 1%~4.5%[103]。

9.11　结论

与 TKA 相比，UKA 具有相当大的优势，包括降低围手术期并发症率和早期康复。传统严格的 UKA 的适应证已经被提出疑问并扩大，其基础在于对前内侧 OA 的正确诊断。固定和活动平台 UKA 在术后 10 年以上表现出优异的临床效果，远期失败原因有所不同。恰当的病例选择和手术技术是保证疗效的关键。

参考文献

[1] Oliveria SA, Felson DT, Reed JI, Cirillo PA, Walker AM. Incidence of symptomatic hand, hip and knee osteoarthritis among patients in a health maintenance organization. Arthritis Rheum. 1995;38:1134–1141.

[2] Felson DT, Zhang Y. Osteoarthritis with a view to prevention. Arthritis Rheum. 1998;41:1343–1355.

[3] Murphy L, Schwartz TA, Helmick CG, Renner JB, Tudor G, Koch G, et al. Lifetime risk of symptomatic knee osteoarthritis. Arthritis Rheum. 2008;59:1207–1213.

[4] Wise BL, Niu J, Yang M, Lane NE, Harvey W, Felson DT, Multicenter Osteoarthritis (MOST) Group, et al. Patterns of compartment involvement in tibiofemoral osteoarthritis in men and women in whites and African Americans. Arthritis Care Res. 2012;64:847–852.

[5] MacIntosh DL. Hemiarthroplasty of the knee using a space occupying prosthesis for painful varus and valgus deformities. J Bone Joint Surg Am. 1958;40:1431.

[6] Marmor L. Marmor modular knee in unicompartmental disease. J Bone Joint Surg Am. 1979;61-A:347–353.

[7] Broughton N, Newman J, Baily R. Unicompartmental replacement and high tibial osteotomy for osteoarthritis of the knee. J Bone Joint Surg. 1981;68:452–457.

[8] Goodfellow J, Kershaw C, Benson M, O'Connor J. The Oxford knee for unicompartmental osteoarthritis. The first 103 cases. J Bone Joint Surg. 1988;70-B:692–701.

[9] Kort NP, Bemelmans YF, Schotanus MG. Outpatient surgery for unicompartmental knee arthroplasty is effective and safe. Knee Surg Sports Traumatol Arthrosc. 2017;25:2659–2667.

[10] Pollock M, Somerville L, Firth A, Lanting B. Outpatient total hip arthroplasty, total knee arthroplasty, and unicompartmental knee arthroplasty: a systematic review of the literature. JBJS Rev. 2016;4(12):pii: 01874474-201612000-00004. https://doi.org/10.2106/JBJS.RVW.16.00002.

[11] Richter DL, Diduch DR. Cost comparison of outpatient versus inpatient unicompartmental knee arthroplasty. Orthop J Sports Med. 2017;5(3):2325967117694352.

[12] Hoorntje A, Koenraadt KLM, Boevé MG, van Geenen RCI. Outpatient unicompartmental knee arthroplasty: who is afraid of outpatient surgery? Knee Surg Sports Traumatol Arthrosc. 2017;25:759–766.

[13] Bovonratwet P, Ondeck NT, Tyagi V, Nelson SJ, Rubin LE, Grauer JN. Outpatient and inpatient unicompartmental knee arthroplasty procedures have similar short-term complication profiles. J Arthroplast. 2017;32:2935–2940.

[14] Rodríguez-Merchán EC, Gómez-Cardero P. Unicompartmental knee arthroplasty: current indications, technical issues and results. EFORT Open Rev. 2018;3:363–373.

[15] Hamilton TW, Choudhary R, Jenkins C, Mellon SJ, Dodd CAF, Murray DW, et al. Lateral osteophytes do not represent a contraindication to medial unicompartmental knee arthroplasty: a 15-year follow-up. Knee Surg Sports Traumatol Arthrosc. 2017;25:652–659.

[16] Knifsund J, Hatakka J, Keemu H, Mäkelä K, Koivisto M, Niinimäki

T. Unicompartmental knee arthroplasties are performed on the patients with radiologically too mild osteoarthritis. Scand J Surg. 2017;106:338–341.

[17] Hamilton TW, Pandit HG, Maurer DG, Ostlere SJ, Jenkins C, Mellon SJ, et al. Anterior knee pain and evidence of osteoarthritis of the patellofemoral joint should not be considered contraindications to mobile-bearing unicompartmental knee arthroplasty: a 15-year follow-up. Bone Joint J. 2017;99-B:632–639.

[18] Adams AJ, Kazarian GS, Lonner JH. Preoperative patellofemoral chondromalacia is not a contraindication for fixed-bearing medial unicompartmental knee arthroplasty. J Arthroplast. 2017;32:1786–1791.

[19] Hamilton TW, Pandit HG, Jenkins C, Mellon SJ, Dodd CAF, Murray DW. Evidence-based indications for mobile-bearing unicompartmental knee arthroplasty in a consecutive cohort of thousand knees. J Arthroplast. 2017;32:1779–1785.

[20] Ollivier M, Parratte S, Lunebourg A, Viehweger E, Argenson JN. The John Insall award: no functional benefit after unicompartmental knee arthroplasty performed with patient-specific instrumentation: a randomized trial. Clin Orthop Relat Res. 2016;474:60–68.

[21] Ng CTJ, Newman S, Harris S, Clarke S, Cobb J. Patient-specific instrumentation improves alignment of lateral unicompartmental knee replacements by novice surgeons. Int Orthop. 2017;41:1379–1385.

[22] Alvand A, Khan T, Jenkins C, Rees JL, Jackson WF, Dodd CAF, et al. The impact of patient-specific instrumentation on unicompartmental knee arthroplasty: a prospective randomised controlled study. Knee Surg Sports Traumatol Arthrosc. 2018;26:1662–1670.

[23] Leenders AM, Schotanus MGM, Wind RJP, Borghans RAP, Kort NP. A high rate of tibial plateau fractures after early experience with patient-specific instrumentation for unicompartmental knee arthroplasties. Knee Surg Sports Traumatol Arthrosc. 2018;26:3491–3498.

[24] Flury A, Hasler J, Dimitriou D, Antoniadis A, Finsterwald M, Helmy N. Midterm clinical and radiographic outcomes of 115 consecutive patient-specific unicompartmental knee arthroplasties. Knee. 2019;26:889–896.

[25] Picard F, Moody J, DiGioia AM III, Jaramaz B. Clinical classifications of CAOS systems. In: DiGioia III AM, Jaramaz B, Picard F, Nolte LP, editors. Computer and robotic assisted hip and knee surgery. NewYork: Oxford University Press; 2004. p. 43–48.

[26] Netravali NA, Shen F, Park Y, Bargar WL. A perspective on robotic assistance for knee arthroplasty. Adv Orthop. 2013;2013:970703.

[27] Moschetti WE, Konopka JF, Rubash HE, Genuario JW. Can robot-assisted unicompartmental knee arthroplasty be cost-effective? A Markov decision analysis. J Arthroplast. 2016;31:759–765.

[28] Song EK, Mohite N, Lee SH, Na BR, Seon JK. Comparison of outcome and survival after unicompartmental knee arthroplasty between navigation and conventional techniques with an average 9-year follow-up. J Arthroplast. 2016;31:395–400.

[29] Bell SW, Anthony I, Jones B, MacLean A, Rowe P, Blyth M. Improved accuracy of component positioning with robotic-assisted unicompartmental knee arthroplasty: data from a prospective, randomized controlled study. J Bone Joint Surg Am. 2016;98:627–635.

[30] van der List JP, Chawla H, Joskowicz L, Pearle AD. Current state of computer navigation and robotics in unicompartmental and total knee arthroplasty: a systematic review with meta-analysis. Knee Surg Sports Traumatol Arthrosc. 2016;24:3482–3495.

[31] Pearle AD, van der List JP, Lee L, Coon TM, Borus TA, Roche MW. Survivorship and patient satisfaction of robotic-assisted medial unicompartmental knee arthroplasty at a minimum two-year follow-up. Knee. 2017;24:419–428.

[32] Chowdhry M, Khakha RS, Norris M, Kheiran A, Chauhan SK. Improved survival of computer-assisted unicompartmental knee arthroplasty: 252 cases with a minimum follow-up of 5 years. J Arthroplast. 2017;32:1132–1136.

[33] Gaudiani MA, Nwachukwu BU, Baviskar JV, Sharma M, Ranawat AS. Optimization of sagittal and coronal planes with robotic-assisted unicompartmental knee arthroplasty. Knee. 2017;24:837–843.

[34] Rauck RC, Blevins JL, Cross MB. Component placement accuracy in unicompartmental knee arthroplasty is improved with robotic-assisted surgery: will it have an effect on outcomes? HSS J. 2018;14:211–213.

[35] Chona D, Bala A, Huddleston JI 3rd, Goodman SB, Maloney WJ, Amanatullah DF. Effect of computer navigation on complication rates following unicompartmental knee arthroplasty. J Arthroplast. 2018;33:3437–3440.e1.

[36] Lonner JH, Klement MR. Robotic-assisted medial unicompartmental knee arthroplasty: options and outcomes. J Am Acad Orthop Surg. 2019;27:e207–e214.

[37] Lonner JH, Kerr GJ. Low rate of iatrogenic complications during unicompartmental knee arthroplasty with two semiautonomous robotic systems. Knee. 2019;26:745–749.

[38] Dretakis K, Igoumenou VG. Outcomes of robotic-arm-assisted medial unicompartmental knee arthroplasty: minimum 3-year follow-up. Eur J Orthop Surg Traumatol. 2019;29:1305–1311.

[39] Zambianchi F, Franceschi G, Rivi E, Banchelli F, Marcovigi A, Nardacchione R, et al. Does component placement affect short-term clinical outcome in robotic-arm assisted unicompartmental knee arthroplasty? Bone Joint J. 2019;101-B:435–442.

[40] Zambianchi F, Franceschi G, Rivi E, Banchelli F, Marcovigi A, Khabbazè C, et al. Clinical results and short-term survivorship of robotic-arm-assisted medial and lateral unicompartmental knee arthroplasty. Knee Surg Sports Traumatol Arthrosc. 2019. https://doi.org/10.1007/s00167-019-05566-4.

[41] Robinson PG, Clement ND, Hamilton D, Blyth MJG, Haddad FS, Patton JT. A systematic review of robotic-assisted unicompartmental knee arthroplasty: prosthesis design and type should be reported. Bone Joint J. 2019;101-B:838–847.

[42] Suda Y, Takayama K, Ishida K, Hayashi S, Hashimoto S, Niikura T, et al. Improved implant alignment accuracy with an accelerometer-based portable navigation system in medial unicompartmental knee arthroplasty. Knee Surg Sports Traumatol Arthrosc. 2019. doi: https://doi.org/10.1007/s00167-019-05669-y.

[43] Clement ND, Deehan DJ, Patton JT. Robot-assisted unicompartmental knee arthroplasty for patients with isolated medial compartment osteoarthritis is cost-effective: a Markov decision analysis. Bone Joint J. 2019;101-B:1063–1070.

[44] Matsui Y, Fukuoka S, Masuda S, Matsuura M, Masada T, Fukunaga K. Accuracy of tibial component placement in unicompartmental knee arthroplasty performed using an accelerometer-based portable

navigation system. Knee Surg Sports Traumatol Arthrosc. 2019. https://doi.org/10.1007/s00167-019-05752-4.

[45] Ko YB, Gujarathi MR, Oh KJ. Outcome of unicompartmental knee arthroplasty: a systematic review of comparative studies between fixed and mobile bearings focusing on complications. Knee Surg Relat Res. 2015;27:141–148.

[46] Choy WS, Lee KW, Kim HY, Kim KJ, Chun YS, Yang DS. Mobile bearing medial unicompartmental knee arthroplasty in patients whose lifestyles involve high degrees of knee flexion: a 10-14year follow-up study. Knee. 2017;24:829–836.

[47] Cao Z, Niu C, Gong C, Sun Y, Xie J, Song Y. Comparison of fixed-bearing and mobile-bearing unicompartmental knee arthroplasty: a systematic review and meta-analysis. J Arthroplast. 2019;34:3114–3123.e3.

[48] Burger JA, Kleeblad LJ, Sierevelt IN, Horstmann WG, Nolte PA. Bearing design influences shortto mid-term survivorship, but not functional outcomes following lateral unicompartmental knee arthroplasty: a systematic review. Knee Surg Sports Traumatol Arthrosc. 2019;27:2276–2288.

[49] Hawi N, Plutat J, Kendoff D, Suero EM, Cross MB, Gehrke T, et al. Midterm results after unicompartmental knee replacement with all-polyethylene tibial component: a single surgeon experience. Arch Orthop Trauma Surg. 2016;136:1303–1307.

[50] Koh IJ, Suhl KH, Kim MW, Kim MS, Choi KY, In Y. Use of all-polyethylene tibial components in unicompartmental knee arthroplasty increases the risk of early failure. J Knee Surg. 2017;30:807–815.

[51] Innocenti B, Pianigiani S, Ramundo G, Thienpont E. Biomechanical effects of different varus and valgus alignments in medial unicompartmental knee arthroplasty. J Arthroplast. 2016;31:2685–2691.

[52] Bradley B, Middleton S, Davis N, Williams M, Stocker M, Hockings M, et al. Discharge on the day of surgery following unicompartmental knee arthroplasty within the United Kingdom NHS. Bone Joint J. 2017;99-B:788–792.

[53] Gruskay J, Richardson S, Schairer W, Kahlenberg C, Steinhaus M, Rauck R, et al. Incidence and safety profile of outpatient unicompartmental knee arthroplasty. Knee. 2019;26:708–713.

[54] Ford MC, Walters JD, Mulligan RP, Dabov GD, Mihalko WM, Mascioli AM, et al. Safety and cost-effectiveness of outpatient unicompartmental knee arthroplasty in the ambulatory surgery center: a matched cohort study. Orthop Clin North Am. 2020;51:1–5.

[55] Liddle AD, Pandit H, Judge A, Murray DW. Patient-reported outcomes after total and unicompartmental knee arthroplasty: a study of 14,076 matched patients from the National Joint Registry for England and Wales. Bone Joint J. 2015;97-B:793–801.

[56] Parratte S, Ollivier M, Lunebourg A, Abdel MP, Argenson JN. Long term results of compartmental arthroplasties of the knee: long term results of partial knee arthroplasty. Bone Joint J. 2015;97-B(10 Suppl A):9–15.

[57] Vasso M, Del Regno C, Perisano C, D'Amelio A, Corona K, Schiavone PA. Unicompartmental knee arthroplasty is effective: ten year results. Int Orthop. 2015;39:2341–2346.

[58] Walker T, Streit J, Gotterbarm T, Bruckner T, Merle C, Streit MR. Sports, physical activity and patient-reported outcomes after medial unicompartmental knee arthroplasty in young patients. J Arthroplast. 2015;30:1911–1916.

[59] Pandit H, Hamilton TW, Jenkins C, Mellon SJ, Dodd CA, Murray DW. The clinical outcome of minimally invasive phase 3 Oxford unicompartmental knee arthroplasty: a 15-year follow-up of 1000 UKAs. Bone Joint J. 2015;97-B:1493–1500.

[60] Howieson A, Farrington W. Unicompartmental knee replacement in the elderly: a systematic review. Acta Orthop Belg. 2015;81:565–571.

[61] Iacono F, Raspugli GF, Akkawi I, Bruni D, Filardo G, Budeyri A, et al. Unicompartmental knee arthroplasty in patients over 75 years: a definitive solution? Arch Orthop Trauma Surg. 2016;136:117–123.

[62] Ali AM, Pandit H, Liddle AD, Jenkins C, Mellon S, Dodd CA, et al. Does activity affect the outcome of the Oxford unicompartmental knee replacement? Knee. 2016;23:327–330.

[63] Zuiderbaan HA, van der List JP, Chawla H, Khamaisy S, Thein R, Pearle AD. Predictors of subjective outcome after medial unicompartmental knee arthroplasty. J Arthroplast. 2016;31:1453–1458.

[64] Lee M, Huang Y, Chong HC, Ning Y, Lo NN, Yeo SJ. Predicting satisfaction for unicompartmental knee arthroplasty patients in an Asian population. J Arthroplast. 2016;31:1706–1710.

[65] Konan S, Haddad FS. Does location of patellofemoral chondral lesion influence outcome after Oxford medial compartmental knee arthroplasty? Bone Joint J. 2016;98-B(10 Supple B):11–15.

[66] Bottomley N, Jones LD, Rout R, Alvand A, Rombach I, Evans T, et al. A survival analysis of 1084 knees of the Oxford unicompartmental knee arthroplasty: a comparison between consultant and trainee surgeons. Bone Joint J. 2016;98-B(10 Supple B):22–27.

[67] Emerson RH, Alnachoukati O, Barrington J, Ennin K. The results of Oxford unicompartmental knee arthroplasty in the United States: a mean ten-year survival analysis. Bone Joint J. 2016;98-B(10 Supple B):34–40.

[68] Lisowski LA, Meijer LI, Bekerom MP, Pilot P, Lisowski AE. Ten- to 15-year results of the Oxford phase III mobile unicompartmental knee arthroplasty: a prospective study from a non-designer group. Bone Joint J. 2016;98-B(10 Supple B):41–47.

[69] van der List JP, Chawla H, Zuiderbaan HA, Pearle AD. The role of preoperative patient characteristics on outcomes of unicompartmental knee arthroplasty: a meta-analysis critique. J Arthroplast. 2016;31:2617–2627.

[70] Forster-Horváth C, Artz N, Hassaballa MA, Robinson JR, Porteous AJ, Murray JR, et al. Survivorship and clinical outcome of the minimally invasive Uniglide medial fixed bearing, all-polyethylene tibia, unicompartmental knee arthroplasty at a mean follow-up of 7.3 years. Knee. 2016;23:981–986.

[71] Campi S, Pandit HG, Dodd CAF, Murray DW. Cementless fixation in medial unicompartmental knee arthroplasty: a systematic review. Knee Surg Sports Traumatol Arthrosc. 2017;25:736–745.

[72] Streit MR, Streit J, Walker T, Bruckner T, Philippe Kretzer J, Ewerbeck V, et al. Minimally invasive Oxford medial unicompartmental knee arthroplasty in young patients. Knee Surg Sports Traumatol Arthrosc. 2017;25:660–668.

[73] Pandit HG, Campi S, Hamilton TW, Dada OD, Pollalis S, Jenkins C, et al. Five-year experience of cementless Oxford unicompartmental knee replacement. Knee Surg Sports Traumatol Arthrosc. 2017;25:694–702.

[74] Kerens B, Schotanus MGM, Boonen B, Boog P, Emans PJ, Lacroix

H, et al. Cementless versus cemented Oxford unicompartmental knee arthroplasty: early results of a non-designer user group. Knee Surg Sports Traumatol Arthrosc. 2017;25:703–709.

[75]Hamilton TW, Pandit HG, Inabathula A, Ostlere SJ, Jenkins C, Mellon SJ, Dodd CA, Murray DW. Unsatisfactory outcomes following unicompartmental knee arthroplasty in patients with partial thickness cartilage loss: a medium-term follow-up. Bone Joint J. 2017;99-B:475–482.

[76]Hamilton TW, Rizkalla JM, Kontochristos L, Marks BE, Mellon SJ, Dodd CAF, et al. The interaction of caseload and usage in determining outcomes of unicompartmental knee arthroplasty: a meta-analysis. J Arthroplast. 2017;32:3228–3237.e2.

[77]Blaney J, Harty H, Doran E, O'Brien S, Hill J, Dobie I, Beverland D. Five-year clinical and radiological outcomes in 257 consecutive cementless Oxford medial unicompartmental knee arthroplasties. Bone Joint J. 2017;99-B:623–631.

[78]Kleeblad LJ, van der List JP, Zuiderbaan HA, Pearle AD. Regional f3moral and tibial radiolucency in cemented unicompartmental knee arthroplasty and the relationship to functional outcomes. J Arthroplast. 2017;32:3345–3351.

[79]van der List JP, Sheng DL, Kleeblad LJ, Chawla H, Pearle AD. Outcomes of cementless unicompartmental and total knee arthroplasty: a systematic review. Knee. 2017;24:497–507.

[80]Kim YJ, Kim BH, Yoo SH, Kang SW, Kwack CH, Song MH. Mid-term results of Oxford medial unicompartmental knee arthroplasty in young Asian patients less than 60 years of age: a minimum 5-year follow-up. Knee Surg Relat Res. 2017;29:122–128.

[81]Tadros BJ, Dabis J, Twyman R. Short-term outcome of unicompartmental knee arthroplasty in the octogenarian population. Knee Surg Sports Traumatol Arthrosc. 2018;26:1571–1576.

[82]Panzram B, Bertlich I, Reiner T, Walker T, Hagmann S, Gotterbarm T. Cementless Oxford medial unicompartmental knee replacement: an independent series with a 5-year-follow-up. Arch Orthop Trauma Surg. 2017;137:1011–1017.

[83]Xue H, Tu Y, Ma T, Wen T, Yang T, Cai M. Up to twelve year follow-up of the Oxford phase three unicompartmental knee replacement in China: seven hundred and eight knees from an independent centre. Int Orthop. 2017;41:1571–1577.

[84]Mohammad HR, Strickland L, Hamilton TW, Murray DW. Long-term outcomes of over 8,000 medial Oxford phase 3 unicompartmental knees-a systematic review. Acta Orthop. 2018;89:101–107.

[85]Hutt JRB, Sur A, Sur H, Ringrose A, Rickman MS. Outcomes and early revision rate after medial unicompartmental knee arthroplasty: prospective results from a non-designer single surgeon. BMC Musculoskelet Disord. 2018;19(1):172.

[86]Heaps BM, Blevins JL, Chiu YF, Konopka JF, Patel SP, McLawhorn AS. Improving estimates of annual survival rates for medial unicompartmental knee arthroplasty, a meta-analysis. J Arthroplast. 2019;34:1538–1545.

[87]Jennings JM, Kleeman-Forsthuber LT, Bolognesi MP. Medial unicompartmental arthroplasty of the knee. J Am Acad Orthop Surg. 2019;27:166–176.

[88]Kim KT, Lee S, Lee JI, Kim JW. Analysis and treatment of complications after unicompartmental knee arthroplasty. Knee Surg Relat Res. 2016;28:46–54.

[89]van der List JP, Zuiderbaan HA, Pearle AD. Why do medial unicompartmental knee arthroplasties fail today? J Arthroplast. 2016;31:1016–1021.

[90]Inui H, Taketomi S, Yamagami R, Tahara K, Tanaka S. Snapping pes syndrome after unicompartmental knee arthroplasty. Knee Surg Relat Res. 2016;28:172–175.

[91]Chen JY, Loh B, Woo YL, Chia SL, Lo NN, Yeo SJ. Fixed flexion deformity after unicompartmental knee arthroplasty: how much is too much. J Arthroplast. 2016;31:1313–1316.

[92]Ahn JH, Kang HW, Yang TY, Lee JY. Risk factors of post-operative malalignment in fixed-bearing medial unicompartmental knee arthroplasty. Int Orthop. 2016;40:1455–1463.

[93]Inui H, Taketomi S, Yamagami R, Sanada T, Shirakawa N, Tanaka S. Impingement of the mobile bearing on the lateral wall of the tibial tray in unicompartmental knee arthroplasty. J Arthroplast. 2016;31:1459–1464.

[94]van der List JP, Zuiderbaan HA, Pearle AD. Why do lateral unicompartmental knee arthroplasties fail today? Am J Orthop (Belle Mead NJ). 2016;45:432–462.

[95]Hernandez NM, Petis SM, Hanssen AD, Sierra RJ, Abdel MP, Pagnano MW. Infection after unicompartmental knee arthroplasty: a high risk of subsequent complications. Clin Orthop Relat Res. 2019;477:70–77.

[96]Bae JH, Kim JG, Lee SY, Lim HC, In Y, MUKA Study Group. Epidemiology of bearing dislocations after mobile-bearing unicompartmental knee arthroplasty: multicenter analysis of 67 bearing dislocations. J Arthroplast. 2020;35(1):265–271.

[97]Song SJ, Bae DK, Kim KI, Park CH. Long-term survival is similar between closed-wedge high tibial osteotomy and unicompartmental knee arthroplasty in patients with similar demographics. Knee Surg Sports Traumatol Arthrosc. 2019;27:1310–1319.

[98]Arias-de la Torre J, Valderas JM, Evans JP, Martín V, Molina AJ, Muñoz L, Catalan Arthroplasty Register Steering Committee (RACat), et al. Differences in risk of revision and mortality between total and unicompartmental knee arthroplasty. The influence of hospital volume. J Arthroplast. 2019;34:865–871.

[99]Migliorini F, Tingart M, Niewiera M, Rath B, Eschweiler J. Unicompartmental versus total knee arthroplasty for knee osteoarthritis. Eur J Orthop Surg Traumatol. 2019;29:947–955.

[100]Lombardi AV Jr, Kolich MT, Berend KR, Morris MJ, Crawford DA, Adams JB. Revision of unicompartmental knee arthroplasty to total knee arthroplasty: is it as good as a primary result? J Arthroplast. 2018;33:S105–S108.

[101]Lim JBT, Pang HN, Tay KJD, Chia SL, Lo NN, Yeo SJ. Clinical outcomes and patient satisfaction following revision of failed unicompartmental knee arthroplasty to total knee arthroplasty are as good as a primary total knee arthroplasty. Knee. 2019;26:847–852.

[102]El-Galaly A, Kappel A, Nielsen PT, Jensen SL. Revision risk for total knee arthroplasty converted from medial unicompartmental knee arthroplasty: comparison with primary and revision arthroplasties, based on mid-term results from the Danish Knee Arthroplasty Registry. J Bone Joint Surg Am. 2019;101(22):1999–2006.

[103]Liddle AD, Pandit H, Judge A, Murray DW. Optimal usage of unicompartmental knee arthroplasty: a study of 41,986 cases from the National Joint Registry for England and Wales. Bone Joint J. 2015;97-B:1506–1511.

第 10 章

三间室膝关节骨性关节炎：全膝关节置换术

E. Carlos Rodríguez-Merchán,

Hortensia De la Corte-Rodríguez,

Juan M. Román-Belmonte

10.1 引言

全膝关节置换术（Total Knee Arthroplasty，TKA）是目前世界范围内应用最广泛的骨科手术。TKA 主要目的是减轻疼痛和恢复功能。当膝关节的 3 个间室（髌股关节、胫股内侧关节和胫股外侧关节）中至少有 2 个发生退行性改变时，就具备了 TKA 的指征，如果只有单间室受累，也可以考虑手术治疗。一旦保守治疗失败（如减肥、运动康复、肌肉增强、口服镇痛药、关节腔注射和其他既往手术等），应考虑行 TKA。TKA 患者满意度达 80%，效果良好。在英国，每年有超过 10 万例的 TKA 手术[1]。

在美国，TKA 手术量已达到每年 70 万例，而且预计还会增加，尽管最近的经济危机[2]对卫生系统造成了重大影响。正在制定全球管理这一疾病的新战略，这些战略促进了加速康复、门诊手术和同期双侧手术的实施。

世界各国的关节置换登记系统记录显示，60 岁以下的 TKA 患者越来越多地接受翻修手术，约占所有手术患者的 15%[3]。这一年龄组中严重骨关节炎增加的主要原因是肥胖控制不良的增加[4]。尽管在减少聚乙烯磨损和新式假体的设计方面有所改善，但在植入后的 1、2 和 5 年，年龄在 55 岁以下的接受初次 TKA 的患者比老年患者更有可能需要翻修手术[5]。

需要 TKA 的主要病因仍然是原发性骨性关节炎，其次是炎性关节病，随着新生物疗法的发展，炎性关节病占 TKA 手术病例的比例已经明显下降[6]。

尽管 80% 的患者对 TKA 感到满意，但有 15%~20% 的患者仍效果不佳。多项研究表明，因创伤性关节炎而行 TKA 的患者发生浅表和深部感染以及深静脉血栓形成（Deep Vein Thrombosis，DVT）的风险较高，并发现并发症发生率显著增加（14%~67%）[8-9]。

目前对于 TKA 手术的争议主要集中于几个方面：如围手术期相关的疼痛、失血、假体设计、骨水泥的必要性、导航和机器人辅助手术、手术技术的相关问题（如使用止血带和引流）、髌骨置换和机械或动态对线。本章将回顾相关文献，对上述问题进行讨论。

10.2 患者准备：出血管理、感染风险和血栓预防

10.2.1 出血管理

术者应优化 TKA 的围手术期管理策略，减少患者的出血和感染风险，并注意实施抗凝治疗。

术前对患者进行教育可以帮助减轻手术过程带来的焦虑，建立目标和期望，控制症状，并解释出院和术后康复时间表。

与 TKA 相关的输血率可达 20%，随之而来的是血库资源的减少和输血过程的相关风险[10]。需要改进围术期管理以减少出血风险，包括优化术前血红蛋白水平，在手术技术中应用彻底而谨慎的止血，以及控制术后出血。

在术前，必须确定与凝血相关的疾病，使用抗血小板和抗凝药物，控制血红蛋白水平，并通过补充铁或促红细胞生成素使相关指标达到正常。

近年来，关于术中使用抗纤溶药物和引流的方

案、止血带的影响，以及广泛使用的硬膜外麻醉、适当的手术室温度和控制性降压等问题，始终存在争议。

有关出血的问题，采用骨块封闭股骨髓腔有助于减少出血、输血率和术后血肿[11~12]。

在抗纤溶药物中，氨甲环酸已证明其在骨科手术中预防失血方面的作用[13~14]。目前争论主要集中在剂量、应用时间、给药途径及其与止血带的关系。静脉注射是最广泛使用的方法，并采取低剂量（15~35mg/kg）给药。近年来，局部或关节内给药途径在心血管高危患者中获得了广泛的应用，其疗效与静脉使用相似，且安全性较高。近年来生物型假体的使用有所增加，近期一项研究表明，与骨水泥假体相比，局部应用氨甲环酸可减少生物型假体植入后的出血量和输血需求[16]。

赖氨酸类似物氨基己酸是另一种具有类似氨甲环酸机制的抗纤溶药物。一项包含 1691 名患者的Meta 分析发现，氨基己酸和氨甲环酸在失血、输血需求或血栓栓塞并发症发生率方面没有显著的统计学差异[17]。因此，氨基己酸是无法使用氨甲环酸时的有效替代品。

尽管引流可以降低感染和手术伤口并发症的发生率，但目前证据显示引流管的放置与假体周围感染（浅层或深部）之间无统计学相关性。应用负压引流对 DVT 和手术伤口开裂等短期并发症的影响较小[18]。据估计，每名患者的费用为 31.87 美元[19]。因此，在初次手术和膝关节翻修术中不推荐常规使用引流。

止血带是 TKA 中另一种常用的辅助手段。Berry 等发表的研究表明，美国髋关节和膝关节外科医生协会约 95% 的外科医生在 TKA 术中使用止血带[20]。其优点包括更好的手术视野、更短的手术时间、更好的骨水泥固定技术和更少的术中出血量。缺点包括短暂性缺氧引起的缺血、血管和软组织损伤、纤溶活性增加。因此，关于在 TKA 中是否需要使用止血带始终存在争议。Shen 等认为，不使用止血带或仅在放置假体时使用止血带是首选的方法，可以实现更快的功能恢复和较低的 DVT 发生率和并发症[21]。目前的一项 Meta 分析结果显示，使用止血带可以显著减少术中失血量、估计总失血量和手术时间，但不能显著降低输血率和 DVT[22]。

10.2.2　感染风险

降低感染率可以降低关节置换术相关的费用和并发症。深部感染是 TKA 最严重的并发症之一，全球感染率为 1%~2%。为了降低 TKA 术后感染的可能性，必须控制术前因素，如营养状况、肥胖、糖尿病、不良习惯（吸烟、酗酒）、免疫抑制剂和激素的使用、合并炎症和传染病等。

预防感染的措施旨在通过刷手和局部鼻腔使用莫匹罗星而去除非定植的金黄色葡萄球菌，这一细菌是假体周围感染最常见的致病菌[23]。

手术区消毒用酒精和氯已定，彻底的手部卫生、戴双层手套以及在进入手术室之前必要时剃须，层流设备是另外的感染控制措施。手术开始前 60min 内应用抗生素的选择取决于各国的临床指南。头孢唑啉 2 g 是使用最广泛的用药方案，对 β - 内酰胺类抗生素过敏的患者可以采用缓慢输注万古霉素 15mg/kg 术前使用[24]。美国 CDC 和世界卫生组织建议手术后无须继续预防感染[25]。然而，根据美国髋关节和膝关节外科医师协会的建议，绝大多数病例仍在术后 24h 内预防性使用抗生素[26]。

近年来，有研究建议将抗生素的覆盖范围扩大到高危患者（糖尿病、主动吸烟、BMI >35、慢性肝病、自身免疫性疾病、耐甲氧西林金黄色葡萄球菌或对甲氧西林敏感的金黄色葡萄球菌[27]）7 天以上。然而，有必要评估这些治疗方案的长期效果、相关费用以及多重耐药微生物的出现情况[28]。

在初次 TKA 手术中[29]，使用带抗生素骨水泥的益处仍存在争议。近期一项研究结果建议进行风险分层，并需要有选择地确定可能获益的病例[30]。

10.2.3　血栓预防

TKA 手术患者发生 DVT 和肺血栓栓塞的风险分别为 0.45% 和 5.30%[31]。血栓预防措施包括物理预防和药物治疗。必须坚持早期运动和下肢锻炼，以实现膝关节全角度的活动。除非有明显的动脉供血不足，应使用弹力袜，并应高于手术切口近端。对于药物抗凝尚有争议。大约 80% 的美国外科医生使用阿司匹林，而在欧洲，使用低分子肝素（依诺肝素）仍然是金标准[32]。从 2008 年到 2016 年，DVT 和肺栓塞的发生率显著降低，这表明目前的治疗和预防措施是有效的。目前证据表明，新型抗凝药在降低术后血栓栓塞风险方面是有效的，但可能与出血率和伤口并发症的增加有关[34]。关键是识别高危患者（既往有 DVT、肥胖、血管疾病、凝血障碍），并对此类患者实施个体化抗凝治疗，以优化安全性和有效性[35]。

10.3 术后急性疼痛的处理

随着 TKA 加速康复策略的实施，充分控制和管理手术过程相关的术后疼痛非常重要。疼痛管理不仅有利于早期活动和更好的功能恢复，而且还能最大限度地减少住院时间和不良反应的发生。

关于这一问题应重点加强与麻醉科的协作。关于麻醉方式的差异尚不明确，脊髓麻醉相比全身麻醉并发症率相对较低，主要包括：肺功能不全、急性肾功能衰竭、尿路感染、手术伤口感染、深静脉血栓形成、输血以及再入院等任何原因[36]。然而，最近的一项 Cochrane 综述认为[37]，与安慰剂治疗相比，接受外周神经阻滞患者在休息和运动时的疼痛

更轻，阿片类药物相关不良事件更少，在术后护理中意外跌倒更少。根据这些观点，Paauwe 等进行了一项初步研究，发现在 TKA 术后接受神经阻滞的患者中，股四头肌的效力将丧失 33%[38]。

经典的术后镇痛包括口服或静脉使用阿片类药物、硬膜外麻醉和患者自控镇痛。尽管作为辅助镇痛有效，不良事件已被报道，包括恶心、呕吐、呼吸抑制、术后肠梗阻、尿潴留和躯体依赖。在美国，由于对这一药物群体庞大，因为出现了严重的药品依赖危机，由此研发了新的镇痛方案[39]。近年来，术中关节周围注射技术已得到普及。脂质体布比卡因可以在术后维持其止痛效果达 72h。它的成本约为 300 欧元（1 欧元 ≈ 7.67 人民币），而传统的布比卡因只有该药的 0.5%，成本为 1.24 欧元。一项 Meta 分析研究显示[40]，与股神经阻滞相比，脂质体布比卡因可加速术后功能恢复、缩短住院时间、减少吗啡总消耗量。

基于 9 年来使用硬膜外麻醉联合术后非阿片类药物镇痛的经验，我们始终在术中进行关节周围的鸡尾酒注射，配方包括：生理盐水 50mL、肾上腺素 300μg、硫酸吗啡 10mg、妥布霉素 100mg、倍他米松磷酸钠 6mg、倍他米松醋酸 6mg 和罗哌卡因

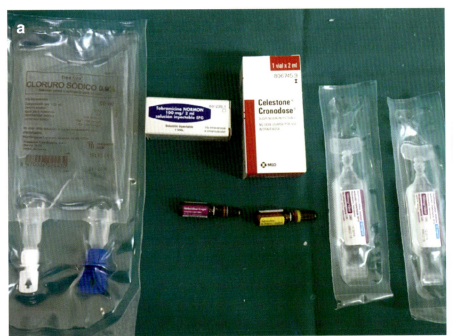
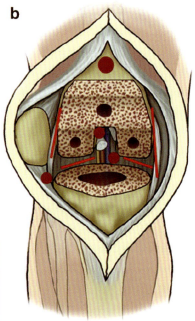

图 10.1 （a）辅助术后镇痛的"鸡尾酒"配方：生理盐水、肾上腺素、吗啡、妥布霉素、倍他米松和罗哌卡因。（b）注射部位包括：股四头肌腱、内外侧支持带、髌下脂肪垫、内外侧副韧带、后交叉韧带胫骨止点和前交叉韧带股骨止点

200mg。图 10.1 列举了我们在术中行关节周围注射的药物配方。

将该配方注射入后关节囊、侧副韧带、鹅足和股四头肌腱，通常在完成截骨面冲洗安装假体前进行，可以获得良好的镇痛效果 [41]。

然而，TKA 术后镇痛治疗的最佳方法仍不清楚，需要进一步的研究。该方法必须由一个多学科团队进行，包括外科医生、麻醉师、护士和物理治疗师。

10.4 疗效评估和全国注册登记系统的作用

TKA 是一种经临床结果验证且具有良好花费 – 收效的外科手术。对其效果的评估仍然是争论的焦点，引起了医生、研究人员、患者和卫生保健委员会的兴趣。

手术后患者的满意度仍然是评价手术结果的最重要参数，如优、良、差。我们通过问卷调查（PROMs）来获得相关数据。表 10.1 列举了目前最常用的 PROMs。

然而，PROMs 并未涉及有关医院清洁和护理人员工作的问题，虽然这也是手术重要组成部分，并且对于提高治疗过程的质量非常重要。

最近的一项系统回顾分析了超过 32 种类型的问卷，认为以下几种应用最广：WOMAC 指数、KOOS 和牛津膝关节评分（Oxford Knee Score，OKS）[42]。通过这些问卷数据可以更好地了解 TKA 术后影响功能结果的因素：术前症状、预期、并发症、年龄和精神状态 [43]。

为了让我们提供给患者更好的接近预期疗效的治疗，必须对上述因素进行研究。近期研究显示女性、高龄、抑郁量表评分高和症状持续时间超过 50 个月是 TKA 治疗效果预期较低的相关因素 [44]。表 10.2 根据不同手术方式，列举了患者的预期和术后满意的相关因素 [45]。

总体而言，15%~20% 的患者对 TKA 手术是不满意的，即获益较小或者认为术后效果不佳。近期研究发现术前危险因素如过早接受手术和基线健康状态较差和髋膝置换术后 3 年内的较低满意度相关。为了提高手术疗效，对于存在焦虑或医院的患者应当介绍给神经科医生或排除疼痛是否由关节病变所引起。术中因素影响患者满意度，包括胫骨假体前倾放置和股骨假体外翻，应当尽可能避免 [46]。

大多数研究表明证据水平低，使用不同的方法评估疗效，很少有研究使用真正可靠的满意度评测工具 [47]。通过对 PROMs 进行标准化，并将其纳入国家注册登记系统，可以让研究人员对这些数据进行对比研究，评估变异和影响疗效的因素 [48]。

在其他贡献中，使用全国注册登记系统可以让我们评估新式假体的效果和可靠性。Vasarhelyi 等基于 4 个全国注册登记系统的数据，收集超过 40 000 例关节置换手术病例，评估了一种新假体的短期疗效。结果显示该假体的临床疗效和失败率与现有已上市产品类似 [49]。

全国注册登记系统的作用是收集中心、地区或全国的数据，分析并得出与置换手术相关的患者、手术技术和危险因素的结论，这些因素会与临床疗

表 10.1　最常用的 PROMs

总体情况评估量表	特定功能的量表
EQ-5D-3-L	牛津膝关节评分（OKS）
EQ-5D-5-L	膝关节损伤与骨性关节炎预后评分（KOOS）
SF-36	
PROMIS-10	KOOS 简表（并节置换）（KOOS-JR）
Global	安大略省西部和 McMaster 大学骨性关节炎指数（WOMAC）
	California 大学洛杉矶分校（UCLA）活动评分

表 10.2　根据手术部位划分的患者术前预期和术后满意度相关因素

手术部位	术前预期	满意度
髋膝关节	受教育程度较高	符合术前预期
	术前功能较差	症状改善
	既往有关节置换手术史	功能改善
		并发症较少
肩关节	低龄	符合术前预期
	职业	症状改善
	对疾病的了解程度	总体健康状态改善
	术前功能较差	结婚并找到工作
脊柱	低龄	符合术前预期
	功能障碍较重	
	男性	

效直接相关。自 1969 年以来，梅奥诊所注册中心已经收集了超过 10 万例关节置换手术的数据。瑞典 TKA 注册中心从 1975 年开始运行，除了在假体感染领域做出了许多贡献外，还帮助建立了 10 年翻修率最低（4%）的最小聚乙烯厚度标准。于此类似，芬兰（1980）、挪威（1987）、丹麦（1997）、新西兰（1998）、澳大利亚（1999）、英国（2003）、斯洛伐克（2003）和德国（2007）也都开始此项工作。以全球化为目标，国际关节置换术注册协会成立，拥有 11 个创始会员和 14 个准会员。其主要目的是通过全球性的数据研究来提高关节置换手术的疗效，并形成一个统一的国家注册登记系统框架[50]。

因此，正如英国国家联合注册中心所反映的，注册中心的目标之一是在早期识别出存在问题的假体植入物，并及时纠正临床实践[51]。监测还集中于个别外科医生和医院，定期反馈他们的活动和结果，这是反映绩效和实施措施以确保临床实践质量的关键。

德国的注册系统始于 2010 年，但已经收集了超过 100 万例手术的数据，显示了一个总体趋势，即拥有大量关节置换手术病例的医院，翻修率较低[52]。

澳大利亚注册系统提供的数据显示，生物型假体和后稳定型假体的翻修率更高。单髁置换的手术率从 2003 年的 19% 上升到 2017 年的 5.7%。在此期间，15 年翻修的累积百分比 4.4%~14.3%，具体取决于假体类型。有两个模型甚至给出了低于 5% 的比率。该注册系统还提供了关于高交联聚乙烯、导航手术和个体化导板具有优势的数据[53]。

在近期发表的一篇研究中，Lubbeke 等介绍了过去 15 年来各种国家登记系统的演变及其现状[54]。虽然在合并标准方面做出了巨大的努力，但每个登记系统所收集的数据的异质性阻碍了具有国际标准的研究实施。国家注册等级系统目前主要关注通过监测翻修手术、评估手术和围手术期护理质量以及监测医院管理来实现假体植入物的终生监测。

Berry 等近期发表的一项研究表明，尽管只是观察性研究，但迄今为止的记录已经得出了几个有趣推论[55]：（1）关节置换术后 10 年内的失败病例有 1/3~1/2 发生在术后 2 年内；（2）TKA 术后感染男性多于女性；（3）与老年患者相比，年轻患者的

TKA 疗效更加难以预测；（4）新假体（生物型假体和高交联聚乙烯）改善了髋关节置换术的效果。未来的研究应侧重于标准化患者满意度措施和优化 TKA 翻修后患者的满意度。

10.5　TKA 的成本 – 效果分析

考虑到 TKA 是世界上最普遍开展的外科手术之一，并且数量还将逐年增加，因此有必要进行成本 – 效果分析。针对该问题的系统综述研究表明，与非手术策略相比，尤其是在手术因各种原因而延迟的情况下，人工髋关节和膝关节置换术都是成本效果较高的干预措施。各种类型 TKA 中规模最大、时间最长的随机对照研究之一显示，EQ–5D（1= 完全健康，0= 死亡）测量的平均生活质量从术前的 0.39 增加到术后 1 年的 0.71，此后逐渐下降。

然而，另一项研究表明，需要对风险进行分层，并选择合适的置换手术病例[57]。目前，在美国对一组患有 KOA 患者实施的 TKA 研究在组水平上对质量调整生命年（QALYs）的影响最小。如果将指征限定于病变最重的病例，手术疗效将提高，并且经济效益也将明显上升[58]。

多项研究结果表明，根据医疗系统的不同[59]，TKA 的额外 QALYs 费用可能介于每位患者 1000~12 000 英镑（1 英镑 ≈ 8.98 人民币）之间。

TKA 对德国等国的经济影响在 2003—2009 年间每年为 10 亿 ~13 亿欧元。由于医疗系统的这种高经济负担，迫切需要开发工具来降低治疗成本，同时又不影响患者的整体预后。加速康复和门诊手术系统的实施也引起了越来越多的关注，许多医院正在引入这些系统以优化资源。在不久的将来中，成本 – 效果研究应集中于这种方案[60]。

这些系统基于多学科协作、早期运动和术后物理治疗、疼痛管理优化、营养治疗、全面的术前准备和信息以及心理支持。

西班牙的一项研究表明，与传统住院相比，实施加速康复治疗方案后，每位患者的住院费用减少了 1266 欧元，从 4.5 天减少到 2.1 天，并发症也没有增加[61]。

根据这些结论，Khan 等也发表了类似的研究数

据，估计在 6000 例住院时间更短、输血率更低的患者队列中，医疗系统节省了 350 万欧元[62]。

因此，我们现有的比较研究结果表明，考虑到这一日益严重的健康问题的高成本和复杂性，加速康复的实施和优化是未来的目标[63]。

10.6　常规手术计划对比导航和机器人：新技术在 TKA 的应用

今天，最广泛使用的膝关节假体设计仍然是在胫骨骨水泥金属托和高交联或第二代聚乙烯组件之间的股骨和胫骨组件的后稳定型假体。交叉韧带保留型保留（Cruciate Retaining，CR）和后稳定型假体（Posterior Stabilized，PS）的选择主要取决于外科医生的偏好。对于 CR 假体，松弛的 PCL 可能会导致关节不稳和术后疼痛增加，而张力过大的 PCL 会导致股骨后滚、增加屈曲挛缩、聚乙烯表面压力增加

以及远期的后内侧不稳定。尽管（理论上）CR 假体可以改善本体感觉，但鉴于 CR 假体设计在软组织平衡方面的复杂性更高，许多外科医生更倾向于常规使用 PS 假体。然而，有一系列研究发现，传统 CR 假体的存活率高达 96%[64]。最近的一项研究显示，在 677 个 CR 假体队列中，保留、部分切除或完全切除 PCL，仍可获得相似的临床结果[65]。新的高屈曲设计已用于 CR 和 PS 假体，目的是在股骨后髁多切除 2mm 的情况下获得 120° 的屈曲和活动范围。然而，目前的文献尚未发现此类假体的额外获益[66]。未来应当设计一系列研究以进一步明确 PS 和 CR 假体哪种类型能提供更好的临床和运动学结果。图 10.2 为严重外翻 KOA 行 PS 假体 TKA 的手术病例。

Moses 的一项研究发现，在活动度、KSS 和放射学指标等方面，高屈曲 PS 和髁限制性假体（Constrained Condylar Knee，CCK）无显著的中期随访差异[67]。

目前还在不断研发新型高交联聚乙烯组件，目

图 10.2　严重外翻膝使用后交叉韧带稳定型假体置换：（a）术前正位 X 线片。（b）术后正位全长 X 线片

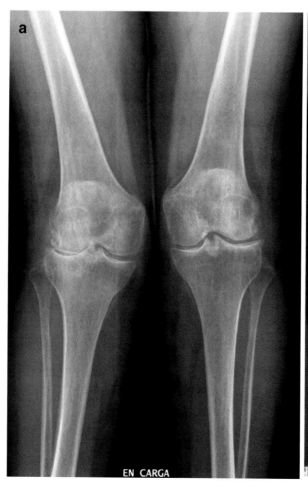
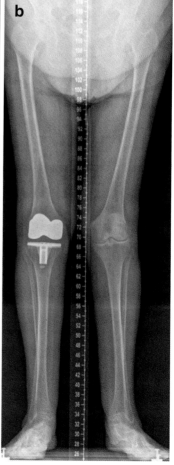

的是减少磨损和无菌性松动。令人惊讶的是，不同于髋关节，近期的一项回顾国家等级注册系统超过50万例TKA手术的研究结果表明，除非患者年龄低于60岁且具有较高的功能需求，或BMI >35，否则高交联聚乙烯和传统聚乙烯衬垫相比并无明显优势[68]。

此外，几年来不断增加的全聚乙烯胫骨假体置入术也值得关注。尽管成本较低，但与金属胫骨假体相比，它在瑞典注册等级系统的植入物中仅占0.1%~13%。Hasan等通过短期影像学分析发现，两种类型胫骨假体的术后位移程度相似，在临床结果或并发症方面没有差异[69]。

在20世纪70年代开始应用的活动平台假体，也有助于减少聚乙烯磨损。然而，长期效果没有明显的优势。Milligan等研究发现，在功能需求较低的老年人群中，使用骨水泥LCS-RP系统至少随访20年，种植体存活率达98%，临床功能令人满意；然而，这些结果能否推广到更年轻和更活跃的患者队列尚不明确[70]。

2001年，82.2%的植入物使用骨水泥固定，而在2010年，这一比例上升到93.5%[71]。目前文献报道的结果显示，与骨水泥假体相比，生物型假体的临床结果较差，生存期较短。上述结果可以解释为什么大多数术者偏好于使用骨水泥假体。由于关节置换手术正在高活动水平的年轻患者和肥胖患者中进行，人们对生物型设计（高多孔金属）的假体重新燃起了兴趣。尽管它们的成本较高，但这些设计的另一个好处是置换手术所需的手术时间更短，从而降低了术中感染的风险。然而，骨水泥性假体TKA仍然是"金标准"，因为它具有较高的长期存活率[72]。图10.3为一例37岁合并病态肥胖（BMI >42）的患者，接受了双侧TKA手术。

近年来，个体化手术器械（Patient-Specific Instrumentation，PSI）或定制假体的应用逐渐增多。股骨和胫骨的截骨导板是根据计算机断层扫描或磁共振成像单独制作的，这允许外科医生为每名患者实施个体化手术。然而，部分综述和Meta分析研究认为，这种方法相比传统技术，优势并不明显。因此，Ayeni等研究发现，与标准关节置换术相比，PSI系统不能改善PROM结果或缩短手术时间。PSI确实能够减少出血量，但仍不足以降低输血率[73]。同时PSI

也不能显著降低手术伤口感染、DVT或翻修率。其他综述研究提出了类似的结果[74-75]；因此，基于目前研究数据，我们不推荐常规使用PSI或定制假体。

手术缺陷如假体对线异常和韧带不平衡将导致聚乙烯衬垫的早期磨损以及假体的早期松动，缩短假体寿命。基于此，研究者提出使用计算机辅助或导航辅助TKA手术[76]。目前总体疗效评价不一，临床证据尚不足以证实上述方法能够显著提高假体位置、下肢力线的准确性。计算机辅助导航TKA可能有助于经验较少的医师或手术病例数较小的医院来获得更准确的TKA手术。Kang等研究发现，传统手术和导航辅助关节置换在术后中长期随访结果上无显著差异[77]。基于此，尚需进一步研究以明确该技术的优势和对患者的影响。

鉴于所有这些进展，将机器人技术引入矫形外科领域的需求已经出现，就像在眼科、普外科、妇科和心脏病等其他专科所做的那样。与导航辅助关节置换术不同的是，计算机系统不会主动控制或限制外科医生的技术，而术中机器人设备可以帮助患者精确地制订特定的术前计划。我们可以将机器人系统分为两种类型：一种是完全自主、独立于外科医生的机器人，另一种是半自主机器人，外科医生对器械具有一定的控制权。在最近一项对基于6具尸体的研究结果表明，这些系统在截骨和假体置入的准确性上提供了更高的精度[78]。基于这些观点，Song进行了一项前瞻性研究，比较了50例传统关节置换和50例机器人辅助关节置换，发现机器人辅助组的力线准确性有所提高[79]。机器人技术的支持在恢复原有关节线、后髁偏距和Insall-Salvati指数方面也显示出了更高的精度[80]。在学习曲线方面，Sodhi研究认为仅需要20例，手术时间与传统技术相当[81]。最近一项对323例机器人辅助关节置换的Meta分析发现，术后6个月的KSS和WOMAC问卷调查的结果更好[82]。然而，一些研究表明，这些结果均难以推广到远期；例如，Cho的研究延续了10年，没有发现KSS、WOMAC、OKS或SF-12的差异[83]。机器人技术的局限性包括大量的安装费用（80万~150万美元）和维护费用，手术前和术中成像需要额外的辐射，以及在学习阶段增加的手术时间。因此，需要更多的长期随访研究来确定机器人在TKA领域的功能结果、假体存活、并发症和成本效益[84]。

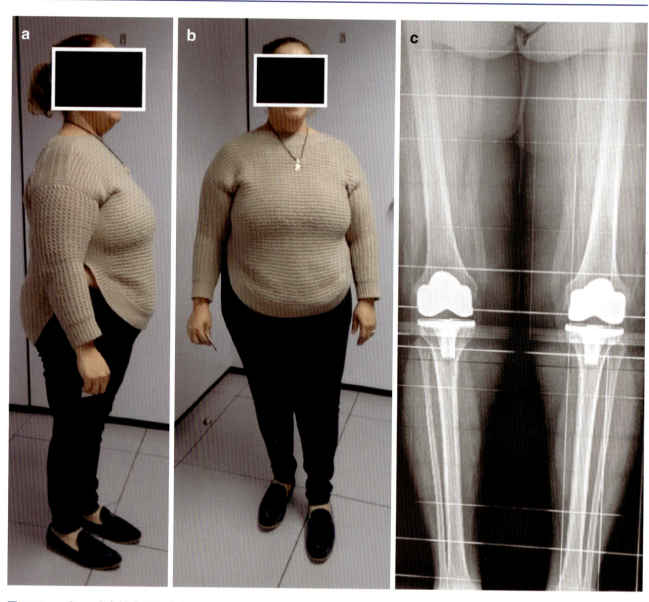

图 10.3　一名 37 岁合并病态肥胖（BMI >42）女性患者接受双侧 TKA 手术。术后 1 年减重 30kg：（a）患者侧面大体观，（b）患者正面大体观，（c）术后正位全长片显示双侧假体置入

10.7　TKA 的力线问题

TKA 的另一个有争议的问题是，哪种方法最适合恢复功能，获得正确的力线和软组织平衡。我们可以区分两种对线方法：机械对线和动态对线。机械对线目前仍然是"金标准"，目的是将假体垂直于股骨和胫骨的机械轴放置，从而获得中立位对线。相比之下，运动学对线的方法旨在针对每个患者恢复股骨假体围绕膝关节自然运动轴的屈伸轴线，即将假体放置于解剖位，从而更加生理地补偿股骨和胫骨旋转定位关系的改变。该方法需要良好的韧带平衡而减少软组织输送接。Young 等研究发现两种对线方法在术后两年的患者自我报告疗效、并发症发生率或翻修率均无明显差异[85]。近期一项 Meta 分析显示两种方法临床疗效和影像学结果相似。动态对线组将胫骨假体放置于轻度内翻，股骨假体轻度外翻以恢复原解剖状态下的机械轴，且 WOMAC 和 OKS 评分更好[86]。动态对线也有潜在的不足，如假体存活率可能受影响。尽管如此，现有文献证据并未发现其假体失败率高于机械轴对线。图 10.4 为严重左侧内翻 KOA 接受 CCK 假体置换手术病例。

图 10.4　严重左侧内翻膝使用髁限制性假体置换。（a）术前正位 X 线片。（b）术后正位 X 线片

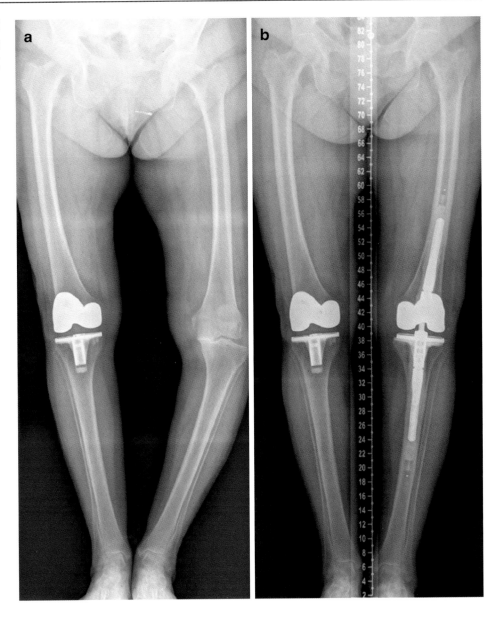

10.8　TKA 手术技术：入路、伤口关闭、髌骨置换和双侧手术

在 TKA 中最广泛使用的入路仍然是内侧髌旁入路。然而，为了尽量减少对伸肌装置的损伤，也提出了其他方法。股内侧肌下入路保持了股内斜肌的完整性，同样能够显露关节，但结构损伤较小。对此一项综述研究显示，两种入路术后的功能性 KSS、住院时间、手术创伤相关并发症和血栓栓塞事件（DVT 和肺栓塞）相似[87]。然而，尽管股内侧肌下入路增加了手术时间，但术后 6 个月总 KSS 更高，术后恢复膝关节完全伸直所需时间更短，以及较少

的失血和更好的活动度。这些结果使其成为当前加速康复方案中髌旁内侧入路的一种替代选择。

至于伤口的缝合，近年来我们选择了传统的订书针缝合，由于表面感染或订书针不耐受造成的手术伤口局部并发症并不少见。

各种皮肤覆盖的替代方案已被验证[88]。使用 2-辛基氰基丙烯酸酯（胶水）和聚酯网片提供了一个更卫生的解决方案，提供了更好的美学效果，更大的患者满意度，和传统的订书针相似的并发症发生率[89]。另一种已经出现并在最近文献中被研究的装置是皮肤拉链，它是一种无创的外科关闭装置，基于切口两侧的胶粘条，拉链穿过它并在相邻行之间以锯齿状的方式连接。多项研究表明，与固定钉相

比，患者疼痛明显减轻，且拉链摘除更容易，而且在医生和患者角度，美容效果更好，且不会增加手术伤口并发症[90-91]。图 10.5 展示了一种使用 Zip-Line 的伤口闭合方法。

使用浸泡过抗菌溶剂的缝线用于关闭手术切口也能够减少术口并发症并促进伤口愈合。三氯生是一种广泛应用于其他领域的药物，如普通外科。然而，该药品用于髋、膝关节手术的结果却不同于其他领域的研究。在 2546 例髋关节和膝关节手术患者中，Sprowson 等研究发现应用三氯生缝合线并没有显著降低浅表伤口感染（对照组 0.7% : 0.8%）[92]。

基于这一观点，Sukeik 建议不要使用此类缝线进行伤口缝合，因为此类铲平并未对愈合或减少感染方面带来额外的获益，但却能使伤口愈合的成本增加 20%[93]。

继续讨论手术技术本身，另一个有趣的争论集中在切除髌下脂肪对 TKA 中髌骨血供的影响。Van Duren 等研究表明，只有 23% 的骨科医生完整保留或完全切除髌下脂肪垫，而 62.4% 的骨科医生选择部分切除[94]。因此，一项系统综述并未发现两种方法的手术效果存在差异[95]。

TKA 术中髌骨的处理仍然是一个有争议的领域。

支持髌骨置换的观点认为，尽管存在髌骨骨折、聚乙烯磨损和撕裂、缺血性坏死和髌骨假体松动等并发症，但该手术可减少翻修手术和膝前痛。近年来，多项 Meta 分析已经回答了该问题。Teel 等[96]并没有发现髌骨置换术和保留髌骨之间的任何临床显著性差异，尽管置换组因膝前痛再手术率较低，KSS 评分也比保留组的均值显著高出 1.05 分。另一项 Meta 分析结果显示支持进行髌骨置换，因为研究发现髌骨置换的 HSS 和 KSS 评分更好，且膝前痛和翻修率更低。然而，对照组（保存组）的膝关节活动度更好[97]。澳大利亚注册超过 570 000 例 TKA 的分析评估在术后 17 年的随访发现，髌骨置换、假体轻度内置和镶嵌设计的翻修率较低。因此，髌骨置换相比保留髌骨具有更好的假体存活率[98]。

鉴于近年来全球关节置换术的数量和指数增长，有必要评估同期双侧置换能否降低医疗成本。部分研究已经证实同期双侧置换会增加死亡率和心肺风险，而另研究则认为双侧同期置换能够获得更好的机械轴对线，从而改善关节功能，缩短住院时间，降低感染风险。Tsay 等研究了超过 27 000 例同期双侧置换病例，发现死亡率、心脏事件、血栓栓塞、消化系统和泌尿系统并发症的整体风险低于 1%[99]。

图 10.5　使用新型拉链式伤口闭合器 Zip-line：（a）术后即刻外观照。（b）术后 3 周去除 Zip-line 后的外观照

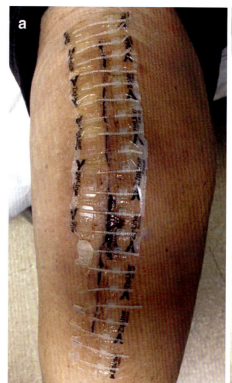
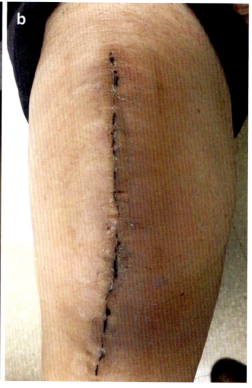

因此，建议针对健康条件较好的患者施行同期双侧手术。

同样，另一个回顾性研究[100]也认为双侧同期手术的风险将明显增加。研究提示在术后10年假体存活率为96%，5年存活率为84%，无菌性松动是翻修的主要原因，因而认为同期双侧手术可能是一个解决方案，尤其是能够耐受手术和麻醉需求的患者。大多数研究中发现的另一个问题是，外科手术在两个不同的时间会增加感染的相对风险与同期双侧手术相比，两次手术之间的时间间隔越长，伤口暴露感染的概率就越大[101]。根据Sculco等的研究结果也发现同期双侧手术与分期双侧手术安全性相似[102]。因此，在我们看来，需要仔细选择合适的病例，以进行同期双侧置换手术，我们不建议将其作为常规进行推广。

10.9 结论

TKA是一种安全有效的技术，用于治疗经保守治疗失败的三间室KOA患者。尽管中、长期效果良好，15%~20%的患者对该手术不满意。与手术相关的出血管理、围手术期疼痛控制以及新技术（导航、PSI和手术机器）均已应用于TKA，旨在优化其手术疗效。事实证明，TKA具有良好的成本 – 效果比。关节置换手术数量的增加和未来指数式增长的需求，要求进一步优化加速康复程序，以适应治疗的高需求。同时同期双侧置换手术必须仔细评估，考虑到其存在高风险的围手术期并发症，并精确选择合适的病例。1975年国家登记注册系统的建立，帮助我们了解了各国TKA的发展和演变，揭示了不同地域外科医生偏好的差异。这些登记系统在新设计假体的大规模监测中扮演着重要的角色，当未能观察到新式假体对患者的利益和安全性贡献不显著时，就应该进行报警。注册系统也促进了密切的国际合作，这将使我们从全球角度更好地观察新假体系统的效果。

参考文献

[1] National Joint Registry. 14th annual report 2017. National Joint Registry for England, Wales, Northern Ireland and the Isle of Man: surgical data to 31 December 2016.

[2] American Joint Replacement Registry. American Joint Registry 2017 annual report. 2017.

[3] Bayliss LE, Culliford D, Monk AP, Glyn-Jones S, Prieto-Alhambra D, Judge A, et al. The effect of patient age at intervention on risk of implant revision after total replacement of the hip or knee: a population-based cohort study. Lancet. 2017;389:1424–1430.

[4] Rodriguez-Merchan EC. Review article: Outcome of total knee arthroplasty in obese patients. J Orthop Surg (Hong Kong). 2015;23:107–110.

[5] Charette RS, Sloan M, DeAngelis RD, Lee GC. Higher rate of early revision following primary total knee arthroplasty in patients under age 55: a cautionary tale. J Arthroplast. 2019;34:2918–2924.

[6] Young BL, Watson SL, Perez JL, McGwin G, Singh JA, Ponce BA. Trends in joint replacement surgery in patients with rheumatoid arthritis. J Rheumatol. 2017;45:158–164.

[7] Beswick AD, Wylde V, Gooberman-Hill R, Blom A, Dieppe P. What proportion of patients report long-term pain after total hip or knee replacement for osteoarthritis? A systematic review of prospective studies in unselected patients. BMJ Open. 2012;2:e000435.

[8] Saleh H, Yu S, Vigdorchik J, Schwarzkopf R. Total knee arthroplasty for treatment of post-traumatic arthritis: systematic review. World J Orthop. 2016;7:584–591.

[9] Brockman BS, Maupin JJ, Thompson SF, Hollabaugh KM, Thakral R. Complication rates in total knee arthroplasty performed for osteoarthritis and post-traumatic arthritis: a comparison study. J Arthroplast. 2020;35:371–374.

[10] Alshryda S, Sukeik M, Sarda P, Blenkinsopp J, Haddad FS, Mason JM. A systematic review and meta-analysis of the topical administration of tranexamic acid in total hip and knee replacement. Bone Joint J. 2014;96-B:1005–1015.

[11] Wang K, Yuan W, An J, Cheng P, Song P, Li S, et al. Sealing the intramedullary femoral canal for blood loss in total knee arthroplasty: a meta-analysis of randomized controlled trials. J Knee Surg. 2019. https://doi.org/10.1055/s-0039-1694025.

[12] Yuenyongviwat V, Tuntarattanapong P, Iamthanaporn K, Hongnaparak T, Tangtrakulwanich B. Intramedullary sealing with a bone plug in total knee arthroplasty to reduce blood loss: a meta analysis of randomized controlled trials. J Orthop Surg Res. 2019;14(1):96.

[13] Moráis S, Ortega-Andreu M, Rodríguez-Merchán EC, Padilla-Eguiluz NG, Pérez-Chrzanowska H, Figueredo-Zalve R, et al. Blood transfusion after primary total knee arthroplasty can be significantly minimised through a multimodal blood-loss prevention approach. Int Orthop. 2014;38:347–354.

[14] Ortega-Andreu M, Talavera G, Padilla-Eguiluz NG, Perez-Chrzanowska H, Figueredo-Galve R, Rodriguez-Merchán CE, et al. Tranexamic acid in a multimodal blood loss prevention protocol to decrease blood loss in revision total knee arthroplasty: a cohort study. Open Orthop J. 2016;10:439–447.

[15] Abdel MP, Chalmers BP, Tauton MJ, Pagnano MW, Trousdale RT, Sierra RJ, et al. Intravenous versus topical tranexamic acid in total knee arthroplasty: both effective in a randomized clinical trial of 640 patients. J Bone Joint Surg Am. 2018;100:1023–1019.

[16] Chambers S, Tidwell L, Kerkhof A, Smith R, Mihalko WM. Topical

tranexamic acid is effective in cementless total knee arthroplasty. Orthop Clin North Am. 2020;51:7–11.

[17]Riaz O, Aqil A, Asmar S, Vanker R, Hahnel J, Brew C, et al. Epsilon aminocaproic acid versus tranexamic acid in total knee arthroplasty: a meta-analysis study. J Orthop Traumatol. 2019;20(1):28.

[18]Zhang Q, Liu L, Sun W, Gao F, Zhang Q, Cheng L, Li Z. Are closed suction drains necessary for primary total knee arthroplasty?: a systematic review and meta-analysis. Medicine (Baltimore). 2018;97(30):e11290.

[19]Yin D, Delisle J, Banica A, Senay A, Ranger P, Laflamme GY, et al. Tourniquet and closed-suction drains in total knee arthroplasty. No beneficial effects on bleeding management and knee function at a higher cost. Orthop Traumatol Surg Res. 2017;103:583–589.

[20]Berry DJ, Bozic KJ. Current practice patterns in primary hip and knee arthroplasty among members of the American Association of Hip and Knee Surgeons. J Arthroplast. 2010;25(6 Suppl):2–4.

[21]Liu Y, Si H, Zeng Y, Li M, Xie H, Shen B. More pain and slower functional recovery when a tourniquet is used during total knee arthroplasty. Knee Surg Sports Traumatol Arthrosc. 2019. https://doi.org/10.1007/s00167-019-05617-w.

[22]Cai DF, Fan QH, Zhong HH, Peng S, Song H. The effects of tourniquet use on blood loss in primary total knee arthroplasty for patients with osteoarthritis: a meta-analysis. J Orthop Surg Res. 2019;14(1):348.

[23]Rodriguez-Merchán EC. Preventing deep infection in total knee replacement. Int J Orthop. 2014;1:9–14.

[24]Parvizi J, Gehrke T, Chen AF. Proceedings of the international consensus on periprosthetic joint infection. Bone Joint J. 2013;95-B:1450–1452.

[25]Aboltins CA, Berdal JE, Casas F, Corona PS, Cuellar D, Ferrari MC, et al. Hip and knee section, prevention, antimicrobials (systemic): proceedings of international consensus on orthopedic infections. J Arthroplast. 2019;34(2S):S279–S288.

[26]Yates AJ. Postoperative prophylactic antibiotics in total joint arthroplasty. Arthroplast Today. 2018;4:130–131.

[27]Inabathula A, Dilley JE, Ziemba-Davis M, Warth LC, Azzam KA, Ireland PH, et al. Extended oral antibiotic prophylaxis in high-risk patients substantially reduces primary total hip and knee arthroplasty 90-day infection rate. J Bone Joint Surg Am. 2018;100:2103–2109.

[28]DeFrancesco CJ, Fu MC, Kahlenberg CA, Miller AO, Bostrom MP. Extended antibiotic prophylaxis maybe linked to lower periprosthetic joint infection rates in high-risk patients: An evidence-cased review. HSS J. 2019;15:297–301.

[29]Zhou Y, Li L, Zhou Q, Yuan S, Wu Y, Zhao H, et al. Lack of efficacy of prophylactic application of antibiotic-loaded bone cement for prevention of infection in primary total knee arthroplasty: results of a metaanalysis. Surg Infect. 2015;16:183–187.

[30]Gandhi R, Backstein D, Zywiel MG. Antibiotic-laden bone cement in primary and revision hip and knee arthroplasty. J Am Acad Orthop Surg. 2018;26:727–734.

[31]Shahi A, Bradbury TL, Guild GN, Saleh UH, Ghanem E, Oliashirazi A. What are the incidence and risk factors of in-hospital mortality after venous thromboembolism events in total hip and knee arthroplasty patients? Arthroplast Today. 2018;4:343–347.

[32]Shah SS, Satin AM, Mullen JR, Merwin S, Goldin M, Sgaglione NA.

Impact of recent guideline changes on aspirin prescribing after knee arthroplasty. J Orthop Surg Res. 2016;11:1–9.

[33]Warren JA, Sundaram K, Anis HK, Kamath AF, Higuera CA, Piuzzi NS. Have venous thromboembolism rates decreased in total hip and knee arthroplasty? J Arthroplast. 2020;35:259–264.

[34]Box HN, Shahrestani S, Huo MH. Venous thromboembolism prophylaxis after total knee arthroplasty. J Knee Surg. 2018;31:605–9.

[35]Lieberman JR, Heckmann N. Venous thromboembolism prophylaxis in total hip arthroplasty and total knee arthroplasty patients: from guidelines to practice. J Am Acad Orthop Surg. 2017;25:789–798.

[36]Memtsoudis SG, Cozowicz C, Bekeris J, Bekere D, Liu J, Soffin EM, et al. Anaesthetic care of patients undergoing primary hip and knee arthroplasty: consensus recommendations from the International Consensus on Anaesthesia-Related Outcomes after Surgery group (ICAROS) based on a systematic review and meta-analysis. Br J Anaesth. 2019;123:269–287.

[37]Schnabel A, Reichl SU, Weibel S, Zahn PK, Kranke P, Pogatzki-Zahn E, et al. Adductor canal blocks for postoperative pain treatment in adults undergoing knee surgery. Cochrane Database Syst Rev. 2019;2019(10). https://doi.org/10.1002/14651858. CD012262.pub2.

[38]Paauwe JJ, Thomassen BJ, Weterings J, van Rossum E, Ausems ME. Femoral nerve block using ropivacaine 0.025%, 0.05% and 0.1%: effects on the rehabilitation programme following total knee arthroplasty: a pilot study. Anaesthesia. 2008;63:948–953.

[39]Madras BK. The president's commission on combating drug addiction and the opioid crisis: origins and recommendations. Clin Pharmacol Ther. 2013;103:943–945.

[40]Liu Y, Zeng JF, Zeng Y, Wu YG, Bao XC, Shen B. Comprehensive comparison of liposomal bupivacaine with femoral nerve block for pain control following total knee arthroplasty: An updated systematic review and meta-analysis. Orthop Surg. 2019;11:943–953.

[41]Rodriguez-Merchan EC, Vaquero-Picado A, Ruiz-Perez JS. Opioid-free total knee arthroplasty: local infiltration analgesia plus multimodal blood-loss prevention make it possible. HSS J. 2019;15:17–19.

[42]Harris K, Dawson J, Gibbons E, Lim CR, Beard DJ, Fitzpatrick R, et al. Systematic review of measurement properties of patient-reported outcome measures used in patients undergoing hip and knee arthroplasty. Patient Relat Outcome Meas. 2016;7:101–108.

[43]Arden N, Altman D, Beard D, Carr A, Clarke N, Collins G, et al. Lower limb arthroplasty: can we produce a tool to predict outcome and failure, and is it cost-effective? An epidemiological study. Program Grants Appl Res. 2017;50:1–246.

[44]Tolk JJ, Janssen RPA, Haanstra TM, van der Steen MMC, Bierma Zeinstra SMA, Reijman M. Outcome expectations of total knee arthroplasty patients: the influence of demographic factors, pain, personality traits, physical and psychological status. J Knee Surg. 2019. https://doi.org/10.1055/s-0039-1692632.

[45]Swarup I, Henn CM, Gulotta LV, Henn RF 3rd. Patient expectations and satisfaction in orthopaedic surgery: a review of the literature. J Clin Orthop Trauma. 2019;10:755–760.

[46]Galea VP, Rojanasopondist P, Connelly JW, Bragdon CR, Huddleston JI 3rd, Ingelsrud LH, et al. Changes in patient satisfaction following total joint arthroplasty. J Arthroplast. 2020;35:32–38.

[47]Kahlenberg CA, Nwachukwu BU, McLawhorn AS, Cross MB, Cornell CN, Padgett DE. Patient satisfaction after total knee

replacement: a systematic review. HSS J. 2018;14:192–201.

[48] Wilson I, Bohm E, Lübbeke A, Lyman S, Overgaard S, Rolfson O, et al. Orthopaedic registries with patient-reported outcome measures. EFORT Open Rev. 2019;4:357–367.

[49] Vasarhelyi EM, Petis SM. Use of National Joint Registries to evaluate a new knee arthroplasty design. J Arthroplast. 2020;35:413–416.

[50] Malchau H, Garellick G, Berry D, Harris WH, Robertson O, Kärrlholm J, et al. Arthroplasty implant registries over the past five decades: development, current, and future impact. J Orthop Res. 2018;36:2319–2330.

[51] Porter M, Armstrong R, Howard P, Porteous M, Wilkinson JM. Orthopaedic registries - the UK view (National Joint Registry): impact on practice. EFORT Open Rev. 2019;4:377–390.

[52] Jansson V, Grimberg A, Melsheimer O, Perka C, Steinbrück A. Orthopaedic registries: the German experience. EFORT Open Rev. 2019;4:401–408.

[53] De Steiger RN, Graves SE. Orthopaedic registries: the Australian experience. EFORT Open Rev. 2019;4:409–415.

[54] Lübbeke A, Silman AJ, Barea C, Prieto-Alhambra D, Carr AJ. Mapping existing hip and knee replacement registries in Europe. Health Policy. 2018;122:548–557.

[55] Berry DJ. Joint registries: what can we learn in 2016? Bone Joint J. 2017;99-B(1 Supple A):3–7.

[56] Kamaruzaman H, Kinghorn P, Oppong R. Cost-effectiveness of surgical interventions for the management of osteoarthritis: a systematic review of the literature. BMC Musculoskelet Disord. 2017;18(1):183.

[57] Dakin H, Gray A, Fitzpatrick R, MacLennan G, Murray D. Rationing of total knee replacement: a cost-effectiveness analysis on a large trial data set. BMJ Open. 2012;2:e000332.

[58] Ferket BS, Feldman Z, Zhou J, Oei EH, Bierma-Zeinstra SM, Mazumdar M. Impact of total knee replacement practice: cost effectiveness analysis of data from the osteoarthritis initiative. BMJ. 2017;356:j1131.

[59] Murray DW, MacLennan GS, Breeman S, Dakin HA, Johnston L, Campbell MK, et al. A randomised controlled trial of the clinical effectiveness and cost-effectiveness of different knee prostheses: The Knee Arthroplasty Trial (KAT). Health Technol Assess. 2014;18:1–235.

[60] Murphy J, Pritchard MG, Cheng LY, Janarthanan R, Leal J. Cost-effectiveness of enhanced recovery in hip and knee replacement: a systematic review protocol. BMJ Open. 2018;8:e019740.

[61] Wilches C, Sulbarána JD, Fernández JE, Gisberta JM, Bausili JM, Pelfort X. Fast-track recovery technique applied to primary total hip and knee replacement surgery. Analysis of costs and complications. Rev Esp Cir Ortop Traumatol. 2017;61:111–116.

[62] Khan SK, Malviya A, Muller SD, Carluke I, Partington PF, Emmerson KP, et al. Reduced short-term complications and mortality following enhanced recovery primary hip and knee arthroplasty: results from 6,000 consecutive procedures. Acta Orthop. 2014;85:26–31.

[63] Büttner M, Mayer AM, Büchler B, Betz U, Drees P, Susanne S. Economic analyses of fast-track total hip and knee arthroplasty: a systematic review. Eur J Orthop Surg Traumatol. 2020;30:67–74.

[64] Montonen E, Laaksonen I, Matilainen M, Eskelinen A, Haapakoski J, Puhto AP, et al. What is the long-term survivorship of cruciate-retaining TKA in the Finnish registry? Clin Orthop Relat Res. 2018;476:1205–1211.

[65] Dion CB, Howard JL, Lanting BA, McAuley JP. Does recession of the posterior cruciate ligament influence outcome in total knee arthroplasty? J Arthroplast. 2019;34:2383–2387.

[66] Lee WG, Song EK, Choi SW, Jin QH, Seon JK. Comparison of posterior cruciate-retaining and high-flexion cruciate-retaining total knee arthroplasty design. J Arthroplast. 2020;35(3):752–755.

[67] Dayan I, Moses MJ, Rathod P, Deshmukh A, Marwin S, Dayan AJ. No difference in failure rates or clinical outcomes between non-stemmed constrained condylar prostheses and posterior-stabilized prostheses for primary total knee arthroplasty. Knee Surg Sports Traumatol Arthrosc. 2019. https://doi.org/10.1007/s00167-019-05684-z.

[68] Partridge TCJ, Baker PN, Jameson SS, Mason J, Reed MR, Deehan DJ. Conventional versus highly crosslinked polyethylene in primary total knee replacement: a comparison of revision rates using data from the National Joint Registry for England, Wales, and Northern Ireland. J Bone Joint Surg Am. 2019. https://doi.org/10.2106/JBJS.19.00031.

[69] Hasan S, Marang-Van De Mheen PJ, Kaptein BL, RGHH N, Toksvig-Larsen S. All-polyethylene versus metalbacked posterior stabilized total knee arthroplasty: similar 2-year results of a randomized radiostereometric analysis study. Acta Orthop. 2019;90:590–595.

[70] Milligan DJ, O'Brien S, Doran E, Gallagher NE, Beverland DE. Twenty-year survivorship of a cemented mobile bearing Total Knee Arthroplasty. Knee. 2019;26:933–940.

[71] Matassi F, Carulli C, Civinini R, Innocenti M. Cemented versus cementless fixation in total knee arthroplasty. Joints. 2014;1:121–125.

[72] Papas PV, Congiusta D, Cushner FD. Cementless versus cemented fixation in total knee arthroplasty. J Knee Surg. 2019;32:596–599.

[73] Kizaki K, Shanmugaraj A, Yamashita F, Simunovic N, Duong A, Khanna V, et al. Total knee arthroplasty using patient-specific instrumentation for osteoarthritis of the knee: a meta-analysis. BMC Musculoskelet Disord. 2019;20(1):561.

[74] Mannan A, Akinyooye D, Hossain F. A meta-analysis of functional outcomes in patient-specific instrumented knee arthroplasty. J Knee Surg. 2017;30:668–674.

[75] Thienpont E, Schwab PE, Fennema P. Efficacy of patient-specific instruments in total knee arthroplasty: a systematic review and meta-analysis. JBJS. 2017;99:521–530.

[76] Delp SL, Stulberg SD, Davies B, Picard F, Leitner F. Computer assisted knee replacement. Clin Orthop Relat Res. 1998;354:49–56.

[77] Lee DY, Park YJ, Hwang SC, Park JS, Kang DG. No differences in mid- to long-term outcomes of computer-assisted navigation versus conventional total knee arthroplasty. Knee Surg Sports Traumatol Arthrosc. 2019. https://doi.org/10.1007/s00167-019-05808-5.

[78] Hampp EL, Chughtai M, Scholl LY, Sodhi N, Bhowmik-Stoker M, Jacofsky DJ, et al. Robotic-arm assisted total knee arthroplasty demonstrated greater accuracy and precision to plan compared with manual techniques. J Knee Surg. 2019;32:239–250.

[79] Song EK, Seon JK, Yim JH, Netravali NA, Bargar WL. Robotic-assisted TKA reduces postoperative alignment outliers and improves gap balance compared to conventional TKA. Clin Orthop Relat Res. 2013;471:118–126.

[80] Sultan AA, Samuel LT, Khlopas A, Sodhi N, Bhowmik-Stoker M, Chen A, et al. Robotic-arm assisted total knee arthroplasty more

accurately restored the posterior condylar offset ratio and the Insall-Salvati index compared to the manual technique: a cohort-matched study. Surg Technol Int. 2019;34:409–413.

[81] Sodhi N, Khlopas A, Piuzzi NS, Sultan AA, Marchand RC, Malkani AL, et al. The learning curve associated with robotic total knee arthroplasty. J Knee Surg. 2018;31:17–21.

[82] Ren Y, Cao S, Wu J, Weng X, Feng B. Efficacy and reliability of active robotic assisted total knee arthroplasty compared with conventional total knee arthroplasty: a systematic review and meta-analysis. Postgrad Med J. 2019;95:125–133.

[83] Cho KJ, Seon JK, Jang WY, Park CG, Song EK. Robotic versus conventional primary total knee arthroplasty: clinical and radiological long-term results with a minimum follow-up of ten years. Int Orthop. 2019;43:1345–54.

[84] Kayani B, Konan S, Ayuob A, Onochie E, Al-Jabri T, Haddad FS. Robotic technology in total knee arthroplasty: a systematic review. EFORT Open Rev. 2019;4:611–617.

[85] Young SW, Walker ML, Bayan A, Briant-Evans T, Paylou P, Farrington B. The Chitranjan S. Ranawat Award: no difference in 2-year functional outcomes using kinematic versus mechanical alignment in TKA: a randomized controlled clinical trial. Clin Orthop Relat Res. 2017;475:9–20.

[86] Luo Z, Zhou K, Peng L, Shang Q, Pei F, Zhou Z. Similar results with kinematic and mechanical alignment applied in total knee arthroplasty. Knee Surg Sports Traumatol Arthrosc. 2019. https://doi. org/10.1007/s00167-019-05584-2.

[87] Wu Y, Zeng Y, Bao X, Xiong H, Hu Q, Li M, Shen B. Comparison of mini-subvastus approach versus medial parapatellar approach in primary total knee arthroplasty. Int J Surg. 2018;57:15–21.

[88] Holte AJ, Tofte JN, Dahlberg GJ, Noiseux N. Use of 2-octyl cyanoacrylate adhesive and polyester mesh for wound closure in primary knee arthroplasty. Orthopedics. 2017;40:e784–787.

[89] Sundaram K, Piuzzi NS, Patterson BM, Stearns KL, Krebs VE, Mont MA. Skin closure with 2octyl cyanoacrylate and polyester mesh after primary total knee arthroplasty offers superior cosmetic outcomes and patient satisfaction compared to staples: a prospective trial. Eur J Orthop Surg Traumatol. 2019. https://doi.org/10.1007/s00590-019-02591-4.

[90] Carli AV, Spiro S, Barlow BT, Haas SB. Using a non-invasive secure skin closure following total knee arthroplasty leads to fewer wound complications and no patient home care visits compared to surgical staples. Knee. 2017;24:1221–1226.

[91] Benner RW, Behrens JP. A novel skin closure device for total knee arthroplasty randomized controlled trial versus staples. J Knee Surg. 2019. https://doi. org/10.1055/s-0039-1692628.

[92] Sprowson AP, Jensen C, Parsons N, Partington P, Emmerson K, Carluke I, et al. The effect of triclosan-coated sutures on the rate of surgical site infection after hip and knee arthroplasty: a double-blind randomized controlled trial of 2546 patients. Bone Joint J. 2018;100-B:296–302.

[93] Sukeik M, George D, Gabr A, Kallala R, Wilson P, Haddad FS. Randomised controlled trial of triclosan coated vs uncoated sutures in primary hip and knee arthroplasty. World J Orthop. 2019;10:268–277.

[94] van Duren BH, Lamb JN, Nisar S, Ashraf Y, Somashekar N, Pandit H. Preservation vs. resection of the infrapatellar fat pad during total knee arthroplasty part I: a survey of current practice in the UK. Knee. 2019;26:416–421.

[95] Yao B, Samuel LT, Acuña AJ, Faour M, Roth A, Kamath AF, Mont MA. Infrapatellar fat pad resection or preservation during total knee arthroplasty: a systematic review. J Knee Surg. 2019. https://doi.org/10.1055/s-0039-1696692.

[96] Teel AJ, Esposito JG, Lanting BA, Howard JL, Schemitsch EH. Patellar resurfacing in primary total knee arthroplasty: a meta-analysis of randomized controlled trials. J Arthroplast. 2019;34:3124–3132.

[97] Migliorini F, Eschweiler J, Niewiera M, El Mansy Y, Tingart M, Rath B. Better outcome with patellar resurfacing during primary total knee arthroplasty: a meta-analysis study. Arch Orthop Trauma Surg. 2019;139:1445–1454.

[98] Coory JA, Tan KG, Whitehouse SL, Hatton A, Graves SE, Crawford RW. The outcome of total knee arthroplasty with and without patellar resurfacing up to 17 years: a report from the Australian Orthopaedic Association National Joint Replacement Registry. J Arthroplast. 2020;35:132–138.

[99] Tsay EL, Grace TR, Vail T, Ward D. Bilateral simultaneous vs staged total knee arthroplasty: minimal difference in perioperative risks. J Arthroplast. 2019;34:2944–2949.

[100] Yong TM, Young EC, Molloy IB, Fisher BM, Keeney BJ, Moschetti WE. Long-term implant survivorship and modes of failure in simultaneous concurrent bilateral total knee arthroplasty. J Arthroplast. 2020;35:139–144.

[101] Yeh J, Chen J, Lee W, Chong H, Pang H, Tay D, et al. Identifying an ideal time frame for staged bilateral total knee arthroplasty to maximize functional outcome. J Knee Surg. 2017;30:682e6.

[102] Malahias MA, Gu A, Adriani M, Addona JL, Alexiades MM, Sculco PK. Comparing the safety and outcome of simultaneous and staged bilateral total knee arthroplasty in contemporary practice: a systematic review of the literature. J Arthroplast. 2019;34:1531–1537.

全膝关节置换术后感染

Juan S. Ruiz-Pérez, Primitivo Gómez-Cardero,
E. Carlos Rodríguez-Merchán

第11章

11.1 引言

全膝关节置换术（TKA）的目的是通过用聚乙烯部件隔开的两个金属部件替换退变的软骨来缓解关节疼痛。这种手术并非没有风险和并发症，其中最令人担忧的是感染。事实上，术后感染的发生对外科医生和患者来说都可能成为一场真正的噩梦。全膝关节置换术和随之而来的全膝关节置换翻修术手术量呈指数级增长，这使我们意识到术后感染这一问题会成为未来医疗卫生系统巨大的经济负担。假体周围感染（Periprosthetic Joint Infection，PJI）的诊断有时有一定的挑战，但是当我们面对一个疼痛的TKA病例时，我们必须考虑感染是疼痛的主要潜在原因。一旦通过各种临床分析、微生物学和放射学手段对术后感染做出了诊断，我们就必须设法找出可能会引起假体感染性松动的致病菌。通过取出植入物和使用抗生素，来实现治愈感染和恢复膝关节功能的目标。针对感染后松动的RTKA是一个技术挑战，不仅因为根除感染的难度较大，还因为可用的骨量很少。在RTKA中，可能需要使用限制性植入物、纯铰链或可旋转铰链以及衬垫（锥形或袖式）。本章回顾了TKA术后感染的一些重要经典概念和最新进展，以及TKA术后感染的诊断和治疗。

11.2 流行病学：全膝关节置换术后感染发病率及带来的经济负担

全膝关节置换术是骨性关节炎后期缓解疼痛和恢复功能的有效方法。然而，术后最具灾难性的并发症之一是感染，在所有TKA中，感染的发生率为

0.5%~2%。由于更少的软组织覆盖和膝关节活动过程中更大的张力，全膝关节置换术（TKA）的PJI发生率高于全髋关节置换术（THA）。一项对11 000多例行TKA的病例的研究表明，15年RTKA的累积发病率为6.1%，其中2%是由于感染，1.2%是由于无菌性松动[1]。由于人口老龄化和预期寿命的增加，全球对TKA的需求呈指数级增长，预计RTKA的数量在未来几年将成倍增加，到2030年将使美国医疗支出高达130亿美元（1美元≈6.46人民币）[2]。

通常来说，感染、聚乙烯磨损相关的骨质溶解、假体松动、关节僵硬、关节不稳定是手术失败的主要原因。Delanois等[3]报告说，在某些病例中，感染是行膝关节翻修术的主要原因（20.4%），紧随其后的是单纯的机械松动，与此相关的平均费用约为75 000美元。这项研究补充完善了Thiele[4]和Bozic[5]等的其他经典研究，他们报道了相似的感染发生率（分别为26.8%和25.2%），但用了更低的花费（49 360美元）。另一项研究指出，当TKA导致某种类型的感染问题时，住院费用增加了约40 121美元[6]。相关的成本取决于所使用的治疗策略：清创、抗菌药物和种植体保留（DAIR），与此相比RTKA分1~2个阶段进行，这在理论上需要更高的成本。ALP等[7]观察到TKA术后感染的住院时间比TKA后未感染的住院时间长7倍（49天：7天）。此外，在感染的病例中，治疗的相关费用增加了2~24倍。

11.3 假体周围感染相关危险因素

考虑到对TKA感染性松动的治疗会成为一种经济负担，找到与该问题相关的危险因素，并由此在

可能的情况下施以介入措施是非常重要的。主要有两种类型的危险因素：与患者相关的危险因素和继发于手术干预的危险因素。

表 11.1 与患者相关的独立因素中，年龄和性别是不能改变的。绝大多数 Meta 分析发现男性和年轻患者在全髋关节置换术和全膝关节置换术中都有发生 PJI 的独立风险[8-9]。表 11.1 汇总了患 PJI 风险增加的相关因素[10]。吸烟、酗酒和使用可能干扰伤口愈合的药物等不良习惯，以及广泛用于控制炎性关节病（如皮质类固醇、甲氨蝶呤和 TNF 抑制剂）的药物，都与 PJI 的风险增加有关。美国风湿病协会建议在择期关节置换术前一个疗程停止使用这些类型的药物[11]。

其他部位（泌尿系流、口腔或皮肤）的感染和关节内皮质类固醇的频繁应用可能是危险因素，从而埋下一过性细菌入血的隐患。在全膝关节置换术中，高达 24%~35% 的葡萄球菌支原体入血可导致感染[12]。

关节置换术关键定位于，无论是初次手术还是翻修手术，组织的潜在愈合能力，或植入过程中未发现的亚临床感染，都取决于手术过程本身[13]。对于植入物的选择（骨水泥还是非骨水泥）是否会增加感染的风险存在争议。Houdek 等认为，与金属托盘组件相比，使用聚乙烯胫骨组的感染率更低[14]。"英国国家登记册（British National Register）"最近的一项研究倡导在常规基础上使用抗生素浸渍的骨水泥来降低感染率。

虽然这仍然是一个有争议的问题，但考虑到它在初级外科中的系统应用，并不推荐使用[15]。持续引流、巨大血肿和手术伤口裂开有较高的感染风险。外科手术持续时间过长会显著增加污染的可能

表 11.1 骨科手术感染高危因素分析

男性
糖尿病控制不良（血糖 >200 或 HbA1c>7）
营养状况差病态肥胖（BMI>40），住院时间长，免疫缺乏性贫血
滥用酒精、烟草和静脉药物引起的活动性肝病
慢性肾功能不全，创伤性骨关节炎
既往有过膝关节炎性疾病手术史

Hb. 血红蛋白；BMI. 体重指数

性[16]。使用抗血小板聚集剂或抗凝剂以及术后贫血的输血治疗通常会增加感染的风险。然而，预防手术部位感染的临床指南建议，除非有必要，否则手术后不应输血[17]。其他措施包括监测血糖值 <200 mg/dL，氯己定沐浴，术中用酒精溶液预涂皮肤。

11.4 预防全膝关节置换术感染的术前优化：风险因素，皮肤准备，预防性抗生素使用，去污倡议

一项研究表明在葡萄球菌携带者中使用鼻用莫匹罗星进行葡萄球菌灭活后，PJI 的发生率降低了（0.8%~0.2%），此举在 2000 多名患者中节省了大约 70 万美元[18]。然而，在一些国家，这些措施还没有被写在临床指南中。有趣的是，另一项多中心研究表明，使用氯己定和莫匹罗星实施出院后耐甲氧西林金黄色葡萄球菌（MRSA）去克隆方案与对照组相比，MRSA 感染的风险降低了 30%[19]，这也进一步支持了该论点。围手术期静脉注射抗菌药物是通过抗菌药物的选择来优化的，抗菌药物的给药方式应该是在切开时（手术开始前 30~60min）在组织水平上达到最佳的抗生素水平。在我们通常的治疗中，我们使用 2g 剂量的头孢唑林，但在对 B- 内酰胺过敏或不耐受的情况下，我们使用万古霉素 1g。手术后不推荐额外剂量的预防性抗生素药物，即使是在有引流管的情况下也是如此[17]。在我们的治疗中，我们使用 2g 剂量的头孢唑林，但在患者对 B- 内酰胺类药物过敏或不耐受的情况下，我们使用万古霉素 1g。

许多研究表明，肥胖与 TKA 术后较高的浅表和深层感染率之间存在联系[20]。一项旨在确定 TKA 前减肥手术的影响的 Meta 分析发现，短期内的医疗并发症减少，住院时间缩短，手术时间缩短，PJI 的发生率在短期内较低，但在长期内不会[21]。最近的另一项系统综述提出了关于 TKA 前减肥手术的作用和短期结果关联性，似乎有必要进行更多的研究来评估其最终影响[22]。

在营养状况方面，一些研究报告表明，白蛋白水平低于 3.5g/dL 是慢性 PJI 的独立危险因素；因此，在 TKA 之前补充蛋白质可能是值得关注和研究的[23]。

两项关于全膝关节置换术风险因素的有趣研究

表明，炎性关节病（如类风湿性关节炎）和至少两种并存疾病（如糖尿病和贫血）的存在明显增加了PJI的风险[24-25]。在实践中，我们建议将血红蛋白水平高于1g/dL的患者纳入其中。

尽管各种研究结论不一，但膝关节内应用皮质类固醇与PJI风险增加有关，一些研究建议关节腔内的激素使用和手术之间至少间隔3个月[26]。O'Connell等观察到地塞米松的使用与糖尿病患者TKA术后即刻血糖水平显著升高之间的相关性，他们建议在这一人群中要谨慎使用地塞米松[27]。

在术中，常规使用抗生素浸渍的骨水泥仍然是一个有争议的问题。King等研究发现，与标准水泥相比，抗生素浸渍的骨水泥的使用并没有降低PJI的风险，但它与医疗成本的显著增加有关[28]。然而，"英国国家登记册"的看法与这一说法相矛盾[15]。

关于应用局部措施降低感染风险，最近的一项研究发现过氧化氢和聚维酮碘是杀灭金黄色葡萄球菌的最有效药物[29]。在皮肤准备方面，通常的做法是使用氯己定，如有必要，在手术前一天可以使用机器或电动剃须刀进行备皮。

近年来提出的局部万古霉素作为替代和辅助措施之一在TKA中的应用尚未报道明显的益处，尽管它已在脊柱外科中得到验证[30]。人们普遍认为，手术时间的增加与术后感染风险的增加相关[31]。

通常剂量的头孢唑林2g已被讨论用于术中抗生素治疗。它涵盖革兰阳性菌、革兰阴性菌、需氧菌和厌氧菌，但对耐甲氧西林金黄色葡萄球菌无效。在过敏或不能使用头孢唑林的情况下，克林霉素90mg/kg（3~6h）或万古霉素15mg/kg（6~12h）是广泛采用的替代品[32]。

术后的危险因素，包括与牙科干预或其他感染相关的一过性菌血症和手术切口（血肿）处理应特别谨慎。如果患者在进行任何侵入性操作之前接受此类手术，应被告知有必要采取预防措施[33]。

11.5　全膝关节置换术感染的病原微生物特点

参与PJI发病机制的细菌有一种特殊的能力，可以附着在铬钴、聚乙烯、钛和聚甲基丙烯酸甲酯

（PMMA）等材料上，生成具有自己发展特点和规律的真正的生态系统，称为"生物膜"。生物膜中的微生物对抗菌剂的抗药性是其浮游体的1000倍，通过体内调节的这些抗菌剂的最低抑菌浓度甚至是通过静脉注射系统途径应用的剂量都是无效的[34]。我们的关注点和努力方向应该集中在通过减少外科干预过程中存在的细菌负荷来预防生物膜的形成。

PJI最常见的原发病灶是皮肤和软组织感染（金黄色葡萄球菌）、呼吸道感染（肺炎链球菌）、胃肠道感染（沙门氏菌、类杆菌、鸡溶血性链球菌）和泌尿系感染[大肠杆菌、克雷伯氏菌、肠杆菌属（Enterobacter spp.）]。在口腔手术过程中也可能发生血源性传播（绿色链球菌）。在带有污染的血管侵入式的医疗器具的情况下，即使是致病力轻微的细菌，如表皮葡萄球菌，也可以引起血源性感染[35]。至于最常见的病原菌感染发展的时间进程，根据致病力的强弱，其与临床症状出现的时间之间存在相关性[36]（表11.2）。

因此，毒力最强的微生物通常会引起更多的症状，可分析参数明显，且有急性期临床症状的爆发。而毒力较弱的致病菌则出现在症状代表性低的阴性感染病程中。在真菌感染方面，念珠菌属（Candida spp.）是最大的威胁，通常与免疫抑制和糖尿病控制不佳的患者有关[37]。

在不同的病例中，"细菌培养阴性"的PJI的患病率为0~42%[38]。原因一般为抗菌治疗对细菌培养产生不利影响、生长缓慢或生长环境要求高的微生物，或者是因为除单核细胞增生性李斯特菌、痤疮

表11.2　手术后微生物与感染时间的关系

急性（<3个月）	亚急性（3~12个月）	慢性（>12个月）
金黄色葡萄球菌	凝固酶阴性金黄色葡萄球菌	金黄色葡萄球菌
革兰氏阴性肠球菌	肠球菌	链球菌-B
有机物	杆菌	溶血链球菌
多菌种		革兰阴性菌
感染		阴性
厌氧菌		有机体
有机体		

皮肤杆菌、伯氏柯克斯体、布鲁氏菌、巴尔通体和支原体等的不常见菌种所致。改良的培养基、更好的微生物学检测技术、聚合酶链反应（PCR）和基因组测序的使用，可能会在未来有助于识别 TKA 感染的病原菌[39]。然而，尽管 PCR 极其敏感，但它的特异性很低，因此不宜单独作为诊断工具使用，而是作为临床、放射和进行参数分析组合的一部分，通过这些综合手段能帮助我们识别难以诊断的感染，并对其进行正确处理[40]。B 型细菌溶血性多菌革兰氏阴性杆菌厌氧菌。

11.6　全膝关节置换术后感染的诊断

　　诊断有时相对简单，因为术后症状进展迅速，有典型的感染过程的临床表现：发热、疼痛、红斑和积液（图 11.1）。

　　然而，在绝大多数情况下，也并非如此，其过程是隐蔽的，体征和症状必须经过分析、影像学、微生物学和组织学检查的支持才能证实。考虑发热的出现可以出现在一过性菌血症的情况下，瘘管的存在本身就构成了考虑 TKA 感染的一个主要标准（图 11.2）。

　　目前的许多诊断和支持标准取决于培养的准确性，以及机体对感染和手术的炎症和免疫反应。

　　微生物学检查不是选择手术类型所必需的，手术类别主要基于临床分析判断和影像学检查征象[41]。

　　为了统一标准，专门研究 TKA 感染的协会提出了不同的假设。经美国传染病学会同意，以及肌肉骨骼感染学会（MSIS）和假体周围关节感染国际共识小组的报告如表 11.3[42] 所示。2018 年，在芬兰赫尔辛基举行的欧洲骨和关节感染学会会议确定了新的标准（表 11.4）[4]

　　从临床的角度来看，体检可以发现任何有关患者和疾病的信息，从微生物相关的（发热、功能性阳痿、瘘管、脓性引流）的急性明显迹象，到疼痛、临床症状加重和活动减少等不太明显的情形。在任何情况下，当面对痛苦的全膝关节置换术时，必须始终对可能的脓毒症保持谨慎。我们应评估可能相关的炎症性关节病，作为鉴别诊断的一部分（例如，高尿酸血症、软骨钙症、类风湿性关节炎）。

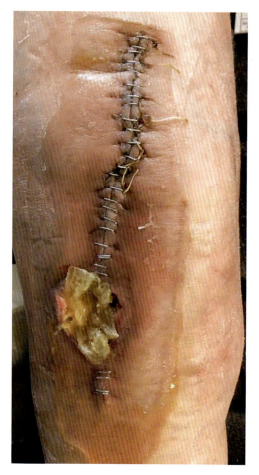

图 11.1　全膝关节置换术（TKA）手术伤口裂开和脓性引流：急性感染 3 周以内的进展

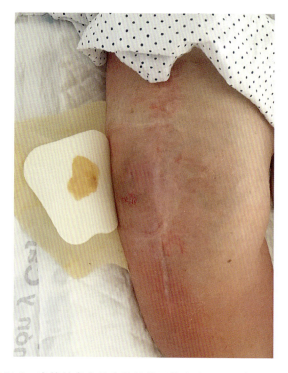

图 11.2　瘘管的存在是全膝关节置换术（TKA）感染的主要标准之一

表11.3　肌肉骨骼感染学会（MSIS）假体周围关节感染（PJI）标准

主要标准 （至少以下 1 种）	1. 与关节假体想通的窦道 2. 病原体通过从受影响的关节中获得的至少 2 个分离的组织或流体样本培养分离
次要标准 >6 → 感染 2~5 → 可能感染 0~1 → 未感染	1. 血清 C- 反应蛋白（CRP）浓度升高，D- 二聚体 → 2 2. 血清红细胞沉着率（ESR）升高 → 1 3. 滑膜白细胞计数器升高 → 3 4. α 防御素阳性 → 3 5. 滑膜嗜中性粒细胞百分率（PMN），升高 → 2 6. 滑膜 C - 反应蛋白升高 → 1
术中诊断 >6 → 感染 2~5 个 → 可能感染 0~1 个 → 未感染	1. 组织学 → 阳性 → 3 2 阳性化脓性 → 3 3. 单阳性培养 → 2

LER. 白细胞酯酶；PMN. 中性粒细胞

表11.4　欧洲骨和关节感染学会

试验	标准
临床特征	窦道或假体周围脓肿
白细胞计数	>2000/μL 白细胞或 >70%
滑液	PMN
假体周围组织	发炎（>23）
组织学	每 10 个高倍视野中的 PMN
微生物学	微生物繁殖
微生物繁殖	滑液或 >2 份阳性组织样本（至少收集 3 份）或超声液（>50CFU/mL）

假体周围关节感染（PJI）诊断是明确的
PMN. 中性粒细胞；CFU. 集落形成单位

如果初步怀疑可能是脓毒症，我们将首先要进行各种指标［多核白细胞计数（PMN）、C- 反应蛋白（CRP）、血沉（ESR）和降钙素原］的分析研究。它们本身都没有足够的敏感性和特异性来确认或排除 PJI，尽管它们可以作为进一步测试的指南或初始步骤。在低毒力致病菌的感染过程中（角质杆菌、念珠菌、分枝杆菌、放线菌、棒状杆菌），这些参

数通常都在正常范围内[44]。CRP 和 ESR 联合检测的敏感度达到 98%，应作为疑似 TKA 感染进一步研究的初步证据[45]。

其他血清学标志物已被用来替代经典的血清标志物（IL-4、IL-6、sICAM-1 和 TNF-α）。降钙素原在最近的报道中显示出不一致的结果，尽管它可能在炎性关节病和感染性休克之间起到鉴别作用，尽管它总是与其他升高的参数结合使用[46]。近年来，D- 二聚体已成为诊断 PJI 和监测抗菌治疗结果的一种潜在有用的新指标。最近的研究表明其灵敏度和特异度达到 80%[47]。然而，需要更多的研究来支持它在与其他经典参数相同的水平上的应用和有效性[48]。

当临床症状和实验室检查提示为可能为脓毒血症时，应进行滑液化验和培养。培养、细胞计数和中性粒细胞是简单而廉价的检测手段，在感染的诊断中是有用的。在关节穿刺术前 2 周内抗生素治疗会影响培养。中性粒细胞计数和百分比的分界点仍然存在争议，亚急性病例的分界点为 2000 个白细胞 /μL 和 70% 的中性粒细胞[49]。培养的敏感性为 45%~75%，特异性为 95%[50]。

建议将抽吸物接种于小儿血液培养基中，并保持 14 天，以排除低毒力微生物的生长。不推荐使用拭子，建议使用小瓶进行最终培养，以防止样品运输过程中可能出现的二次污染[51]。

α 防御素作为一种敏感性和特异性都很高的检测方法，近年来已成为一项革命性的补充。它是一种抗菌肽，在细菌感染的情况下，与激活的中性粒细胞接触时会释放出来。对于这个工具，我们可以区分两种类型的检测：定性的 α 防御素（α 防御素侧向流动，ADLF）和定量的（通过酶联免疫吸附试验鉴定）。为了评估其重复性，一项研究报告称，ADLF 的敏感性（85%）低于定量试验，综合敏感性为 95%[52]。在最近的一项研究中，ADLF 显示的敏感性低于以前的文献（54.4%），但特异性为 99%，因此被认为不是筛查工具，而是某些病例的确认工具[53]。在与各种血清学和滑膜标志物的比较中，Lee 等在 PJI 的诊断中观察到了有利于 α 防御素的较高的优势比[54]。

白细胞酯酶（LER）最近被列入 MSIS 的次要标准，是存在于活化的 PMN 中的一种酶，通常在感

染者的体液中发现。LER 试纸通常用于诊断其他部位的感染（尿路感染、腹膜炎和绒毛膜羊膜炎）。McNabb[55] 报告了 LER 作为排除脓毒血症的标准的特异性为 99.3%。

PCR 和其他分子技术提高了病原菌培养作为辅助诊断工具的敏感性和特异性。PCR 是一种分子生物学技术，它能扩增一段 DNA，产生数百万个拷贝以便于识别。Jun 等[56] 在最近的 Meta 分析中发现，PCR 检测的敏感性下降到 76%，特异性与经典研究中报道的相似（94%）。然而，PCR 能够在最初被认为是无菌性松动的病例中检测出了低毒力微生物，如角质杆菌，这使其比其他传统技术具有更高的敏感性[57]。最近的另一项 Meta 分析报告了 PCR 检测的 81% 的敏感性和 94% 的特异性[58]。

超声波是一种使用低频超声波穿过植入物周围的液体将生物膜微生物从假体表面分离出来的方法[59]。这项技术似乎可以更好地鉴定好氧和厌氧微生物培养板上培养出的液体中的微生物。50 个 CFU/mL 的分界点估计敏感性为 79%，特异度为 99%，比常规培养更准确[60]。在疑似 PJI 的患者中，即使在全身应用抗菌药物治疗的情况下，超声液也可能是比假体周围组织更适合进行大范围 PCR 分析的样本[61]。因此，预计在未来几年内，超声将被纳入 PJI 的新诊断指南中。

关于病原菌培养，一如以前所认识到的，不推荐用棉签拭子取样，并确定了随后进行微生物分析的 5 个组织片段的数量作为参考。常规培养的敏感性为 60%~65%。培养物中的生长维持时间通常为 14 天，尽管 42.4% 在第 3 天呈阳性，而在第 8 天为 95%，这取决于病原菌特性[62]。目前对培养阴性的 PJI 真实发生率的共识是为 7%~15%[63]。Palan 等提出了一个有趣的算法[64]。对于阴性培养：取样前 14 天暂停抗生素；延长培养 14~21 天；同时考虑超声波 / Micro DTT、非典型微生物 / 真菌和 16S RNA 分析。

术中取假体周围标本进行组织学检查是诊断 TKA 感染的基本手段之一。中性粒细胞的检测是通过 400 倍的视野放大进行的，1~10 个中性粒细胞的存在[50] 表明有非常高的敏感性和特异性（分别为 91% 和 92%）。最佳指标是 39 个 CD15+ 中性粒细胞，尽管标准因微生物的毒力不同而不同[65]。

很多影像学方面的检查手段都能帮助我们对 TKA 术后感染做出诊断：常规 X 线、瘘管造影、超声检查、骨闪烁检查、计算机断层扫描（CT）、磁共振成像（MRI）和正电子发射断层扫描（PET）。

在脓毒血症或机械性松动中，负重的正位和侧位 X 线片可显示溶骨区（图 11.3）和快速进展的透光线，但仅限于晚期病例，敏感性低于 15%。

尽管造瘘术能识别从皮肤到假体周围组织的瘘管路径，但造瘘术是目前已被停用了的。超声扫描可以确认积液位置，必要时可作为关节穿刺术的支持，并借助多普勒评估血管状况和明确可能的神经并发症。

三维骨显像有着高敏感性（90%），特异性 18%~35%。应该注意的是，在植入后的第 1 年，它可以呈阳性，因此对急性 / 亚急性感染无意义。111In-oxine 标记的白细胞和 99mTc– 硫化物的联合胶体闪烁显像被认为是鉴别感染性和无菌性人工关节的核医学金标准。氟脱氧葡萄糖 PET/CT 在评估感染的 TKA 方面似乎不起重要作用[66]。

近年来，单光子发射计算机断层扫描被认为是一种有用的工具，可以用来识别股骨和胫骨假体部件的溶骨区，以及在假体松动的情况下评估髌股骨性关节炎的进展情况[67]。

另一方面，CT 扫描识别假体周围的集合或脓肿，测量骨缺损，并在 RTKA 的术前计划中发挥了作用，以评估是否需要其他零部件、锥体或保护套。MRI 图像显示了由于碎片和植入物的金属成分造成的伪影。这些图像可以识别各种类型的肥厚性滑膜炎和关节液[68]。

PRO 植入物基金会的 PJI 诊断和治疗袖珍指南（版本 9，2019 年 10 月）最近提出了一种有趣的诊断算法，并被收录在一份最近出版物中[69]。

11.7   全膝关节置换术后感染的治疗

对感染的 TKA 采取的管理策略取决于败血症过程的特点。在大多数情况下，它包括手术干预，首先是经验性的抗菌治疗，然后是对已经确定了的病原微生物的确定性治疗。

同样，PJI 的诊断和治疗袖珍指南，PRO 植入物基金会（第 9 版，2019 年 10 月）提供了一个极好的

图 11.3　在一项影像学研究中：感染全膝关节置换（TKA）中的溶骨面积（箭头）

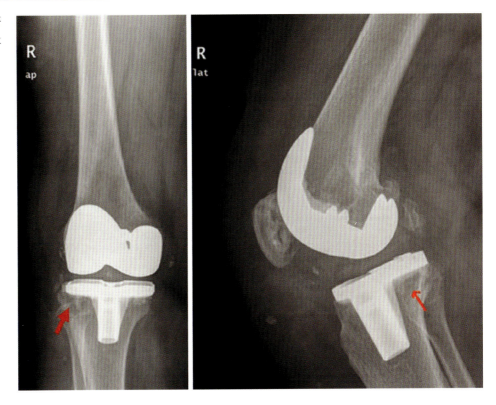

算法来总结可用于感染的 TKA 的治疗策略。

在急性感染或从其他部位脓毒血症血行传播的病例中，DAIR 已被证明是一种有用的工具[70]。Rodriguez–Merchan 发表了其有 65% 的成功率，根据不同病原菌脓毒症导致的器官衰竭是不同的（链球菌和表皮葡萄球菌的反应比金黄色葡萄球菌更好）[71]。一项研究发现其治愈率为 80%，这表明 DAIR 可以作为一种成功的治疗方法，这取决于患者个体差异性，而且成本更低。一般来说，一期 RTKA 是保守的情况下，用于可进行静脉和口服抗生素治疗的、明确病原、已知抗菌治疗病程和最佳手术时机的患者[72]。最近的一项系统综述显示的数据与以前的综述相似，成功率为 57%~81%，这取决于亚组分析和与弱反应相关的某些因素[73]。一项多中心研究显示，DAIR 治疗后失败率高达 57%[74]。结果显示，如果在前两周实施该技术，成功率为 82%，而如果在以后实施，成功率为 50%[75]。因此，如果有任何怀疑感染，就可以立即实施。同时，术中辅助治疗的使用和术后抗生素抑制的作用还需要更多的研究。系统回顾显示，目前没有证据支持进行清创和长期（1 年以上）抗菌治疗[76]。对于绝大多数外科医生来说，TKA 感染后，一期 RTKA 不是首选的技术。它的主

要优点是只需一次手术，抗生素治疗周期较短在手术干预之前，要对脓毒症致病微生物进行确认。这项技术在欧洲越来越普遍，据报道患者感染根除率可以达到 67%~100%[77]。二期 RTKA 可被认为是许多 PJI 患者的过度治疗，它与发病率增加、住院时间较长、功能输出较差和费用较高有关。对于软组织状况良好、骨丢失少、可用"生物膜活性"抗菌药物治疗的患者，二期 RTKA 可能是治疗的一个选择。创新的解决方案，如涂有抗菌水凝胶的植入物已经进入市场。在最近的一项研究中，Capuano 等报道感染复发率为 9.3%，而分两期行 RTKA 组的复发率为 13.6%。最近的另一篇文章挑战了某些微生物毒力的差异，这篇文章试图找出导致预后较差的细菌——独立的风险因素[79]。这项研究没有发现不同的微生物组之间的复发率不同，这取决于它们是简单的还是难以治疗的。

George 和 Haddad[80] 发表了关于 1 期 RTKA 手术技术的最新进展，强调它的应用应该是积极的。他们建议使用 12L 0.9% 氯化钠、聚维酮碘和过氧化氢的化学清创。Massin 等[81] 已将瘘管和革兰阴性菌的存在认为是难以处置的危险因素。Ford[82] 报道说，68.75% 的葡萄球菌有较高的复发风险，特别是

如果它们是凝固酶阴性或耐甲氧西林的葡萄球菌。Gherke[83] 已经确定了一期 RTKA 的禁忌证：前 2 次一期手术失败；感染扩散到神经血管；术前细菌鉴定不清楚；没有合适的抗生素；抗生素耐药性高；以及细菌种群不明确的瘘管[84]。因此，在没有禁忌证的情况下，一期 RTKA 似乎是替代二期 RTKA 的一种可行的方法，从而降低了并发症发生率和成本。这一决定应该基于与患者和所涉及的免疫失调有关的危险因素，以及早期禁忌证。

二期 RTKA 仍然是处理感染的 TKA 的金标准。第一阶段包括提取假体部件以保存最大的骨块，广泛的清创，彻底清洗，取至少 5 个样本进行微生物分析，并植入浸渍有广谱或特定抗菌剂的水泥间隔棒，这取决于干预前是否已明确是什么类型的病原菌（图 11.4）。

关于旷置类型，目前意见是一致的。与静态旷置相比，关节间隔物提高了感染根除率和关节功能恢复。例如，Lichstein 等[85] 报道，在 3.7 年的随访中，94% 的患者没有感染，Siddiqi 等[86] 报道成功率为 80%。当第一次分离难以治疗的病原体时，延长 4~6 周的间隔允许在无假体的间隔内应用抗菌治疗。应

避免较长的间隔时间（>8 周），特别是如果有间隔物，因为它们降低了骨水泥中抗生素的浓度。另一方面，大剂量抗生素会导致诸如肾毒性和急性肾功能衰竭等不良反应[87-88]。这种可能性意味着在植入间隔器后，应该监测患者是否可能出现与全身抗生素吸收相关的并发症。目前最常用的组合是由 40gPMMA 水泥中浸渍 1g 庆大霉素和 1g 妥布霉素（+2g 万古霉素）的关节间隔物组成。

对于真菌感染，建议在 2~4 周后再进行清创并更换间隔物，因为这样可以减少微生物负荷。如果有必要，这种类型的干预必须在拥有多学科团队的中心进行，这些团队包括骨科医生、整形外科医生、微生物学家、病理学家和传染病专家。如果由于软组织受损而不能一次缝合皮肤，在早期与整形外科医生合作可以通过游离或带蒂的皮瓣覆盖创口。

关于无假体期间抗生素治疗的时机、持续时间和治疗方案存在争议。一般说来，大多数抗菌方案包括 2~6 周的静脉治疗，然后是 2~4 周的口服治疗（如果有替代方案），然后 4~6 周不使用抗生素，直到第 2 次 RTKA 为止，评估患者的反应。根据相关文献和微生物学小组及传染病专家的建议，可进

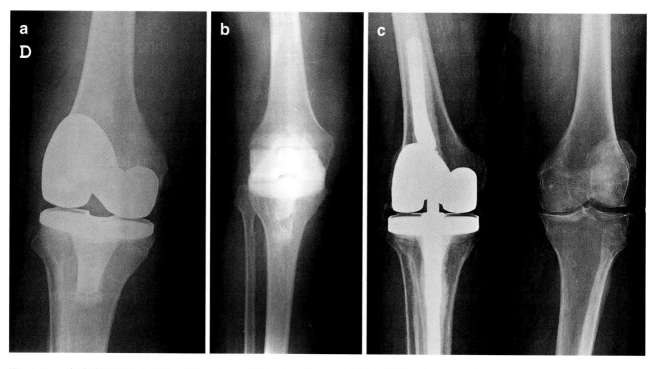

图 11.4　全膝关节置换术 TKA 感染。（a）假体植入 3 周后，诊断化脓性链球菌急性感染，行 DAIR（清创、抗生素、种植体固位）。（b）假体植入 3 周后，诊断化脓性链球菌急性感染，行 DAIR（清创、抗生素、种植体固位）。（c）带约束髁膝关节（CCK）设计的重建

行适当的方案改变[89]。在美国传染病学会指南中，一般建议静脉注射抗生素治疗4~6周，然后进行口服治疗总共3个月。也许这些指南有些激进，而且由于全身抗菌治疗的不良影响，它们在欧洲的应用不是那么严格。然而，最近的一项随机对照试验[90]，其中一组在RTKA术后没有给予抗生素，另一组接受了为期3个月的口服抗生素治疗。再感染率完全不同，对照组再感染率为19%，口服抗素组再感染率为5%，说明应用抗生素可明显降低RTKA失败率。其他方案建议在手术后14天改用口服治疗（对于链球菌，需要3~4周的静脉内治疗），前提是有一种具有良好骨穿透性的口服替代疗法、伤口干燥、局部和全身炎症条件（CRP和ESR）已恢复正常。关节穿刺术和植入前活检的作用是有争议的，假阳性（未感染）和阴性（有感染）的比率很高，所以它们不是常规建议。根据不同的临床指南，给药时间也不同[91]。

第二个疗程后给予抗菌药物治疗的时间为6~12周，这取决于在手术过程中获得的样本中是否有微生物生长。

Ford等[82]发表了一系列报告关于接受二期RTKA的80名患者，指出17.5%的患者从未再植入，30%的患者至少有1次严重并发症，11%的患者仍在接受间隔器置换，在其余成功再植的患者中，73%的患者仍然没有感染。这些数据表明，虽然二期RTKA是绝大多数骨科医生的首选治疗方法，但它也不是没有并发症。RTKA有时会受到较差的软组织状况、低骨量和高合并症患者的影响，即使市场上有现代的设计（补充剂、锥体、鞘或巨型假体），这些因素也会影响关节的重建。

在某些感染的TKA病例中，在前面描述的所有策略失败后，可能需要进行膝关节融合术（图11.5），甚至截肢。在这种情况下，需要4~6周的靶向抗生素治疗。根据截肢的程度，如果存在持续性近端髓内骨髓炎，术后可能需要延长骨髓炎的抗生素治疗时间[92]。对于多发病和有禁忌证需要额外手术治疗的老年患者，或在肢体保存技术受限的患者中，长期抗生素抑制并保留植入物可以是一种治疗选择。但必须明确致病微生物。Della Valle等在一项经典综述中显示，当抗菌药再悬浮时，复发率超过80%[92]。

11.8　结论

全膝关节置换术术后感染是骨科手术中最具破坏性的并发症之一。根据已发表的一系列报道，其治愈率为67%~100%。鉴于初级TKA和RTKA手术数量的指数增长及其对卫生系统的潜在经济影响，必须确定与PJI相关的危险因素，以实施控制措施。PJI的诊断是基于临床怀疑，以及一系列的影像学、实验室、微生物学和组织学检查。治疗策略包括DAIR、一期或二期RTKA、综合抗菌治疗，以及关节融合术或截肢和慢性抗生素抑制等替代方案。在未来，应努力实施危险因素预防措施、基于分子测试的诊断替代方案和新的特异性抗菌治疗目标。

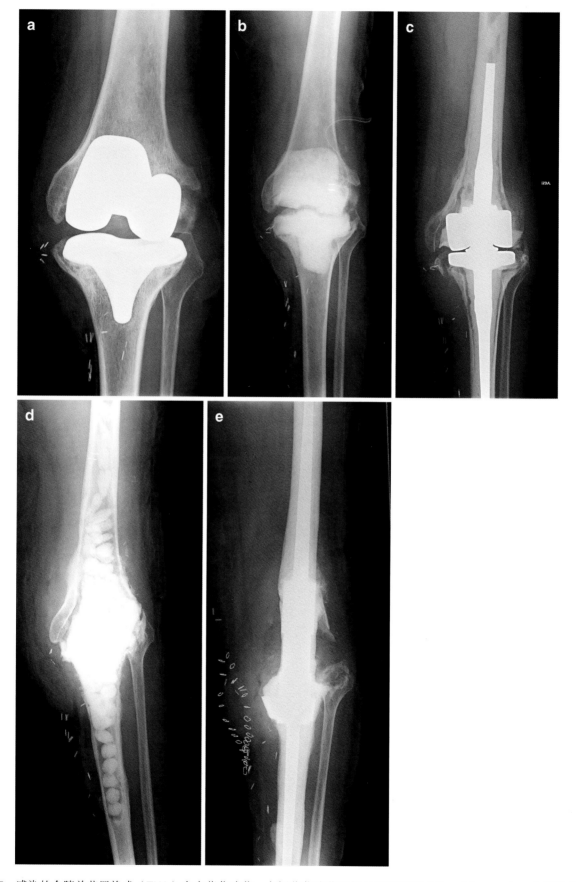

图 11.5 感染的全膝关节置换术（TKA）表皮葡萄球菌、卢顿葡萄球菌和假丝酵母菌属（Candida spp.）。全膝关节置换术（RTKA）二期翻修失败后行髓内钉关节融合术：（a）感染性松动。（b）首次翻修。（c）4 年后第二次翻修失败，显示股骨和胫骨柄周围有溶骨区。（d）使用庆大霉素珠子的新间隔器。（e）使用髓内钉进行明确的关节融合术

参考文献

[1] Koh CK, Zeng I, Ravi S, Zhu M, Vince KG, Young SW. Periprosthetic joint infection is the main cause of failure for modern knee arthroplasty: an analysis of 11,134 knees. Clin Orthop Relat Res. 2017;475:2194–2201.

[2] Bhandari M, Smith J, Miller LE, Block JE. Clinical and economic burden of revision knee arthroplasty. Clin Med Insights Arthritis Musculoskelet Disord. 2012;5:89–94.

[3] Delanois RE, Mistry JB, Gwam CU, Mohamed NS, Choksi US, Mont MA. Current epidemiology of revi-sion total knee arthroplasty in the United States. J Arthroplast. 2017;32:2663–2668.

[4] Thiele K, Perka C, Matziolis G, Mayr HO, Sostheim M, Hube R. Current failure mechanisms after knee arthroplasty have changed: polyethylene wear is less common in revision surgery. J Bone Joint Surg Am. 2015;97:715–720.

[5] Bozic KJ, Kurtz SM, Lau E, Ong K, Chiu V, Vail TP, et al. The epidemiology of revision total knee arthro-plasty in the United States. Clin Orthop Relat Res. 2010;468:45–51.

[6] Gow N, McGuinness C, Morris AJ, McLellan A, Morris JT, Roberts SA. Excess cost associated with primary hip and knee joint arthroplasty surgical site infections: a driver to support investment in quality improvement strategies to reduce infection rates. N Z Med J. 2016;129:51–58.

[7] Alp E, Cevahir F, Ersoy S, Guney A. Incidence and economic burden of prosthetic joint infections in a university hospital: a report from a middle-income country. J Infect Public Health. 2016;9:494–498.

[8] Tayton ER, Frampton C, Hooper GJ, Young SW. The impact of patient and surgical factors on the rate of infection after primary total knee arthroplasty: an analysis of 64,566 joints from the New Zealand Joint Registry. Bone Joint J. 2016;98:334–340.

[9] Resende VAC, Neto AC, Nunes C, Andrade R, Espregueira-Mendes J, Lopes S. Higher age, female gender, osteoarthritis and blood transfusion protect against periprosthetic joint infection in total hip or knee arthroplasties: a systematic review and meta- analysis. Knee Surg Sports Traumatol Arthrosc. 2018. https://doi.org/10.1007/s00167-018-5231-9.

[10] Parvizi J, Gehrke T, Chen AF. Proceedings of the international consensus on periprosthetic joint infec-tion. Bone Joint J. 2013;95:1450–1452.

[11] Goodman SM, Springer B, Guyatt G, Abdel MP, Dasa V, George M, et al. 2017 American College of Rheumatology/American Association of Hip and Knee Surgeons Guideline for the periopera-tive management of antirheumatic medication in patients with rheumatic diseases undergoing elec-tive total hip or total knee arthroplasty. J Arthroplast. 2017;32:2628–2638.

[12] Makki D, Elgamal T, Evans P, Harvey D, Jackson G, Platt S. The orthopaedic manifestation and outcomes of methicillin-sensitive Staphylococcus aureus septi-caemia. Bone Joint J. 2017;99-B:1545–1551.

[13] Beam E, Osmon D. Prosthetic joint infection update. Infect Dis Clin N Am. 2018;32:843–859.

[14] Houdek MT, Wagner ER, Wyles CC, Watts CD, Cass JR, Trousdale RT. All polyethylene tibial compo-nents: an analysis of long-term outcomes and infec-tion. J Arthroplast. 2016;31:1476–1482.

[15] Jameson SS, Asaad A, Diament M, Kasim A, Bigirumurame T, Baker P, et al. Antibiotic-loaded bone cement is associated with a lower risk of revi-sion following primary cemented total knee arthro-plasty: an analysis of 731,214 cases using National Joint Registry data. Bone Joint J. 2019;101:1331–1347.

[16] Cheng H, Chen BP, Soleas IM, Ferko NC, Cameron CG, Hinoul P. Prolonged operative duration increases risk of surgical site infections: a systematic review. Surg Infect. 2017;18:722–735.

[17] Berrios-Torres SI, Umscheid CA, Bratzler DW, Leas B, Stone EC, Kelz RR, et al. Centers for dis-ease control and prevention guideline for the preven-tion of surgical site infection, 2017. JAMA Surg. 2017;152:784–791.

[18] Stambough JB, Nam D, Warren DK, Keeney JA, Clohisy JC, Barrack RL, et al. Decreased hospital costs and surgical site infection incidence with a uni-versal decolonization protocol in primary total joint arthroplasty. J Arthroplast. 2017;32:728–734.

[19] Huang SS, Singh R, McKinnell JA, Park S, Gombosev A, Eells SJ, et al. Project CLEAR trial decolonization to reduce postdischarge infection risk among MRSA carriers. N Engl J Med. 2019;380:638–650.

[20] Friedman RJ, Hess S, Berkowitz SD, Homering M. Complication rates after hip or knee arthroplasty in morbidly obese patients. Clin Orthop Relat Res. 2013;471:3358–3366.

[21] Li S, Luo X, Sun H, Wang K, Zhang K, Sun X. Does prior bariatric surgery improve outcomes following total joint arthroplasty in the morbidly obese? A meta- analysis. J Arthroplast. 2019;34:577–585.

[22] Gu A, Cohen JS, Malahias MA, Lee D, Sculco PK, McLawhorn AS. The Effect of bariatric surgery prior to lower-extremity total joint arthroplasty: a system-atic review. HSS J. 2019;15:190–200.

[23] Kamath AF, Nelson CL, Elkassabany N, Guo Z, Liu J. Low albumin is a risk factor for complications after revision total knee arthroplasty. J Knee Surg. 2017;30:269–275.

[24] Castano-Betancourt MC, Fruschein Annichino R, de Azevedo E, Souza Munhoz M, Gomes Machado E, Lipay MV, et al. Identification of high-risk groups for complication after arthroplasty: predictive value of patient's related risk factors. J Orthop Surg Res. 2018;13(1):328.

[25] Suleiman LI, Mesko DR, Nam D. Intraoperative considerations for treatment/prevention of pros-thetic joint infection. Curr Rev Musculoskelet Med. 2018;11:401–408.

[26] Charalambous CP, Prodromidis AD, Kwaees TA. Do intra-articular steroid injections increase infec-tion rates in subsequent arthroplasty? A systematic review and meta-analysis of comparative studies. J Arthroplast. 2014;29:2175–2180.

[27] O'Connell RS, Clinger BN, Donahue EE, Celi FS, Golladay GJ. Dexamethasone and postoperative hyperglycemia in diabetics undergoing elective hip or knee arthroplasty: a case control study in 238 patients. Patient Saf Surg. 2018;12:30.

[28] King JD, Hamilton DH, Jacobs CA, Duncan ST. The hidden cost of commercial antibiotic-loaded bone cement: a systematic review of clinical results and cost implications following total knee arthroplasty. J Arthroplast. 2018;33:3789–3792.

[29] Ernest EP, Machi AS, Karolcik BA, LaSala PR, Dietz MJ. Topical

adjuvants incompletely remove adher-ent Staphylococcus aureus from implant materials. J Orthop Res. 2018;36:1599–1604.

[30] Patel NN, Guild GN, Kumar AR. Intrawound vanco-mycin in primary hip and knee arthroplasty: a safe and cost-effective means to decrease early periprosthetic joint infection. Arthroplast Today. 2018;4:479–483.

[31] Anis HK, Sodhi N, Klika AK, Mont MA, Barsoum WK, Higuera CA, et al. Is operative time a predic-tor for post-operative infection in primary total knee arthroplasty? J Arthroplast. 2018;34(7S):S331–S336.

[32] Vaquero-Picado A, Rodriguez-Merchan EC. The infected total knee arthroplasty. In: Rodríguez- Merchan EC, Oussedik S, editors. Prevention, diag-nosis and treatment. Cham: Springer; 2018. p. 35–46.

[33] Ratto N, Arrigoni C, Rosso F, Bruzzone M, Dettoni F, Bonasia DE, et al. Total knee arthroplasty and infec-tion: how surgeons can reduce the risks. EFORT Open Rev. 2017;1:339–344.

[34] Moreno MG, Trampuz A, Di Luca M. Synergistic antibiotic activity against planktonic and biofilm- embedded Streptococcus agalactiae, Streptococcus pyogenes and Streptococcus oralis. J Antimicrob Chemother. 2017;72:3085–3092.

[35] Rakow A, Perka C, Trampuz A, Renz N. Origin and characteristics of haematogenous periprosthetic joint infection. Clin Microbiol Infect. 2019;25:845–850.

[36] Parvizi J, Gehrke T. International Consensus Group on Periprosthetic Joint I. Definition of periprosthetic joint infection. J Arthroplast. 2014;29:1331.

[37] Cobo F, Rodriguez-Granger J, Lopez EM, Jiménez G, Sampedro A, Aliaga-Martínez L, et al. Candida- induced prosthetic joint infection. A literature review including 72 cases and a case report. Infect Dis. 2017;49:81–94.

[38] Choi HR, Kwon YM, Freiberg AA, Nelson SB, Malchau H. Periprosthetic joint infection with nega-tive culture results: clinical characteristics and treat-ment outcome. J Arthroplast. 2013;28:899–903.

[39] Thoendel M, Jeraldo P, Greenwood-Quaintance KE, Chia N, Abdel MP, Steckelberg JM, et al. A novel prosthetic joint infection pathogen, mycoplasma sali-varium, identified by metagenomic shotgun sequenc-ing. Clin Infect Dis. 2017;65:332–335.

[40] Yoon HK, Cho SH, Lee DY, Kang BH, Lee SH, Moon DG, et al. A review of the literature on culture-negative periprosthetic joint infection: epidemiology, diagnosis and treatment. Knee Surg Relat Res. 2017;29:155–164.

[41] Karczewski D, Winkler T, Perka C, Müller M. The preoperative microbial detection is no prerequisite for the indication of septic revision in cases of sus-pected periprosthetic joint infection. Biomed Res Int. 2018;2018:1729605.

[42] Parvizi J, Tan TL, Goswami K, Higuera C, Della Valle C, Chen AF, et al. The 2018 definition of peripros-thetic hip and knee infection: an evidence-based and validated criteria. J Arthroplast. 2018;33:1309–1314.

[43] Akgün D, Perka C, Trampuz A, Renz N. Outcome of hip and knee periprosthetic joint infections caused by pathogens resistant to biofilm-active antibiotics: results from a prospective cohort study. Arch Orthop Trauma Surg. 2018;138:635–642.

[44] Pérez-Prieto D, Portillo ME, Puig-Verdié L, Alier A, Martínez S,

Sorlí L, et al. C-reactive protein may misdiagnose prosthetic joint infections, particu-larly chronic and low-grade infections. Int Orthop. 2017;41:1315–1319.

[45] Parvizi J, Della Valle CJ. AAOS clinical practice guideline: Diagnosis and treatment of periprosthetic joint infections of the hip and knee. J Am Acad Orthop Surg. 2010;18:771–772.

[46] Alvand A, Rezapoor M, Parvizi J. The role of bio-markers for the diagnosis of implant-related infec-tions in orthopaedics and trauma. Adv Exp Med Biol. 2017;971:69–79.

[47] Xiong L, Li S, Dai M. Comparison of D-dimer with CRP and ESR for diagnosis of periprosthetic joint infection. J Orthop Surg Res. 2019;14(1):240.

[48] Saleh A, George J, Faour M, Klika AK, Higuera CA. Serum biomarkers in periprosthetic joint infec-tions. Bone Joint Res. 2018;7:85–93.

[49] Dinneen A, Guyot A, Clements J, Bradley N. Synovial fluid white cell and differential count in the diagnosis or exclusion of prosthetic joint infection. Bone Joint J. 2013;95-B:554–557.

[50] Tande AJ, Patel R. Prosthetic joint infection. Clin Microbiol Rev. 2014;27:302–345.

[51] Geller JA, MacCallum KP, Murtaugh TS, Patrick DA Jr, Liabaud B, Jonna VK. Prospective comparison of blood culture bottles and conventional swabs for microbial identification of suspected periprosthetic joint infection. J Arthroplast. 2016;31:1779–1783.

[52] Marson BA, Deshmukh SR, Grindlay DJC, Scammell BE. Alpha-defensin and the Synovasure lateral flow device for the diagnosis of prosthetic joint infection: a systematic review and meta-analysis. Bone Joint J. 2018;100-B:703–711.

[53] Renz N, Yermak K, Perka C, Trampuz A. Alpha defensin lateral flow test for diagnosis of peripros-thetic joint infection: not a screening but a confirma-tory test. J Bone Joint Surg Am. 2018;100:742–750.

[54] Lee YS, Koo KH, Kim HJ, Tian S, Kim TY, Maltenfort MG, et al. Synovial fluid biomarkers for the diagnosis of periprosthetic joint infection: a sys-tematic review and meta-analysis. J Bone Joint Surg Am. 2017;99:2077–2084.

[55] McNabb DC, Dennis DA, Kim RH, Miner TM, Yang CC, Jennings JM. Determining false positive rates of leukocyte esterase reagent strip when used as a detection tool for joint infection. J Arthroplast. 2017;32:220–222.

[56] Jun Y, Jianghua L. Diagnosis of periprosthetic joint infection using polymerase chain reaction: an updated systematic review and meta-analysis. Surg Infect. 2018;19:555–565.

[57] Morgenstern C, Cabric S, Perka C, Trampuz A, Renz N. Synovial fluid multiplex PCR is superior to culture for detection of low-virulent pathogens causing peri-prosthetic joint infection. Diagn Microbiol Infect Dis. 2018;90:115–119.

[58] Li M, Zeng Y, Wu Y, Si H, Bao X, Shen B. Performance of sequencing assays in diagnosis of prosthetic joint infection: a systematic review and meta-analysis. J Arthroplast. 2019;34:1514–1522.

[59] Huang Z, Wu Q, Fang X, Li W, Zhang C, Zeng H, et al. Comparison of culture and broad-range poly-merase chain reaction methods for diagnosing peri-prosthetic joint infection: analysis of joint fluid, periprosthetic tissue, and sonicated fluid. Int Orthop. 2018;42:2035–2040.

[60] Portillo ME, Salvadó M, Alier A, Martínez S, Sorli L, Horcajada

JP, et al. Advantages of sonication fluid culture for the diagnosis of prosthetic joint infection. J Infect. 2014;69:35–41.

[61] Rak M, Kavclc M, Trebse R, Co RA. Detection of bacteria with molecular methods in prosthetic joint infection: sonication fluid better than periprosthetic tissue. Acta Orthop. 2016;87:339–345.

[62] Kheir MM, Tan TL, Ackerman CT, Modi R, Foltz C, Parvizi J. Culturing periprosthetic joint infection: number of samples, growth duration, and organisms. J Arthroplast. 2018;33:3531–3536.

[63] Lamagni T. Epidemiology and burden of pros-thetic joint infections. J Antimicrob Chemother. 2014;69:i5–i10.

[64] Palan J, Nolan C, Sarantos K, Westerman R, King R, Foguet P. Culture-negative periprosthetic joint infec-tions. EFORT Open Rev. 2019;4:585–594.

[65] Krenn VT, Liebisch M, Kölbel B, Renz N, Gehrke T, Huber M, et al. CD15 focus score: infection diag-nosis and stratification into low-virulence and high- virulence microbial pathogens in periprosthetic joint infection. Pathol Res Pract. 2017;213:541–547.

[66] Seltzer A, Xiao R, Fernandez M, Hasija R. Role of nuclear medicine imaging in evaluation of orthopedic infections, current concepts. J Clin Orthop Trauma. 2019;10:721–732.

[67] Hirschmann MT, Amsler F, Rasch H. Clinical value of SPECT/CT in the painful total knee arthro-plasty (TKA): a prospective study in a consecutive series of 100 TKA. Eur J Nucl Med Mol Imaging. 2015;42:1869–1882.

[68] Sconfienza LM, Signore A, Cassar-Pullicino V, Cataldo MA, Gheysens O, Borens O, et al. Diagnosis of peripheral bone and prosthetic joint infections: overview on the consensus documents by the EANM, EBJIS, and ESR (with ESCMID endorsement). Eur Radiol. 2019;29:6425–6438.

[69] Izakovicova P, Borens O, Trampuz A. Periprosthetic joint infection: current concepts and outlook. EFORT Open Rev. 2019;4:482–494.

[70] Zaruta DA, Qiu B, Liu AY, Ricciardi BF. Indications and guidelines for debridement and implant retention for periprosthetic hip and knee infection. Curr Rev Musculoskelet Med. 2018;11:347–356.

[71] Rodriguez-Merchan EC. Acute infection in total knee arthroplasty (TKA): is early open débridement with polyethylene liner exchange (ODPLE) really effec-tive? Int J Orthop. 2015;2:462–465.

[72] Di Benedetto P, Di Benedetto ED, Salviato D, Beltrame A, Gissoni R, Cainero V, et al. Acute peri-prosthetic knee infection: is there still a role for DAIR? Acta Biomed. 2017;88(2S):84–91.

[73] Qu GX, Zhang CH, Yan SG, Cai XZ. Debridement, antibiotics, and implant retention for periprosthetic knee infections: a pooling analysis of 1266 cases. J Orthop Surg Res. 2019;14(1):358.

[74] Urish KL, Bullock AG, Kreger AM, Shah NB, Jeong K, Rothenberger SD. Infected Implant Consortium. A multicenter study of irrigation and debride-ment in total knee arthroplasty periprosthetic joint infection: treatment failure is high. J Arthroplast. 2018;33:1154–1159.

[75] Narayanan R, Anoushiravani AA, Elbuluk AM, Chen KK, Adler EM, Schwarzkopf R. Irrigation and debridement for early periprosthetic knee infection: Is it effective? J Arthroplast. 2018;33:1872–1878.

[76] Malahias MA, Gu A, Harris EC, Adriani M, Miller AO, Westrich GH, et al. The role of long-term antibi-otic suppression in the management of periprosthetic joint infections treated with debridement, antibiot-ics, and implant retention: a systematic review. J Arthroplast. 2019;35(4):1154–1160.

[77] Haddad FS, Sukeik M, Alazzawi S. Is single-stage revision according to a strict protocol effective in treatment of chronic knee arthroplasty infections? Clin Orthop Relat Res. 2015;473:8–14.

[78] Capuano N, Logoluso N, Gallazzi E, Drago L, Romanò CL. One-stage exchange with antibacterial hydrogel coated implants provides similar results to two-stage revision, without the coating, for the treat-ment of peri-prosthetic infection. Knee Surg Sports Traumatol Arthrosc. 2018;26:3362–3367.

[79] Faschingbauer M, Bieger R, Kappe T, Weiner C, Freitag T, Reichel H. Difficult to treat: are there organism-dependent differences and overall risk fac-tors in success rates for two-stage knee revision? Arch Orthop Trauma Surg. 2020. https://doi.org/10.1007/s00402-020-03335-4.

[80] George DA, Haddad FS. One-stage exchange arthro-plasty: a surgical technique update. J Arthroplast. 2017;32:S59–S62.

[81] Massin P, Delory T, Lhotellier L, Pasquier G, Roche O, Cazenave A, et al. Infection recurrence factors in one-and two stage total knee prosthesis exchanges. Knee Surg Sports Traumatol Arthrosc. 2016;24:3131–3139.

[82] Ford AN, Holzmeister AM, Rees HW, Belich PD. Characterization of outcomes of 2-stage exchange arthroplasty in the treatment of prosthetic joint infec-tions. J Arthroplast. 2018;33:S224–S227.

[83] Gehrke T, Zahar A, Kendoff D. One-stage exchange: it all began here. Bone Joint J. 2013;95-B:77–83.

[84] Pangaud C, Ollivier M, Argenson JN. Outcome of single-stage versus two-stage exchange for revision

全膝关节置换术中动脉损伤

第 12 章

Alfonso Vaquero-Picado,

E. Carlos Rodríguez-Merchán

12.1 引言

全膝关节置换术（TKA）在 20 世纪已经发展成为临床上最成功和最具成本效益的医疗方法之一[1-2]。随着人口老龄化的发展，该术式的实施数量在可预见的未来内也会大大增加。同时，虽然并发症的相对发生率越来越低，但它们的数量也会增加。全膝关节置换术的血管并发症主要分为两组：影响静脉系统的并发症（如血栓栓塞）和影响动脉血管的并发症（动脉损伤）。静脉可能会在手术前、手术中或手术后受到影响。术前静脉曲张导致血流缓慢和血液滞留，促进深层血栓栓塞的发生。他们可能在手术中浅层组织操作时候受伤，但更常在手术后立即受到影响，发展为血瘀和深静脉血栓（DVT）。相反，动脉系统易在手术过程中会受到损伤，这种并发症可能是灾难性的。深静脉血栓问题不在本章讨论的重点，所以我们将重点放在动脉损伤上。

12.2 定义及流行病学

动脉损伤定义为术中需要手术修复、搭桥或支架植入的血管损伤[2]。他们认为这是全膝关节置换术中最严重的并发症之一，会带来灾难性的后果，包括骨间隔室综合征和截肢。虽然随着诊断和治疗技术的发展，其发病率正在下降，但它的死亡率高达 7%，截肢率高达 41%[3]。

幸运的是，它们非常罕见，估计发病率为 0.08%~0.5%[4-6]。虽然动脉损伤的发生率可能会随着时间的推移保持稳定，但全膝关节置换术的数量增加可能会导致动脉损伤的绝对数量增加。据报道，

翻修手术与初次手术风险比为 2.4[7]。

患者自身的一些情况与血管并发症有关。这些疾病包括外周血管疾病、体重减轻、肾功能衰竭、凝血功能障碍和转移性癌症[8-9]。

人工全膝关节置换术中与动脉并发症有关的主要临床症状有 4 种：急性缺血、出血、缺血伴出血和假性动脉瘤形成[10]。

就全膝关节置换术而言，血管损伤最常见的部位是腘动脉[4]。它可能会因被牵引或用手术器械直接创伤。股浅动脉也可能受到损伤，常见于使用止血带会导致内膜瓣剥离[11]。

12.2.1 急性缺血

急性缺血通常是由于主要血管闭塞所致。这种闭塞可能是由于血栓、栓塞或血管夹层造成的。血栓形成是经典的 Virchow 三联征的结果：血流缓慢、内皮损伤和高凝状态。低血流量是使用止血带或静脉曲张的综合结果[7]。微撕裂、操作过程中血管的拉伸或骨水泥的热损伤均可引起内皮损伤。这些条件与高凝状态（脱水、失血、遗传条件等）相结合，会造成急性缺血。

急性缺血的另一种机制是近端心房血管中的腔壁钙化的释放，这种钙化可以使血管远端闭塞（在止血带应用部位）。

12.2.2 缺血再灌注损伤

这种类型的损伤可能是由于血管的部分或全部

破裂所致。

12.2.3　出血

出血是由于血管壁的直接损伤引起的，通常由胫骨后平台使用 Hohmann 牵引器或在胫骨和股骨后部切割时使用摆动锯造成的。

12.2.4　假性动脉瘤

这种类型的损伤是由于血管壁的损伤，导致保留血液的血管外段变宽形成的（图 12.1）。它通常需要延迟治疗，但需要进行密切的监测，因为假性动脉瘤的管壁非常薄，可能会破裂，导致大量出血。

12.3　临床病程

血管并发症的诊断通常是通过临床检查进行的，特殊的其他检查可以用来协助确认诊断。缺血的典型体征有 5 种（按出现的顺序排列）：疼痛、苍白、无脉搏、感觉异常和麻痹。在出血的情况下，主要症状是关节出血和通过手术伤口出血。局限性水肿、肿胀、搏动性肿块、可触摸到的震颤或神经压迫是动静脉瘘和假性动脉瘤的典型表现[7, 10, 12]。

12.4　诊断

如果使用止血带进行 TKA，则在解开止血带后将检测到所有这些情况。传统上，止血带松开是在植入之后和伤口闭合之前，以检测是否有出血并进行手术止血。实际的止血方案是在缝合皮肤和包扎伤口后给止血带放气。相比之下，当止血带在皮肤闭合前放气时，这可能在最初几分钟内很难做出诊断。此外，大多数患者是在脊麻下手术的，因此他们不会立即抱怨疼痛。止血带放气后检查肢体血管状态至关重要。如果我们没有意识到这些并发症的发生的可能性，灾难性的并发症可能会被误诊。事

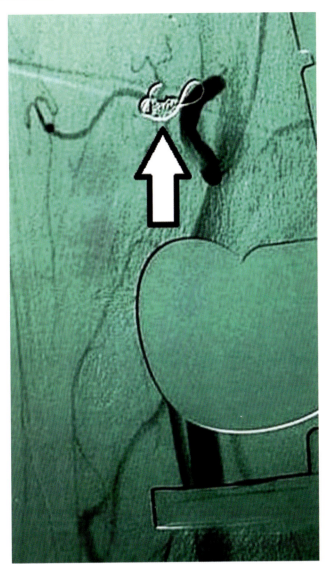

图 12.1　由于严重的术前畸形，植入半约束假体（CCK，约束髁状突膝）6 天后，怀疑为假性动脉瘤。进行了 CT 血管造影和数字减影动脉造影，证实膝状上外侧动脉存在假性动脉瘤。随后立即用螺旋微弹簧圈（箭头）进行动脉栓塞，成功地闭塞了假性动脉瘤。注意螺旋微线圈（箭头），它可以看到膝盖假体上方的一个金属斑点

实上，出血的诊断可以延迟几个小时，直到它变得明显[4, 12]。解除止血带后定期临床检查是避免误诊的最佳方法。

一旦怀疑有动脉损伤，通过几项影像学检查可以确诊。今天，多普勒出现在大多数外科诊室。胫骨或腓动脉没有脉搏应该会使我们想到的缺血性损伤。这对检测出血血管和检查再灌注后的远端充盈是有帮助的。

如今，血管 CT 被认为是检测身体任何部位出血

或血液循环停止的最佳检查手段。然而，膝关节假体可能会造成影像学检查中的伪影，有时会提高诊断的困难度。最近因为种植体图像减影方面的优势使得这项测试的敏感性和特异性得到了加强。动脉造影仍然是检测血管损伤的金标准。虽然它的敏感性和特异性接近 100%，但它很耗时，目前仅由血管外科医生或影像科医生实施和报告，并用于术中处理损伤。

12.5 治疗

12.5.1 常规治疗

血管介入技术比开放手术更适用于血管损伤的治疗。这些技术包括诊断技术（动脉造影）、争用技术（用血管内球囊进行远端出血的止血）和血运重建技术（血管内假体、支架、弹簧圈）。

最常见的血管介入技术有：（1）Fogarty 导管取栓；（2）球囊或支架血管成形术；（3）弹簧圈栓塞（通常用于假性心律失常）；（4）药物机械溶栓；（5）人工血管内成形术 [7, 10]。

血管损伤的血管介入技术具有很高的治疗成功率，并且避免了开放性再血管化相关的巨大医疗伤口及其后果（瘢痕、僵硬、感染等）[12]。它还有很多潜在的好处。虽然开放血管重建术是一个很好的选择，与血管内治疗相比，肢体保留率相似，但相关的并发症发病率在开放手术中相当高 [5]。

12.5.2 急性缺血或缺血伴出血

通常缺血是在止血带松开后的某个时候被诊断出来的。一旦确诊，应由血管外科医生（或影像科医生）进行处理。通常要进行动脉造影以检测缺血的原因（血栓形成、内膜瓣、夹层或横断），然后进行正确的治疗 [7]。可以是大多数血栓形成、内膜瓣、夹层或部分横断术的一种选择。他们可以用血管内假体或支架治疗。当因为经济原因无法进行腔内治疗且血管完全横切时，建议选择开放血管重建术（直接修复或搭桥）。

12.5.3 出血

出血应首先用止血带治疗。如果是术中诊断的（较少使用的最新的血液节约方案），则可以包扎，直到血管外科医生进行进一步评估 [7]。这是唯一一种仍能通过开放式手术更好地处理的损伤。

12.5.4 假性动脉瘤

这种疾病通常在术后（其他确定性手术后几天或几周）诊断和治疗。血管内技术是治疗的首选。血管内假体、线圈或支架可用于排除假性动脉瘤。

12.6 结论

全膝关节置换术中动脉损伤最常见的血管介入技术有：Fogarty 导管取栓、球囊或支架血管成形术、弹簧圈栓塞（通常用于假性动脉瘤）、药物机械溶栓和人工血管内成形术。介入技术处理动脉损伤的成功率较高，避免了开放性血管重建术带来的巨大创伤及其一些不良后果（瘢痕、僵硬、感染等）。还可以避免对侧隐静脉的摘取。虽然开放血运重建术是一个很好的选择，与血管介入手术相比，肢体保留率相似，但相关的并发症发病率在开放手术中是相当高的。

参考文献

[1] Losina E, Walensky RP, Kessler CL, Emrani PS, Reichmann WM, Wright EA, et al. Cost-effectiveness of total knee arthroplasty in the United States: patient risk and hospital volume. Arch Intern Med. 2009;169:1113–1121.

[2] Healy WL, Della Valle CJ, Iorio R, Berend KR, Cushner FD, Dalury DF, et al. Complications of total knee arthroplasty: standardized list and definitions of the knee society. ClinOrthop. 2013;471:215–220.

[3] Kumar SN, Chapman JA, Rawlins I. Vascular injuries in total knee arthroplasty. A review of the problem with special reference to the possible effects of the tourniquet. J Arthroplast. 1998;13:211–216.

[4] Calligaro KD, Dougherty MJ, Ryan S, Booth RE. Acute arterial complications associated with total hip and knee arthroplasty. J Vasc Surg. 2003;38:1170–1177.

[5] Abularrage CJ, Weiswasser JM, Dezee KJ, Slidell MB, Henderson WG, Sidawy AN. Predictors of lower extremity arterial injury after total knee or total hip arthroplasty. J Vasc Surg. 2008;47:803–807.

[6] Ko LJM, DeHart ML, Yoo JU, Huff TW. Popliteal artery injury associated with total knee arthroplasty: trends, costs and risk factors. J Arthroplast. 2014;29:1181–1184.

[7] Troutman DA, Dougherty MJ, Spivack AI, Calligaro KD. Updated strategies to treat acute arterial com-plications associated with total knee and hip arthro-plasty. J Vasc Surg. 2013;58:1037–1042.

[8] Parvizi J, Pulido L, Slenker N, Macgibeny M, Purtill JJ, Rothman RH. Vascular injuries after total joint arthroplasty. J Arthroplast. 2008;23:1115–1121.

[9] Papadopoulos DV, Koulouvaris P, Lykissas MG, Giannoulis D, Georgios A, Mavrodontidis A. Popliteal artery damage during total knee arthro-plasty. Arthroplasty Today. 2015;1:53–57.

[10] Li Z, Xiang S, Bian Y-Y, Feng B, Zeng R, Weng X-S. Diagnosis and treatment of arterial occlusion after knee arthroplasty: the sooner, the better. Orthop Surg. 2019;11:366–372.

[11] Daniels SP, Sneag DB, Berkowitz JL, Trost D, Endo Y. Pseudoaneurysm after total knee arthro-plasty: imaging findings in 7 patients. SkeletRadiol. 2019;48:699–706.

[12] Agarwala S, Menon A, Gupta M, Kulkarni A, Kapadia F, Padate B, et al. Multidimensional man-agement of a vascular injury following total knee arthroplasty: a rare case report. J ClinOrthop Trauma. 2019;10:991–994.

全膝关节置换术后腓总神经麻痹的发生率、危险因素、诊断和处理

第 13 章

Alfonso Vaquero-Picado,

E. Carlos Rodríguez-Merchán

13.1 引言

全膝关节置换术（TKA）是老年人群最常见的手术之一，每年的手术量正迅速增加。它是治疗膝关节骨性关节炎的唯一方法，在再手术、功能结果和成本效益[1]方面总体上都有很好的效果。

尽管 TKA 对许多患者效果良好，但大约 20% 的患者在 TKA 后经历了慢性疼痛。TKA 后的慢性疼痛可影响与健康相关的生活质量的方方面面，并与功能受限、疼痛相关的焦虑、抑郁、较差的健康状况和社交孤独相关。Turcot 等的研究表明，65% 与功能改善相关的满意度是因为临床指标的改善和步态功能的提高[3]。然而，一些患者在全髋置换术后会出现并发症，例如我们将在本文中进行的讨论分析（腓神经麻痹）。

TKA 术后腓总神经麻痹（PNP）发生率为0.16%~2.2%[4-9]。PNP 的主要临床症状是足下垂（图13.1），因为腓深神经支配小腿胫前肌，而胫前肌负责踝关节背屈。在 PNP 中，感觉缺失位于腿的前外侧、足背和脚趾，包括大脚趾的内侧（图 13.2）。图 13.3 显示膝关节腓神经的解剖走行。

周围神经损伤也不例外，正确的治疗需要准确的诊断。应用临床体格检查，电生理试验和影像学检查等各种检测手段以提高诊断准确性[10]。近年来，周围神经神经成像检测手段取得了重大进展[11-12]。

1943 年，Seddon 发表了一个基于神经纤维与神经干病理的 3 种分类系统：神经失用症、轴索肌萎缩症和神经肌萎缩症[13]。

对于正确的治疗，区分神经失用症、轴突和神经损伤是至关重要的。本章的目的是分析 TKA 术后 PNP 的患病率、危险因素、诊断和处理。

13.2 诊断

评估周围神经病变最重要的电生理诊断方法是肌电图（EMG）和神经传导研究（NCS）[10, 14-15]。要做肌电图，应将电极针插入待研究肌肉中，记录其在静止和肌肉中多个位置不同程度自愿收缩时的电活动。肌电图可显示由轴突损伤引起的受支配肌肉运动单位的功能和结构改变，因受影响的运动单位的电特性会发生改变。在神经网络控制系统中，电刺激周围神经，并记录所产生的动作电位。神经网络控制系统可显示因功能轴突的丢失而导致记录的动作电位振幅的丢失。这些记录可以从神经本身（感觉或混合神经网络）或由该神经支配的肌肉（运动神经网络）进行。当刺激在沿神经分布走行的两个或更多的部位进行，并且当对不同的刺激部位的动作电位相互比较时，运动神经网络控制系统的诊断性能要大得多。

在受伤后，比如严重的神经损伤，肌电图会有很大的诊断价值。如果通过记录的运动动作电位看，神经中枢可能在损伤的前 4 天内有感觉，即在 Wallerian 变性之前[16]是明显的。只有在这段时间内，损伤神经的远端才能受到电刺激。这使得在损伤远端的刺激后产生正常的复合肌肉动作电位（CMAP），在损伤近端的进行刺激后产生低的 CMAP，这一检测使得神经损伤的定位诊断较为可靠。在 Wallerian 变性完成后（11 天后），所有 CMAP 都是低的或消失，无论病变位于[16]什么位置。远端刺激后 4 天内的低 CMAP 证明存在损伤。相比之下，在这段时间内正常

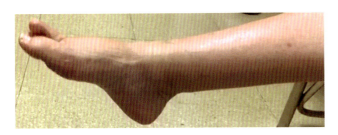

图 13.1　腓神经麻痹（PNP）致足下垂

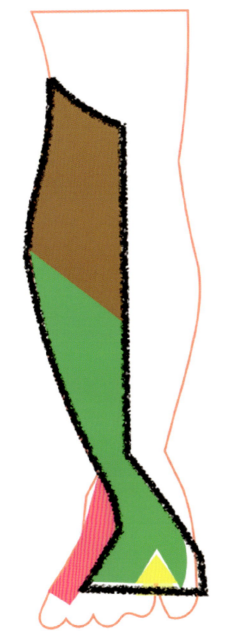

图 13.2　腓神经麻痹（PNP）感觉受累

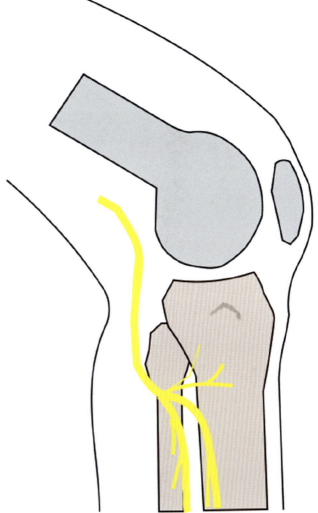

图 13.3　腓神经解剖走行

源性神经损伤有意义。电生理诊断方法的一个重要缺陷是，它们不能帮助区分神经系损伤和全轴突损伤（所有轴突都发生轴突损伤）。

13.3　治疗

对于属于神经失用症和轴索紊乱类的神经损伤，由于有自发恢复的可能，不建议早期手术探查，这是一个普遍的共识[17-19]。这些类型的病灶建议行手术探查前应观察 6~12 个月[20-23]。如果确定是神经断裂损伤，修复时间尤为紧迫（从 3 天到 3 周）。

Samson 等认为，CPN 损伤的处理取决于瘫痪是

的 CMAP 表明的是创伤前神经的完整性。这一发现，以及肌电图中 PSA 的早期缺失，对于评估潜在的医

完全的还是不完全的，基于临床检查和肌电图[24]。不完全损伤通常是由于生理传导阻滞和低级别轴突中断的混合损伤。随着轴突再生这类瘫痪是可以逐渐恢复的。无 Tinel 征阳性或保留深部肌肉疼痛的神经性疼痛表现为传导阻滞损伤，可自行恢复，但有些需要减压以获得恢复的有利条件。在极少数情况下，疼痛的伤口伴有 Tinel 征阳性的会自行痊愈。早期诊断可改善功能并降低长期衰弱性神经性疼痛的风险。断续性损伤可以用移植物早期处理，如果移植物较长，或手术时间较晚，则可以进行远端神经移植。

13.3.1　保守治疗

PNP 的康复需要多模式的方法，包括运动（图13.4）、减少疼痛和水肿的治疗、使用定制或预制的夹板、指导适应性方法以改善日常生活中的功能，以及促进运动再学习和感觉再教育[25]。裂口或修复后神经恢复缓慢，潜伏期 2~3 周后，恢复速度为1~3mm/d；因此，通常需要延长疗程。治疗的频率很大程度上取决于受伤的神经和它对患者产生的功能影响。随着患者神经支配恢复和进展，治疗的重点应是恢复运动和感觉功能，并将其重新纳入日常生活的一般功能中。疼痛管理是治疗的一个重要目标。患者可能需要姿势矫正（图 13.5）。在康复过程的每一步，对患者进行指导并让他们充分参与到康复过程中，这对促进康复是很重要的。同时，一个设计科学、细致的家庭康复计划都是必不可少的。应该定期对计划进行重新评估和调整。对患者来说，定期接受评估和治疗是有益的，可以监测他们的改善情况，调整他们的家庭计划。对一些患者来说，一旦在家里建立了康复计划，每周或每月进行一次康复治疗可能就足够了。

13.3.2　外科治疗

干净的（未受污染的）伤口状况下，急性神经横断损伤需要立即修复；然而，在大多数情况下，

图 13.4　足下垂的康复练习

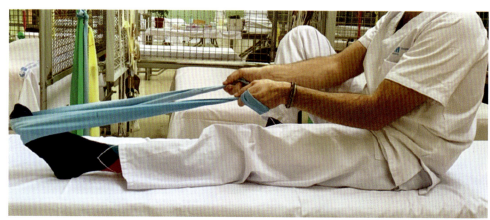

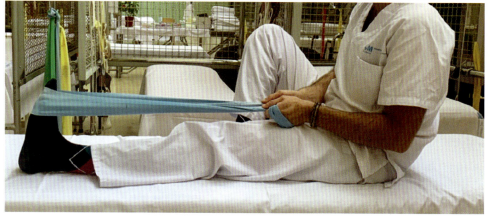

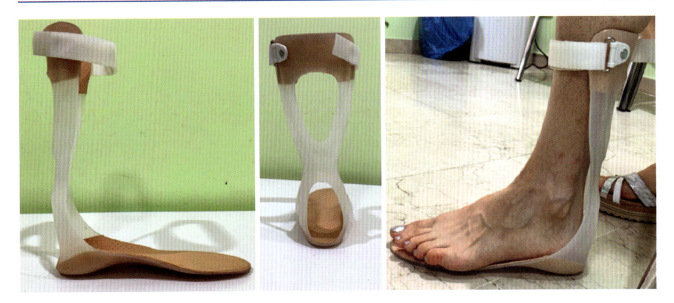

图 13.5　los Amigos 牧场足下垂矫形术

建议继续观察，并进行二次（早期）神经重建。对于尽快进行神经重建是否能改善最佳功能恢复的预后，目前尚无定论。神经损伤后，运动恢复质量持续下降 6 个月[26-28]。这种功能减弱在感觉的恢复中不那么强烈。但是，防止自发康复的中断是很重要的。在挫伤或神经拉伸后或部分切除形成的神经纤维瘤，对其进行连续切除，效果可能比保守治疗差。

近几十年来，重要的发展变化发生在在神经损伤的手术治疗，这基于神经生物学的发展和外科技术的进步，如影像学增强的使用，使用细缝和双极凝血，引入电生理学技术术中评估神经病变。这些进步为患者带来了更好的功能康复，拓宽了外科检查的方式，并使得修复以前认为不能进行修复的损伤成为可能。目前，神经损伤修复最常见的手术技术为神经内、外松解术，端 - 端缝合和神经移植（图 13.6 ）。两种不常用的技术是端 - 侧缝合和肌肉神经化[29]。

13.4　全膝关节置换术后腓点神经麻痹

1990 年，Asp 和 Rand 公布了 TKA 术后的 PNP 率为 0.29%（1972—1985 年，8998 例 TKA 术后有 26 例瘫痪）。完全瘫痪 18 例，不完全瘫痪 8 例。23

例患者是敏感和运动障碍，而 3 例仅是运动障碍。随访 5.1 年（1~11 年），13 例瘫痪完全恢复，12 例瘫痪部分恢复。

1993 年，Krackow 等对 5 例 TKA 术后出现 PNP 的患者进行了分析，这些患者进行过手术探查和腓点神经减压治疗。在所有患者中，长期保守治疗均以失败告终。手术是在 TKA 植入 45 个月后进行的。4 例患者完全康复，1 例部分康复，所有患者均停止使用踝足矫形器。本文表明，当保守治疗（非手术）不能充分改善神经功能时，必须考虑对腓点神经进行手术减压。

1994 年，Horlocker 等报道了在 292 例患者 1 年的 361 例 TKA 手术中，7 例（2.2%）患者有 8 例 TKA 术后出现 PNP。危险因素如下：术前外翻畸形 ≥ 10°，总止血带时间 120min，预先存在的神经病变的诊断和术后病理并发症。108 例患者术后采用硬膜外镇痛，这不是发生 PNP 的危险因素。然而，所有伴有运动障碍或部分神经功能恢复的 PNP 均发生在术后接受硬膜外镇痛的患者中，并在停止硬膜外输注后确诊。因此，作者推荐使用稀释局部麻醉剂或阿片类药物输液给高风险患者（那些已存在的神经疾病）[5]。

2001 年，Schinsky 等公布 TKA 术后 PNP 的发病率为 1.3%。与之前的报道相反，以下因素与 PNP 无关：外翻畸形、屈曲挛缩、术后硬膜外镇痛的使用、

图 13.6　同种异体神经移植修复腓点神经神经（星号）

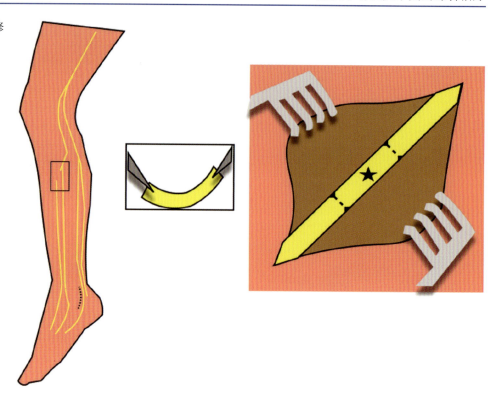

长时间使用气压止血带以及已有的神经病变。唯一与 PNP 相关的因素是类风湿关节炎。所有病例在确诊后均立即进行保守治疗。所有患者在随访结束时有部分好转，大多数患者[6]完全恢复。

2008 年，Beller 等发现了硬膜外麻醉累积的有害影响，导致腓点神经受到未明确的压力，结合气压止血带的压力损伤，产生了轴突损伤，即双重挤压综合征。通过降低气压止血带的压力和小心地摆放患者体位，作者发现[31]患者在保持硬膜外麻醉优势的同时，神经损伤的风险明显降低。

2014 年，Olivecrona 等注意到，使用低止血带袖口压力时，神经损伤的风险较小。在 20 例研究患者中，有 1 例发现了神经切断的肌电图征象，而这恰恰发生在袖口压力较高（294 mmHg）的患者身上。在这个系列研究中，止血带袖口的平均压力为 237（sd33）mmHg[32]。

2013 年 Park 等公布的 TKA 术后 PNP 率为 0.53%。进行回归分析以确定恢复的预后因素。PNP 患者平均年龄 62.1 岁，体重指数（34.5 kg/m²）高于非 PNP 患者（67.5 岁，31.8 kg/m²），差异有统计学意义。44 例 PNP 病例中，只有 37 例可以评估。32 例（62.2%）瘫痪不完全；其中 24 例完全康复。在完全瘫痪的患者中，只有 1 例康复了。早期严重损伤是影响 PNP 恢复的不良预后因素（P<0.03）[7]。

2013 年，Ward 等报道了一例 63 岁女性腓点神经功能障碍患者。她曾报告在接受 TKA 手术后数年短暂的外侧膝盖和腿疼痛。TKA 术后 10 年，她接受了腓点神经外科减压手术，此后身体状况良好，疼痛明显缓解，活动度增加。这个病例显示腓点神经功能障碍是一种不常见但可以手术治疗的 TKA 术后外侧膝盖疼痛的原因[8]。

2018 年，Shetty 等报道 TKA 术后神经损伤率为 0.16%。女性和有腰椎病理史的患者与神经损伤风险增加有关。止血带压力 300mmHg 和更长的麻醉时间也可能是危险因素。这些发现需要进一步研究证实[33]。

2019 年，Speelziek 等报告了 TKA 后 54 例神经病变（手术后 8 周内），影响到以下神经：腓点神经（37例）、坐骨神经（11 例）、尺神经（2 例）、胫神经（2例）、腓肠神经（1 例）和腰骶神经丛（1 例）。在所有情况下，运动功能在 1 年内完全恢复或接近完全恢复。TKA 术后神经病变的发生率为 0.37%。PNP 率为 0.25%[9]。表 13.1 总结了与 PNP 相关和不相关的危险因素。

表13.1 与腓神经麻痹相关和不相关的危险因素

相关的	不相关的
术前外翻畸形≥10°	屈曲挛缩
总止血带时间＞120min	术后使用硬膜外麻醉
预先存在的神经病变的诊断	
术后病理并发症	
类风湿性关节炎	

13.5 结论

全膝关节置换术（TKA）术后腓神经麻痹（PNP）发生率为0.16%~2.2%。与PNP相关的危险因素包括术前外踝畸形≥10°、总止血带时间120min、预先存在的神经病变、术后病理性并发症和类风湿关节炎。PNP的诊断包括临床（足下垂，感觉丧失）和通过电生理和影像诊断程序。在属于神经失用症和轴突损伤的PNP中，通过康复训练康复和足下垂矫正可能帮助进行自发性恢复，因此不建议早期手术探查。神经失用症和轴索紊乱应监测6~12个月后才建议手术探查。如果是神经离断损伤，修复时间要求更短从3天到3周不等。目前，PNP修复最常见的手术方式为内、外神经松解、端-端缝合和神经移植。

参考文献

[1] Liddle AD, Pegg EC, Pandit H. Knee replacement forosteoarthritis. Maturitas. 013;75:131–136.

[2] Wylde V, Beswick A, Bruce J, Blom A, Howells NGooberman-Hill R. Chronic pain after total kneearthroplasty. EFORT Open Rev. 2018;3:461–470.

[3] Turcot K, Sagawa Y Jr, Fritschy D, HoffmeyerP,Suvà D, Armand S. How gait and clinical outcomescontribute to patients' atisfaction three monthsfollowing a total knee arthroplasty. J Arthroplast.2013;28:1297–1300.

[4] Asp JP, Rand JA. Peroneal nerve palsy after total kneearthroplasty. ClinOrthopRelat Res. 1990;261:233–237.

[5] Horlocker TT, Cabanela ME, Wedel DJ. Does postoperativeepidural analgesia increase the risk of peronealnerve palsy after total knee arthroplasty? AnesthAnalg. 1994;79:495–500.

[6] Schinsky MF, Macaulay W, Parks ML, Kiernan H,Nercessian OA. Nerve injury after primary total kneearthroplasty. J Arthroplast.

2001;16:1048–1054.

[7] Park JH, Restrepo C, Norton R, Mandel S, SharkeyPF, Parvizi J. Common peroneal nerve palsy followingtotal knee arthroplasty: prognostic factors andcourse of recovery. J Arthroplast. 2013;28:1538–1542.

[8] Ward JP, Yang LJ, Urquhart AG. Surgical decompressionimproves symptoms of late peroneal nerve dysfunctionafter TKA. Orthopedics. 2013;36:515–519.

[9] Speelziek SJA, Staff NP, Johnson RL, Sierra RJ,Laughlin RS. Clinical spectrum of neuropathy afterprimary total knee arthroplasty: a series of 54 cases.Muscle Nerve. 2019;59:679–682.

[10] Kimura J. Electrodiagnosis in diseases of nerve andmuscle. 4th ed. Oxford: Oxford University Press;2013.

[11] Kollmer J, Bendszus M, Pham M. MR neurography:diagnostic imaging in the PNS. Clin Neuroradiol.2015;25(Suppl 2):283–289.

[12] Pham M, Bäumer T, Bendszus M. Peripheralnerves and plexus: imaging by MR-neurographyand high-resolution ultrasound. CurrOpin Neurol.2014;27:370–379.

[13] Seddon HJ. Three types of nerve injury. Brain.1943;66:237–288.

[14] Bischoff C, Kollmer H, Schulte-Mattler W. State-of-theart diagnosis of peripheral nerve trauma: clinicalexamination, electrodiagnostic, and imaging. In:Haastert-Talini K, Assmus H, Antoniadis G, editors. Modern concepts of peripheral nerve repair. Cham:Springer; 2017. p. 11–26.

[15] Campbell WW. Evaluation and managementof peripheral nerve injury. Clin Neurophysiol.2008;119:1951–1965.

[16] Eder M, Schulte-Mattler W, Pöschl P. Neurographiccourse of Wallerian degeneration after human peripheralnerve injury. Muscle Nerve. 2017;56:247–252.

[17] Samardzić MM, Rasulić LG, Vucković CD. Missileinjuries of the sciatic nerve. Injury. 1999;30:15–20.

[18] Secer HI, Daneyemez M, Tehli O, Gonul E, IzciY. The clinical, electrophysiologic, and surgicalcharacteristics of peripheral nerve injuries caused bygunshot wounds in adults: a 40-year experience. SurgNeurol. 2008;69:143–152.

[19] Sedel L. Surgical management of the lower extremitynerve lesions: clinical evaluation, surgical technique,results. In: Terzis J, editor. Microreconstructioof nerve injuries.Philadelphia: Saunders; 1987.p. 253–265.

[20] Mafi P, Hindocha S, Dhital M, Saleh M. Advances ofperipheral nerve repair techniques to improve handfunction: a systematic review of literature. OpenOrthop J. 2012;6:60–68.

[21] Giuffre JL, Kakar S, Bishop AT, Spinner RJ, ShinAY. Current concepts of the treatment of adult brachialplexus injuries. J Hand Surg Am. 2010;35:678–688.

[22] Barrios C, de Pablos J. Surgical management of nerveinjuries of the upper extremity in children: a 15-yearsurvey. J PediatrOrthop. 1991;11:641–645.

[23] Rosen B, Dahlin LB, Lundborg G. Assessment offunctional outcome after nerve repair in a longitudinalcohort. ScandSurg J PlastReconstrSurg Hand.2000;34:71–78.

[24] Samson D, Ng CY, Power D. An evidence-based algorithmfor the management of common peroneal nerveinjury associated with traumatic knee dislocation.EFORT Open Rev. 2017;1:362–367.

[25] Ewald SG, Beckmann-Fries V. Rehabilitation followingperipheral

nerve injury. In: Haastert-TaliniKAssmus H, Antoniadis G, editors. Modern concepts of peripheral nerve repair. Cham: Springer; 2017. p. 109–125.

[26] Brunelli G, Brunelli F. Strategy and timing of peripheralnerve surgery. Neurosurg Rev. 1990;13:95–102.

[27] Brushart TM. Clinical nerve repair and grafting. In:Brushart TM, editor. Nerve repair. New York: OxfordUniversity Press; 2011. p. 104–134.

[28] Midha R. Mechanism and pathology of injury. In:Kim D, Midha R, Murovic JA, Spinner RJ, editors.Kline and Hudson's nerve injuries. 2nd ed. New York:Elsevier; 2008. p. 23–42.

[29] Siqueira MG, Martins RS. Conventional strategiesfor nerve repair. In: Haastert-Talini K, Assmus H,Antoniadis G, editors. Modern concepts of peripheralnerve repair. Cham: Springer; 2017. p. 41–51.

[30] Krackow KA, Maar DC, Mont MA, CarrollC. Surgical decompression for peroneal nerve palsyafter total knee arthroplasty. ClinOrthopRelat Res.1993;292:223–228.

[31] Beller J, Trockel U, Lukoschek M. Peronealnervepalsy after total knee arthroplasty under continuousepidural anaesthesia. Orthopade. 2008;37:475–480.

[32] Olivecrona C, Blomfeldt R, Ponzer S, Stanford BR,Nilsson BY. Tourniquet cuff pressure and nerve injuryin knee arthroplasty in a bloodless field: a neurophysiologicastudy. ActaOrthop. 2013;84:159–164.

[33] Shetty T, Nguyen JT, Sasaki M, Wu A, Bogner E, BurgeA, et al. Risk factors for acute nerve injury after totaknee arthroplasty. Muscle Nerve. 2018;57:946–950.

全膝关节置换术后膝关节髂胫束摩擦综合征

第 14 章

E. Carlos Rodríguez-Merchán, Hortensia De la Corte-Rodríguez, Carlos A. Encinas-Ullán

14.1 引言

髂胫束摩擦综合征（ITBFS）的特征是膝关节外侧疼痛（图 14.1）[1]，这似乎是由于股骨外上髁和髂胫束[2]之间过度摩擦引起的炎症反应所致的。保守治疗是首选，但对于顽固性的 ITBFS，建议手术治疗[1-4]。

部分患者在全膝关节置换术（TKA）后出现 ITBFS。Manning 等分析了 TKA[5] 术后关节外疼痛原因的诊断和治疗。虽然 TKA 疼痛的来源有时可以确定，但做出准确的诊断往往是困难的。根据病因，疼痛通常分为关节内疼痛和关节外疼痛。在排除了关节内原因，如不稳定、无菌性松动、感染或骨溶解后，应考虑关节外疼痛的可能原因。对其余关节的物理检查可以发现由脊柱、髋关节、足和踝关节疾病引起的膝关节局部疼痛。其他可引起 TKA 术后疼痛的关节外病变包括血管病变、肌腱炎、滑囊炎和 ITBFS[5]。本章分析了 TKA 术后患者和跑步者膝关节 ITBFS 的异同。

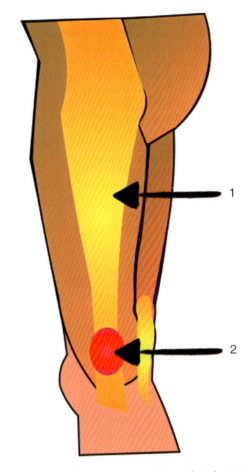

图 14.1 髂胫束摩擦综合征（ITBFS）。髂胫束（1）及膝关节髂胫束疼痛部位（2）

14.2 流行病学

ITBFS 很少见，可能是由于过度使用膝关节外侧，并且主要发生在跑步者[3]中。根据 Richards 等的研究，ITBFS 影响了 1.6%~12% 的跑步者[2]。在 TKA 术后 ITBFS 患者中，Luyk 等观察到一个更高的百分比：46%，而普通组为 36%（无统计学意义）。这种倾向可能与性别、活动水平或肌肉力量相关的一般韧带松弛有关[6]。

14.3 发病机制

Luyk 等认为，与导向运动 TKA 相关的 ITBFS 可能是由于[6]屈曲时外侧髁的后侧强制平移所致。在屈曲过程中，非对称的凸轮－柱机制是股骨后端平移和胫骨内旋的强大驱动力，它不允许自然的膝关节的运动学变化。ITBFS 的这种反复的强迫拉伸会在一些患者中诱发疼痛的牵引综合征。ITBFS 表现为关节活动时膝关节外侧及前外侧疼痛，从而使关节活动弧疼痛。症状通常在 TKA 术后平均 6 个月开始，提示当患者[6]变得更加活跃时，假体施加的引导运动模式会产生疼痛。

据报道，ITBFS 不是由于髂胫束和股骨外上髁之间的摩擦，而是由于髂胫束对髂胫束和股骨外上髁之间一层受神经高度支配的脂肪组织的压迫产生的。这种压迫主要发生在膝关节屈曲 30°，可能是由于在该点处胫骨内旋所致[7-8]。

Halewood 等对尸体膝关节的研究支持了在 TKA 引导下过度旋转和后滚会导致膝关节[9]软组织过度紧张的假设。

14.4　保守治疗

初期治疗应包括休息、物理治疗和康复、口服非甾体类抗炎药（NSAIDs）以及皮质类固醇注射等[1-4]。

14.5　手术治疗

ITBFS 有几种手术选择：髂胫束"Z"形延长（图 14.2）、手术松解髂胫束、多次穿刺髂胫束（拉花技术）（图 14.3）和关节镜下切除滑膜外侧隐窝。

Richards 等描述了一种髂胫束"Z"形延长的手术技术，他们将该技术用于伴有髂胫束、股骨外上髁以及 Gerdy's 结节处膝关节疼痛且保守治疗无效的跑步者[2]。

Barber 等报告了一系列纳入了 11 例接受了髂胫束"Z"形延长手术的跑步者[1]。纳入标准为保守治疗至少 3 个月且失败，年龄至少 17 岁，生长板闭合。排除标准为有重大创伤史、膝关节手术史、膝关节外侧间室病变、前交叉韧带或后交叉韧带不稳定。所有的跑步者都表现出膝关节外侧疼痛消失，完全恢复到术前的活动水平。术后改善持续 8 年[1]。

Michels 等分析了 33 例有顽固 ITBFS 的跑步者，他们使用一种仅切除外侧滑膜隐窝的标准化关节镜技术进行手术[4]。平均随访 2 年 4 个月。32 例患者（34 膝）有良好或优秀的结果。所有患者在 3 个月后恢复运动。有 2 例患者的半月板病变被发现需

图 14.2　治疗膝关节髂胫束摩擦综合征（ITBFS）的髂胫束"Z"形延长：（a）"Z"形延长之前。（b）"Z"形延长髂胫束并缝合

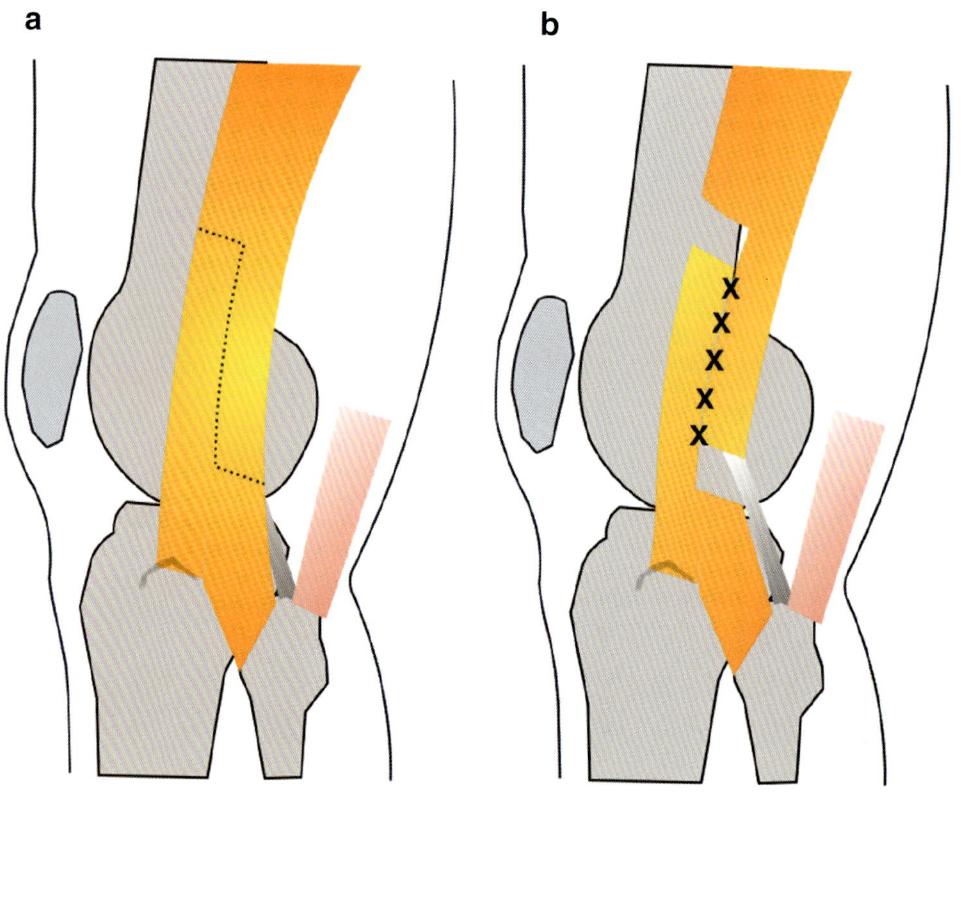

图14.3　松解髂胫束治疗膝关节髂胫束摩擦综合征（ITBFS）的拉花技术。膝关节内翻应力将使髂胫束"弓弦化"，考虑使用多次穿刺拉花延长：（a）手术开始。（b）手术结束（箭头表示使用此技术获得的松解）

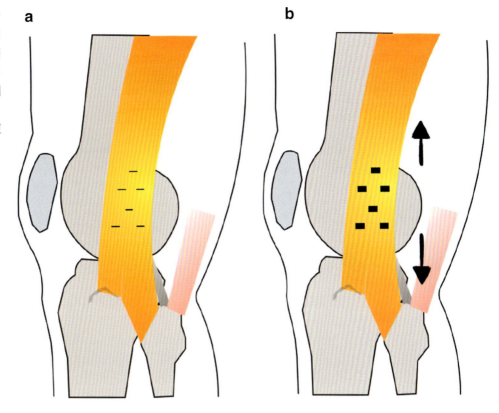

要治疗。一名患者的结果很好，因为他在股骨髁出现了相关的软骨损伤。关节镜技术允许作者排除或治疗其他关节内病变[4]。

Luyk 等分析了 1085 例膝关节外侧疼痛患者中的 1102 例交叉韧带替代性 TKA（Journey，Smith and Nephew，Memphis，TN，USA）；其中 1070 个膝关节可用于最终评估[6]。随访时间 1~5 年，平均 2.5 年。77 个（7.2%）膝关节出现 ITBFS 的症状。最初的治疗包括抗炎药物治疗（77 个膝关节）和局部注射激素治疗（35 个膝关节）。22 个（2%）膝关节持续疼痛，最终采用手术松解髂胫束[6]。

在 Luyk 的病例研究中，TKA 术后出现 ITBFS 的患者最初接受保守治疗，使用口服药物和局部激素注射治疗[6]。这些保守治疗在 71.4% 的患者中有显著疗效。然而，28.6% 的患者症状持续，这些患者最终接受了髂胫束松解手术的治疗。这种松解是通过皮肤的外侧切口，切断髂胫束的前侧纤维，该纤维向外侧支持带延伸[10-12]。

2018 年，Yang 和 Yoon 报道了在 TKA 翻修术后出现的弹响现象[13]。此弹响是由于附着的髂胫束撞击股骨假体外侧所致。穿刺法分段伸长髂胫束，

可以解决弹响症状。根据作者们的观点，在 TKA 翻修术中，可能由于以下多种原因会出现弹响现象：关节线抬高、髂胫束紧张或股骨假体轻微悬出。外科医生应该知道，这种并发症可能发生在 TKA 翻修期间；若能确诊，多次穿刺髂胫束可减轻弹响[13]。

14.6　结论

尽管全膝关节置换术（TKA）患者和跑步者发生髂胫束摩擦综合征（ITBFS）的原因不同，但治疗的基本方法是相同的：治疗应从相对休息、物理治疗和康复治疗、非甾体类抗炎药和局部皮质类固醇注射开始。对于上述非手术治疗至少 3 个月没有疗效的患者，应建议手术治疗。手术选择有很多：髂胫束"Z"形延长、手术松解髂胫束、多次穿刺髂胫束、关节镜下切除滑膜外侧隐窝。在大多数患者中，上述所有的手术选择都能带来令人满意的结果：跑步者可以回到他们以前的运动活动中，TKA 患者的疼痛也能得到显著或完全的缓解。

参考文献

[1] Barber FA, Boothby MH, Troop RL. Z-plasty lengthening for iliotibial band friction syndrome. J Knee Surg. 2007;20:281–284.

[2] Richards DP, Alan Barber F, Troop RL. Iliotibial band Z-lengthening. Arthroscopy. 2003;19:326–329.

[3] Ellis R, Hing W, Reid D. Iliotibial band friction syndrome--a systematic review. Man Ther.2007;12:200–208.

[4] Michels F, Jambou S, Allard M, Bousquet V, Colombet P, de Lavigne C. An arthroscopic technique to treat the iliotibial band syndrome. Knee Surg Sports TraumatolArthrosc. 2009;17:233–236.

[5] Manning BT, Lewis N, Tzeng TH, Saleh JK, Potty AG, Dennis DA, et al. Diagnosis and management of extra-articular causes of pain after total knee arthroplasty. Instr Course Lect. 2015;64:381–388.

[6] Luyckx L, Luyckx T, Bellemans J, Victor J. Iliotibial band traction syndrome in guided motion TKA. A new clinical entity after TKA. Acta Orthop Belg. 2010;76:507–512.

[7] Fairclough J, Hayashi K, Toumi H, Lyons K, Bydder G, Phillips N, et al. Is iliotibial band syndrome really a friction syndrome? J Sci Med Sport. 2007;10:74–76.

[8] Fairclough J, Hayashi K, Toumi H, Lyons K, Pydder G, Phillips N, et al. The functional anatomy of the iliotibial band during flexion and extensión of the knee: implications for understanding iliotibial band syndrome. J Anat. 2006;208:309–316.

[9] Halewood C, Risebury M, Thomas NP, Amis AA. Kinematic behaviour and soft tissue management in guided motion total knee replacement. Knee Surg Sports TraumatolArthrosc. 2014;22:3074–82.

[10] Clifton R, Ng CY, Nutton RW. What is the role of lateral retinacular release? J Bone Joint Surg.2010;92-B:1–6.

[11] Merican AM, Kondo E, Amis AA. The effect on patellofemoral joint stability of selective cutting of lateral retinacular and capsular structures. J Biomech. 2008;42:291–296.

[12] Whiteside LA, Roy ME. Anatomy, function, and surgical access of the iliotibial band in total knee arthroplasty.J Bone Joint Surg. 2009;91-A:101–106.

[13] Yang JH, Yoon JR. Snapping phenomenon after revisional total knee arthroplasty. Indian J Orthop. 2018;52:434–437.

全膝关节置换术后僵硬

第 15 章

E. Carlos Rodríguez-Merchán, Primitivo Gómez-Cardero, Juan S. Ruiz-Pérez

15.1　引言

对于保守治疗无效的骨性关节炎患者，全膝关节置换术（TKA）仍然是最可靠和最有效的治疗方法。膝关节僵硬作为一种术后并发症发生在4%~16%的TKA患者中，是关节疼痛和功能受限的重要原因[6]。应确定降低风险的策略和合适的管理方案，以为该群体提供最佳的护理计划。虽然在定义TKA术后膝关节僵硬方面没有共识，但文献中的定义是指屈曲范围为75°~90°，屈曲挛缩大于10°，或两者结合[7-8]。多种方法已被用于治疗TKA术后膝关节僵硬，包括麻醉下手法松解术（MUA）、关节镜下膝关节松解术和膝关节翻修术[9-12]。但对于TKA术后膝关节僵硬的治疗没有明确的统一治疗方案。本章包含两个内容：定义TKA术后膝关节僵硬的风险因素和回顾治疗方案。

15.2　危险因素

TKA术后膝关节僵硬的危险因素可分为3组：术前因素（患者因素）、术中因素（手术技术错误），以及术后因素（手术并发症）[13]（表15.1）。

15.2.1　术前因素

有许多重要的患者因素与TKA术后膝关节僵硬的风险增加有关，包括术前僵硬（术前屈曲范围有限）、术前美国膝关节协会评分低、低龄、女性、高体重指数（BMI）、膝关节手术史、残疾患者、糖尿病、肺部疾病和抑郁症等[5-15]。不幸的是，这些因素中绝大多数是不可改变的。

学者们一致认为最重要的危险因素是术前活动范围（ROM）[5-6, 15-16]。然而研究发现那些术前ROM限制最大的患者却获得了最大的相对改善[10, 17]。Rubinstein等发现，术前关节无僵硬的患者术后ROM略微降低了3°~118°，而术前关节僵硬的患者的ROM增加了15°~109°[10]。目前还没有足够的研究来确定改善术前ROM可以作为预防TKA术后膝关节僵硬的一个可改变的危险因素。

尽管有人认为糖尿病患者[14]、慢性区域疼痛综合征（CRPS）患者，以及其他疾病如类风湿性关节炎和强直性脊柱炎患者的功能转归较差[8]。但Gandhi等对1216例初次TKA进行回顾性配对的病例对照研究，发现术后膝关节僵硬度与并发症包括糖尿病无相关性。他们发现术前和术后髌骨位置降低与TKA术后膝关节僵硬之间存在显著的相关性[16]。

"关节纤维化"一词已被用作"膝关节僵硬"的同义词。但是，它代表大量的瘢痕组织或者纤维化，发生于特发性疾病或继发于患者的易感性[17-19]。这意味着关节纤维化是患者的危险因素，尽管它仅在手术后出现并且可能被认为是术后因素。

了解术前膝关节僵硬会增加手术风险，可以在术前咨询患者并征得患者的同意，并提示外科医生在术中进行调整以解决这一问题。可改变的患者因素目前仅限于BMI，其可以在术前降低[20]。应该研究改善术前ROM对TKA术后膝关节僵硬发生率的影响。

表 15.1 最近文献报道的关于全膝关节置换术（TKA）后膝关节僵硬麻醉下手法松解（MUA）的最重要论文的主要数据和结果

作者	年份（年）	结果	评论意见
Ipach 等[4]	2011	初次 TKA 术后膝关节僵硬的发生率为 4.54%，膝关节翻修术后发生率为 5.11%，其他形式的关节内手术的发生率为 1.29%。有两次以上手术史的患者结果明显更差。根据 MUA 时间（>/<30 天），未见统计学差异	曾接受过多次手术的患者在接受 MUA 后的结果明显较差，因此该亚组应更早讨论是否进行切开 / 关节镜下关节松解术
Pivec 等[27]	2013	对文献的系统回顾发现，手法松解前和最终 ROM 平均分别为 66° 和 99°。与术前 ROM 相比，在 1 年、5 年和 10 年随访中 ROM 的增加分别为 30°、33° 和 33°。并发症是罕见的，只有两例报告假体周围骨折，发生率为 0.2%	活动度的早期获得似乎是长期保持的，在某些情况下，患者可能在中期随访中进一步改善。假体周围骨折风险低，使 MUA 成为改善膝关节 ROM 的安全选择
Choi 等[28]	2014	143 名患者中有 136 名（95%）平均 ROM 得到了改善，从 MUA 前的 62° 到最终 ROM 的 101°。74%（106/143）的患者屈曲 ≥ 90°。区域麻醉被确定为 MUA 成功预后的指标	尽管 MUA 后屈曲 ≥ 90° 的患者比例少于单纯 ROM 总体增加的患者，但绝大多数患者的功能屈曲 ≥ 90°
Issa 等[29]		与 12 周后（17°、95°、84 分）相比，在 TKA 术后 12 周内进行手法松解具有更高的平均屈曲度（36°）、更高的最终 ROM（119°）和更高的 KSS 评分（89 分）	NA
Choi 等[30]	2015	作者回顾了 15 例因 TKA 术后膝关节僵硬而在初次 MUA 失败后接受重复 MUA 的患者。ROM<90° 最终被认为是失败的操作（失败组），而 ROM ≥ 90° 最终被认为是成功的操作（成功组）。除了失败组中的 TKA 术前 ROM 明显减少外，成功组和失败组之间的统计学差异不大。无论是第一次还是重复的 MUA 操作，都没有并发症	本研究的结果表明，重复进行 MUA 可以改善 TKA 术后僵硬的整体 ROM。重复 MUA 的成功率低于初次 MUA；然而，对于 TKA 术后僵硬，这是一种有用的治疗方式。反复 MUA 的不良后果似乎与 TKA 术前 ROM 减少相关
Mamarelis 等[31]	2015	在 12 周内进行早期手法复位比那些在 12 周后进行的结果更好	直到 26 周之后，MUA 仍可能有益处，但此后可能需要切开松解以改善 ROM
Vanlommel 等[32]	2017	发现 3 个因素，即 TKA 术前屈曲程度、假体类型和 TKA 与 MUA 之间的间隔，对 TKA 和 MUA 后的屈曲有影响	TKA 术前屈曲差的患者或 TKA 手术与 MUA 之间的间隔长的患者（>12 周），结果一定低于预期
Kurnuijt 等[33]	2018	MUA 是一种有效的治疗方案，有证据表明，如果在 TKA 后的前 3 个月内实施，预后会更好	NA

MUA. 麻醉下手法松解术；TKA. 全膝关节置换术；ROM. 活动范围；BMI. 体重指数；NA. 未获得

15.2.2 术中因素

有许多重要的因素与 TKA 术后膝关节僵硬风险增加有关，包括不适当的假体选择、不恰当的间隙平衡重建、髌腱的医源性损伤和假体位置不当。手术技术错误是 TKA 术后膝关节僵硬的最常见原因[8]。重建生理间隙平衡并最大限度减少术中损伤外侧支持带和伸膝装置非常重要，如若不然则会增加膝关节僵硬程度。必须注意假体的选择，因为如果型号选择不适，假体会限制关节的功能。意识到这些风险并在术中注意护理，可能有助于降低 TKA 术后膝关节僵硬的发生率[16]。相反，不充分的股骨或胫骨截骨、后倾、后方骨赘的去除或不适当的关节线位置可增加其发病率[6]。

假体组件的旋转对位不适和冠状面或矢状面的失调也可能导致 TKA 术后膝关节僵硬[7, 13, 21]。Bédard 等发现一组 34 个 TKA 术后膝关节僵硬患者在计算机断层扫描（CT）中均出现有股骨或胫骨假体组件的内旋，这些在之后的翻修手术中旋转得以矫正（CT 扫描证实）[7]。Boldt 等也发现了类似的结果，他们观察了 3058 例连续的 TKA，其中 49 例出现了 TKA 术后膝关节僵硬。他们发现，在 TKA 术后膝关节僵硬中，与年龄、性别和 BMI 相比，更重要的是股骨组件轴线与通髁线（TEA）是否能旋转匹配[21]。Lee 等证实，假体的准确定位和术中抗重力的屈曲程度，是术后屈曲的最大预测指标。他们发现97% 的 TKA 患者在术中屈曲范围 10° 内有术后屈曲，而术前则有 55° 主动屈曲范围[22]。

为了确定因果关系，必须对 TKA 术后膝关节僵硬的患者进行仔细评估，这将有助于计划的矫正和改善。CT 扫描可以用来识别手术中的技术错误，并可能有助于做出修正决定。必须仔细准备假体的选择和植入，以减少这些风险。即使试图去定义一些准则，也很难定义什么是技术错误[23]。几乎没有研究评估在进行机械对线（MA）-TKA 时 TKA 预后与自然膝关节解剖的改变之间的相关性。到目前为止，所有关于假体组件定位的证据都是非常值得怀疑的。

精确植入 TKA 的技术辅助（计算机辅助导航系统（CAS）、机器人技术、个体化定制工具（PSI）并不能决定 TKA 的预后。这意味着假体组件定位中的技术错误可能不是导致不良结果的主要原因，而是 MA 技术本身。

强调 MA 技术的内在局限性是很重要的。一些研究已经表明，当进行测量截骨 MA-TKA 时，40% 的膝关节不能通过侧副韧带的松解而达到充分的平衡[24]。这是最重要的一点，因为不良的 TKA 结果往往可能是由于非生理性 MA 技术的使用。

15.2.3　术后因素

有许多重要的术后因素与 TKA 术后僵硬的风险增加有关，包括感染、理疗和康复（物理治疗）不足，患者动力不足以及疼痛控制不佳[3]。尽管确认僵硬的其他原因（例如运动恐惧症）也是重要的，但化脓性关节的后果就是关节僵硬。无菌性松动也可有类似症状，可能需要翻修[3]。根据 Cai 等的研究，TKA 术后运动恐惧症的发生率和危险因素尚未在文献中得到很好的描述，因此，他们调查了 TKA 患者术后运动恐惧症的发生率，并确定了相关的危险因素[25]。他们发现，在 TKA 术后患者中，术后运动恐惧症的发生率为 24.4%。高龄（尤其是 ≥ 76 岁）、教育水平低、应对方式消极、疼痛强度较大、较低的自我效能和较少的社会支持与发生术后运动恐惧症的概率有关。

特发性关节纤维化可发生在 3%~4% 的患者中，但对此现象知之甚少。2010 年的一项研究对 TKA 术后僵硬的关节周围组织的组织学进行了研究，发现它是由致密的弹性纤维组成。他们发现关节纤维化可发展为异位骨化（HO），假设这些变化可能是与缺氧造成的相关氧化应激反应和由此产生的肥大细胞增殖有关[1]。

其他术后因素包括髌骨并发症，其很有可能是技术错误、CRPS 和 HO 的结果[6]。TKA 术后的疼痛控制一直是骨科医生关注的重点，因为它会减少功能和对康复的依从性。有效的镇痛可以帮助预防 TKA 术后膝关节僵硬的发生。Lavernia 等对 TKA 术后关节僵硬多模式镇痛的效果进行了评估。将选择接受初次 TKA 的患者分为两组。A 组采用传统方案，使用患者自控镇痛并根据需要使用阿片类药物进行治疗。B 组接受多模式镇痛和超前镇痛。A 组和 B 组术后 MUA 发生率分别为 4.75% 和 2.24%。因此他们建议对 TKA 使用多模式镇痛的医疗方案[26]。

术后最重要的预防因素是物理疗法，再加上积极进取和镇痛良好的患者，可减少 TKA 术后关节僵硬的发生[8, 16]。适当的理疗可以帮助减少发生关节纤维化和 HO 的风险[8]。疼痛会抑制物理治疗，并且是促进关节僵硬的危险因素[2]。有人提出，由于对物理疗法的依从性差，许多患者因素（心理健康、抑郁、糖尿病、高 BMI）都可能影响术后康复的这一特定方面[14]。

患者必须做好术后准备，以改善其 TKA 的预后。需要鼓励他们完成早期的积极的物理治疗和康复（理疗）方案，并给予他们适当的镇痛。在处理伤口和评估患者时必须小心谨慎。

15.3　治疗方式

用于治疗 TKA 术后关节僵硬的最重要的方式是：物理治疗和康复（理疗、Astym 疗法）、麻醉下手法松解术（MUA）、关节镜下或切开关节松解术、全膝关节翻修术和联合治疗（微创拉花技术结合关节松解术）[4, 9-12, 27-40]。

已经发现仅在僵硬的膝关节上进行积极的物理治疗只会使 ROM 增加 5°[9]。如果已经用尽了所有的物理治疗方法，例如连续被动运动（CPM）[41]，则应使用 MUA[41]。

15.3.1 麻醉下的手法松解术（MUA）

MUA 的目的是松解在康复不佳和关节纤维化后膝关节出现的纤维带，并且一般是在全麻或局麻下进行的，以确保肌肉的松弛[4, 27-33, 41-45]。外力作用于髌骨，以解除髌上囊的粘连[8]。对于 TKA 术后关节僵硬，有强有力的证据表明 MUA 是最简单和最有效的干预措施[2, 45]。Ghani 等的一项系统性综述回顾了术后 3 个月内治疗 TKA 术后膝关节僵硬的所有研究。结果显示 ROM 平均改善了 38°，屈曲平均提高了 29°[6]。一般来说，早期 MUA 可以提供更好的预后，但即使干预晚了仍能起效[9, 43]。

根据 Pariente 等的研究，MUA 在术后 6 周后 ROM<90° 的 TKA 中显示，ROM 无进展或消退[44]。他们描述了一种针对标准操作后具有 CRPS 症状或持续僵硬的患者的改良技术。回顾性评估了 5714 例 TKA，以确定改良技术的有效性，包括术中和术后硬膜外麻醉，在短暂住院期间使用 CPM 以及每日理疗。对 5.8% 的病例进行了标准的手法松解术，并对 1% 的病例使用了改良技术。据报道，其中 74% 的患者获得了成功，在重复操作后又增加了 6%。14% 的膝关节需要进行组件翻修手术才能治疗顽固性关节纤维化。尽管并非没有并发症，但硬膜外麻醉下的手法松解是治疗顽固性 TKA 术后膝关节僵硬的可行选择，其中 80% 的病例获得了成功的结果[44]。

Ipach 等研究了 MUA 的效果，以及 ROM 的结果如何受到 BMI、既往手术次数、MUA 之前的 ROM，以及 MUA 时机的影响。MUA 后即刻屈曲在统计学上有显著改善，并在 6 周后持续。他们发现，与手术次数较少的患者相比，在 TKA 前进行过两次或两次以上手术的患者，MUA 后 6 周的绝对屈曲和获得屈曲结果明显更差。有趣的是，他们没有发现早期和晚期 MUA 之间的显著差异。他们注意到，屈曲小于 70° 的僵硬膝关节在 MUA 后 6 周的绝对屈曲效果明显较差，但他们仍然受益于统计学上的屈曲改善[41]。他们的结论是，MUA 是改善 TKA 术后膝关节僵硬 ROM 的一个很好的手段，而且由于 TKA 和 MUA 之间的时间似乎不那么重要，所以应该优先给予物理治疗。对于有多次手术史的 MUA 患者，在 MUA 前屈曲小于 70 是有益的，但效果不如其他患者[41]。

Rubinstein 等分析了一组在 TKA 后需要进行手法松解的患者，以确定 TKA 术前和手法松解后 ROM 之间是否存在关联[10]。TKA 术前膝关节僵硬的患者（平均弧度为 68°）由于法松解前的 94°~109° 有所改善，而无 TKA 术前僵硬的患者（平均弧度为 121°）由 83° 改善致 118°。他们发现在两组中，尽管早期运动丧失但通过随后的手法松解，TKA 的成功结果仍然可以保持。

MUA 并非没有问题；一个重要的并发症就是股骨髁上骨折，一种罕见但具有破坏性的并发症[45]。将 MUA 推迟到 6 周以上会增加包括股骨髁上骨折在内的并发症[6]，这可能是由于纤维带发展增加所致[8]。通过仔细掌握适应证、时机和操作技巧，可以避免这种情况。骨折的危险因素包括从关节置换术到手法松解的间隔延长、关节纤维化、影像学骨质减少和类风湿性关节炎等。Smith 等提出了另一种操作技术，被认为是一种安全有效的处理初次 TKA 术后关节僵硬的技术[45]。

MUA 并不能解决所有原因的膝关节僵硬，比如股骨假体组件过大或股四头肌粘连造成的僵硬。在后者中，如果股四头肌在 MUA 后断裂，则有发生 HO 的风险[43]。

根据 Fitzsimmons 等的研究，MUA 和关节镜下关节松解术（联合或没有联合 MUA）后 ROM 的增益相似[9]。开放性关节松解术在 ROM 方面的效果似乎较差。MUA 在早期实施时增加 ROM 效果更好，但在后期实施时仍然有效。MUA 与合并或不合并 MUA 的关节镜手术在重要的临床并发症的数量上相似[9]。

Pariente 等建议在 6 周后 ROM 小于 90° 的 TKA 中使用 MUA，并且 ROM 不会进展或消退[41]。他们建议对操作后持续僵硬的患者采用硬膜外麻醉下的手法松解，在这些疑难病例中已有 80% 取得了成功[41]。应考虑到股骨髁上骨折的 MUA 危险因素，包括从 TKA 到手法松解的时间间隔延长、影像学骨质减少和类风湿性关节炎等[45]。

15.3.2 手术清除粘连纤维组织（关节松解术）

关节松解可以通过关节镜或关节切开术实现。关节镜手术的好处是减少并发症和感染风险。

关节镜下关节松解术可以很好地进入髌上囊，从而清除异物和粘连[34-36]。它不提供后入路，因此在矫正伸膝迟滞方面效果较差。大多数文章都引用了关节松解术的益处，但在文献中存在争议。一些研究报告提出只有 43% 的病例对关节松解术有反应，而其他研究则更少。此外，关节松解术在改善疼痛性膝关节僵硬方面效果不佳，理想的适应证应该是无痛性 TKA 术后膝关节僵硬[8]。

Yercan 等研究发现，与关节切开松解术组从 66° 改善到 107° 相比，关节镜下松解术的 ROM 从 62° 改善到了 122°[2]。这些结果得到了 Fitzsimmons 等的证实，他们发现接受关节镜下关节松解术（联合或没有联合 MUA）的患者的 ROM 改善与仅接受 MUA 治疗的患者相似[9]。初次手术后 1 年，关节镜下关节松解术联合 MUA 仍适用于 TKA 术后关节僵硬。在这些延迟的情况下，关节镜下松解术比 MUA 更有效，这可能是由于关节镜有更好的通达性和靶向能力去清除坚硬的病变组织[9]。

Fitzsimmons 等发现了与关节切开松解术相互矛盾的证据，与关节镜下关节松解术或 MUA 相比，其 ROM 增益并不显著[9]。相比较而言，Mont 等进行了专门的关节切开松解术和术中假体评估，发现 18 例膝关节僵硬中有 17 例平均运动范围增加了 31°，尽管这与制订的术后强化康复方案和功能性支撑相结合[46]。

关节切开松解术的另一个好处是允许外科医生在术中评估假体及其方向[47]。这样就有机会更换衬垫，通常是将其缩小，以利于减轻机械障碍从而进一步增加关节屈曲[46]。这种胫骨衬垫更换技术的使用是有争议的。Babis 等发现尽管运动增益范围为 20°，但平均最终屈曲度仅为 58°，并得出结论，胫骨衬垫的更换对其中的 7 例膝关节没有帮助[47]。与此形成对比的是 Keeney 等的研究，他们通过减小胫骨平台衬垫的尺寸对 12 例患者进行了有限的处理。与 11 例接受全面翻修的患者相比，运动弧度提高了 25°，平均增加了 18°[48]。

Ghani 等在他们的系统评价中发现，关节镜下关节松解术中 ROM 的平均改善为 36°，但由于 P 值未包括在内，他们无法发现这些结果的意义。在系统回顾的 195 例患者中，只有 7 例是严重失败，而且并发症很少[6]。关节切开松解术疗效相似，平均改善 39°。

表 15.2 总结了最近关于 TKA 术后关节僵硬关节镜下粘连松解的文献中报道的最重要论文的主要数据结果[34-36]。

15.3.3 关节翻修术

如果其他干预措施不能改善膝关节僵硬，则翻

表 15.2 最新文献报道的关于关节镜在全膝关节置换术（TKA）后关节僵硬中的粘连松解的最重要论文的主要数据

作者	年份（年）	结果	评论意见
Schwarzkopf 等[34]	2013	平均 ROM 从术前 75° 增加到术后 98°。作者发现患者身高、BMI 和术前膝关节评分与关节镜下松解 TKA 术后粘连的改善之间存在关联	作者推荐关节镜下粘连松解术作为治疗 TKA 术后至少 3 个月非手术治疗失败的膝关节僵硬的一种选择
Tjoumakaris 等[35]	2014	术前至术后运动范围明显增加（术前平均 62°，术后平均 98°）。术前平均伸直受限为 16°，在最终随访时降至 4°。这一数值也被发现具有统计学意义。在最终屈曲方面，平均术前屈曲为 79°，在最终随访时提高到 103°	对于 TKA 术后膝关节僵硬，使用关节镜下松解粘连后，患者能可靠地预期会有所改善；然而患者获得了大约一半的改善，这是在手术时获得的
Bodendorfer 等[36]	2017	从 TKA 到 LOA 的平均时间为 117 天，平均随访 449 天。屈曲挛缩、屈曲、ROM 弧度、WOMAC 评分和疼痛的改善均具有统计学意义	年龄、体重、BMI 和 LOA 时间被发现是预后的有统计学意义预测因子。最后发现 TKA 术前和住院前 ROM 是出院后 ROM 预后的有统计学意义预测因子

TKA. 全膝关节置换术；ROM. 活动范围；BMI. 体重指数；LOA. 住院时间；WOMAC. 西安大略省西部和 McMaster 大学骨性关节炎指数

修术就是下一个选择。找出原因仍然很重要，否则翻修只能提供适度的改善[3, 37-39]。Keeney 等建议翻修手术应仅限于活动严重受限和广泛屈曲挛缩的患者。他们发现在这些病例中，由于膝关节僵硬的严重程度，术后改善可能有限。[48]

Kim 等研究了翻修手术的效果以及僵直膝的术后风险。他们发现，翻修前 ROM 较差以及初次和翻修手术间隔时间较短会增加复发性僵硬的风险[15]。Kasmire 等发现了类似的结果，并认为高 BMI 是翻修术后膝关节僵硬的可修正的预测因子。他们发现翻修手术可以改善功能和临床评分[20]。Christensen 等对连续 11 例 TKA 术后关节僵硬行翻修术后的改善进行了量化，其中平均 ROM 从 39.7° 增加到 83.2°[49]。

有两个因素被确定为 TKA 术后关节僵硬是否成功翻修的指标：髌骨问题[2] 和假体位置不当[7]。Bédard 发现，对内旋的胫骨或股骨假体组件进行翻修手术可使其屈曲弧度从 61° 提高到 98°[7]。关于考虑翻修哪些组件的数据很少，一般的共识似乎是翻修导致膝关节僵硬的假体组件[21]。Ghani 等的系统评价虽然没有评论每篇文章的翻修程度，但他们发现所有的干预措施中，TKA 翻修的 ROM 改善均值最低[6]，但这可能证明了膝关节僵硬的顽固性亦或是瘢痕和纤维化进一步发展的结果。

多种方式已被用于治疗 TKA 术后膝关节僵硬，包括 MUA、关节镜下和切开关节松解术、衬垫更换、单组件翻修和全翻修[9-12]。不幸的是，文献中关于可改变的危险因素和 TKA 术后膝关节僵硬的治疗缺乏明确性。

已有报道称内部股骨假体旋转与慢性关节纤维化之间存在显著相关性，这是活动平台关节置换术后的危险因素[7]。建议在外科手术干预前对 TKA 术后僵硬患者进行 CT 扫描，以确定是否存在组件内旋。虽然 TKA 术后膝关节僵硬是多因素导致的，但术中注意手术暴露，恢复间隙平衡，最大限度减少对髌腱/伸膝装置的手术创伤，合适的假体选择以及患者积极地进行物理治疗和康复都可能有助于减少 TKA 术后僵硬的发病率。表 15.3 总结了近期发表的文献中有关 TKA 术后关节僵硬翻修手术的最重要论

表 15.3　有关全膝关节置换术（TKA）后膝关节僵硬翻修手术的近期文献报道的最重要论文结果的主要数据

作者	年份（年）	结果	评论意见
Heeterbeek 等[37]	2016	评估了一组 40 例术前 ROM ≤ 70° 且在全膝关节翻修术后至少进行 2 年随访的患者。ROM、KSS 和 VAS 疼痛评分明显改善。17 例患者中报告了至少 1 例并发症，包括 1 例二次翻修。6 例患者接受了 MUA，其中 5 例转诊至疼痛专科	严重膝关节僵硬患者 TKA 翻修后 2 年将产生温和但显著改善的临床结果。伴随异常如假体位置不适，无菌性松动或假体不稳定均不影响临床结果
Donaldson 等[38]	2016	这些作者介绍了 48 例 TKA 术后膝关节僵硬的翻修手术结果。翻修手术的平均年龄为 65 岁。平均随访 60 个月，运动范围平均改善了 45°。平均屈曲从 55° 提高到 90°，平均屈曲挛缩从 12° 下降到 3.5°。平均 WOMAC 评分改善疼痛，僵硬和功能	虽然翻修手术在技术上要求很高，但 ROM 和预后可以得到改善，特别是当翻修手术在初次手术后 2 年内进行
van Rensch 等[39]	2019	对 38 例铰接式 TKA 翻修术和术前 ROM ≤ 70° 患者进行了分析。ROM 和 KSS 显著增加。VAS 疼痛评分无明显差异。2 年时 ROM 中位数是 90°，中位数增益是 45°。2 年时 VAS 疼痛评分中位数为 28.5 分，VAS 满意度中位数为 72 分。12 例患者出现并发症。复发性膝关节僵硬是最常报告的并发症（5 例）	TKA 术后严重膝关节僵硬铰链式膝关节翻修术 2 年后会导致温和但显著的临床改善
Hermans 等[52]	2019	本报告比较了旋转铰接式膝关节（RHK）翻修术与髁限制性假体膝关节（CCK）翻修术对治疗 TKA 术后膝关节僵硬的影响。对 40 例患者进行了分析。22 例患者接受了铰链式假体装置，18 例患者接受了髁限制性假体装置。本研究表明，采用旋转铰链式膝关节假体对僵直膝进行关节翻修术可以在某些情况下提供出色的效果	在 2 年的随访中，与 CCK 相比，RHK 组在膝关节功能评分，膝关节功能改善，膝关节疼痛改善，最大屈曲度，最大伸直度，屈曲增益，伸直增益等方面表现出明显更好的术后结果

TKA. 全膝关节置换术；MUA. 麻醉下手法松解；ROM. 活动范围；KSS. 膝关节协会评分；VAS. 视觉模拟评分；WOMAC. 西安大略和麦克马斯特大学骨关节炎指数

文结果的主要数据[37-39, 51]。

15.3.4　联合治疗

2015 年，Chen 等报道了 13 例采用微创内侧副韧带针刺拉花技术联合关节松解术治疗膝关节僵硬的结果[40]。在平均 10 个月的随访中，平均最大屈曲从术前的 37° 增加到关节松解术后的 52° 和针刺拉花术后的 108°。在最后的随访中，平均最大屈曲为 105°。根据 Judet 评价体系，有 10 例患者获得了优异的结果，3 例获得了良好的结果，无重大并发症发生。经皮针刺拉花技术似乎是一种简单、微创、有效的治疗膝关节僵硬的方法[40]。

15.4　比较研究

15.4.1　MUA 与低拉伸设备

2013 年，Witvrouw 等对 64 例 TKA 术后 ROM 较差的患者进行了 MUA 与低拉伸装置的比较[50]。这项研究的结果显示，与 MUA 相比，拉伸技术在改善 ROM 和功能方面具有同等或更好的效果。拉伸技术无须患者接受住院治疗或麻醉就能实现，限制了成本和不良事件的风险。研究结果表明，拉伸是治疗膝关节挛缩的一种有价值的方法。因此，对于 TKA 术后屈曲进展缓慢或顽固性膝关节僵硬的患者，相对于 MUA 或在关节镜下对粘连进行松解，使用这种拉伸技术可能是一个非常好的首选治疗方式[50]。

Witvrouw 等使用的低负荷渐进拉伸式矫形器是计算机控制运动技术装置（计算机控制运动技术，比利时安特卫普）[50]。该装置包括一个可测量的膝关节支具，其足部矫形器可调节内翻 / 外翻。膝关节支具可以在 0°~110° 调节。这种支具是为每位患者量身定制的。整个矫形器固定在由计算机控制的运动装置上。该装置由一个控制器和一个线性控制台组成，可以通过不同的参数进行编程：ROM、速度、力量和时间。还有许多安全功能，以确保患者在任何时候都是安全的。本研究中使用的矫形器是一种计算机控制的运动装置。计算机控制的运动技术控制拉伸阻力的大小。这意味着医生在电脑中预先设定了最大的阻力值。矫形器通过在预设的 ROM 上移动来进行重复拉伸。但是如果组织（或患者）的阻力小于预设的阻力，则该矫形器只能移动到预设的 ROM 的极限。如果组织或患者的阻力达到最大，矫形器将停止朝那个方向的运动，并开始朝另一个方向的运动。这样，拉伸的作用力由关节的阻力决定。因此，计算机控制的运动技术将过度拉伸和对组织损伤的风险降到最低。周期性拉伸在拉伸过程中引起的疼痛较少，而连续和静态的拉伸形式可能会让患者感到不适。在 Witvrouw 等的研究中，患者被指导使用计算机控制的运动机器至少每天 1h20min，持续 6 周。他们被建议使用计算机控制的运动疗法，每天 4 次，每次 20min，每次间隔至少 1h。除了计算机控制的运动疗法外，计算机控制的运动组的所有患者均接受与 MUA 患者频率和强度相同的理疗程序（例如，前 2 周每天进行 1 次物理治疗，后 4 周每周 2 次）[50]。

15.4.2　铰链式假体与髁限制性假体（CCK）膝关节翻修术

2018 年 Hermans 等比较了旋转铰链式假体（RHK）和髁限制性假体（CCK）关节翻修术对 40 例 TKA 术后膝关节僵硬患者的治疗[51]。除了膝关节疼痛评分 RHK 组明显更差外，RHK 组术前资料与 CCK 型假体相似。与 CCK 相比，在 2 年的随访中，RHK 组在术后膝关节功能评分，膝关节功能改善，膝关节疼痛改善，最大屈曲（99.9°：81.4°），最大伸直（-1.9°：-6.2°）、屈曲增益（35.8°：14.2°），和伸直增益（8.6°：2.0°）等方面展示了更好的术后结果。这项研究的结果表明，在选定的病例中，使用旋转铰链式假体的僵直膝关节翻修术可以取得优异的效果。到目前为止，这是第 1 篇分析使用铰链式膝关节假体和髁限制性膝关节假体对特发性关节纤维化进行 TKA 翻修的结果差异的报告。

15.5 结论

    TKA 术后膝关节僵硬是一个常见的问题，应该通过减少危险因素来避免。预防重于治疗。必须考虑和调整患者的因素，手术必须谨慎和精确，康复必须迅速而有效。同时，充分镇痛对于促进物理治疗和康复（理疗）的价值不容忽视。如果膝关节僵硬仍然发生，确定并解决原因是最重要的。CT 扫描有助于确定假体的位置。假设无机械性障碍，首次可以通过保守治疗可改善膝关节僵硬，然后在术后至少 3 周后采取 MUA。如果有适度的改善或短期的获益，则行第 2 次 MUA，或关节镜下关节粘连松解术，或关节切开松解并更换衬垫，都可以提供帮助。关节镜下的关节松解术更适合于 TKA 术后早期的膝关节僵硬，其原因不太可能是机械性的。初次手术后 1 年，关节镜联合 MUA 可能有效。开放性关节切开松解术适用于被延误的 TKA 术后膝关节僵硬的治疗，或用于需要进行衬垫更换或假体组件详细分析的情况。最后，膝关节翻修术适用于膝关节顽固性僵硬的情况或由于假体位置不良导致僵硬的病例。一般来说，早期的 MUA 似乎在 ROM 方面有最好的改善，因为众所周知，MUA 在术后 3 个月内进行会更容易成功，但如果以后需要，仍应纳入考虑。

参考文献

[1] Freeman TA, Parvizi J, Valle CJ, Steinbeck MJ. Mast cells and hypoxia drive tissue metaplasia and heterotopic ossification in idiopathic arthrofibrosis after total knee arthroplasty. Fibrogenesis Tissue Repair. 2010;3:17.

[2] Yercan HS, Sugun TS, Bussiere C, Ait Si Selmi T, Davies A, Neyret P. Stiffness after total knee arthroplasty: prevalence, management and outcomes. Knee. 2006;13:111–117.

[3] Parratte S, Pagnano MW. The stiff total knee arthroplasty: a contemporary approach. Semin Arthroplast. 2008;19:98–102.

[4] Ipach I, Schäfer R, Lahrmann J, Kluba T. Stiffness after knee arthrotomy: evaluation of prevalence and results after manipulation under anaesthesia. OrthopTraumatol Surg Res. 2011;97:292–296.

[5] Erkan S, Yercan HS, Okcu G, Ozalp RT. Factors causing stiff knee after total knee arthroplasty (Article in Turkish). EklemHastalikCerrahisi. 2011;2:16–21.

[6] Ghani H, Maffulli N, Khanduja V. Management of stiffness following total knee arthroplasty: a systematic review. Knee. 2012;19:751–759.

[7] Bédard M, Vince KG, Redfern J, Collen SR. Internal rotation of the tibial component is frequent in stiff total knee arthroplasty. Clin OrthopRelat Res. 2011;469:2346–2355.

[8] Schiavone Panni A, Cerciello S, Vasso M, Tartarone M. Stiffness in total knee arthroplasty. J Orthop Traumatol. 2009;10:111–118.

[9] Fitzsimmons SE, Vazquez EA, Bronson MJ. How to treat the stiff total knee arthroplasty: a systematic review. Clin OrthopRelat Res. 2010;468:1096.

[10] Rubinstein RA, DeHaan A. The incidence and results of manipulation after primary total knee arthroplasty. Knee. 2010;17:29–32.

[11] Teng H-P, Lu Y-C, Hsu C-J, Wong C-Y. Arthroscopy following total knee arthroplasty. Orthopedics. 2002;25:422–424.

[12] Rodríguez-Merchán EC. The stiff total knee arthroplasty: causes, treatment modalities and results. EFORT Open Rev. 2019;4:602–610.

[13] Dennis DA. The stiff total knee arthroplasty: causes and cures. Orthopedics. 2001;24:901–902.

[14] Fisher DA, Dierckman B, Watts MR, Davis K. Looks good but feels bad: factors that contribute to poor results after total knee arthroplasty. J Arthroplast. 2007;22(6 Suppl 2):39–42.

[15] Kim GK, Mortazavi SMJ, Purtill JJ, Sharkey PF, Hozack WJ, Parvizi J. Stiffness after revision total knee arthroplasty. J Arthroplast. 2010;25:844–850.

[16] Gandhi R, de Beer J, Leone J, Petruccelli D, Winemaker M, Adili A. Predictive risk factors for stiff knees in total knee arthroplasty. J Arthroplast. 2006;21:46–52.

[17] Massin P, Lautridou C, Cappelli M, Petit A, Odri G, Ducellier F, et al. Total knee arthroplasty with limitations of flexion. OrthopTraumatol Surg Res. 2009;95(4 Suppl 1):S1–S6.

[18] Vince KG. The stiff total knee arthroplasty: causes and cures. J Bone Joint Surg Br. 2012;94(11 Suppl A):103–111.

[19] Jaiswal PK, Perera JR, Khan W, Rao SG. Treating stiffness after total knee arthroplasty: a technical note and preliminary results. Open Orthop J. 2012;6:276–280.

[20] Kasmire KE, Rasouli MR, Mortazavi SMJ, Sharkey PF, Parvizi J. Predictors of functional outcome after revision total knee arthroplasty following aseptic failure. Knee. 2014;21:264–267.

[21] Boldt JG, Stiehl JB, Hodler J, Zanetti M, Munzinger U. Femoral component rotation and arthrofibrosis following mobile-bearing total knee arthroplasty. Int Orthop. 2006;30:420–425.

[22] Lee DC, Kim DH, Scott RD, Suthers K. Intraoperative flexion against gravity as an indication of ultimate range of motion in individual cases after total knee arthroplasty. J Arthroplast. 1998;13:500–503.

[23] Courtney PM, Boniello AJ, Berger RA. Complications following outpatient total joint arthroplasty: an analysis of a National Database. J Arthroplast. 2017;32:1426–1430.

[24] Rivière C, Iranpour F, Auvinet E, Aframian A, Asare K, Harris S, et al. Mechanical alignment technique for TKA: are there intrinsic technical limitations? OrthopTraumatol Surg Res. 2017;103:1057–1067.

[25] Cai L, Liu Y, Xu H, Xu Q, Wang Y, Lyu P. Incidence and risk factors of kinesiophobia after total knee arthroplasty in Zhengzhou, China: a cross-sectional study. J Arthroplast. 2018;33:2858–2862.

[26] Lavernia C, Cardona D, Rossi MD, Lee D. Multimodal pain management and arthrofibrosis. J Arthroplast. 2008;23(6 Suppl 1):74–79.

[27] Pivec R, Issa K, Kester M, Harwin SF, Mont MA. Long-term

outcomes of MUA for stiffness in primary TKA. J Knee Surg. 2013;26:405–410.

[28] Choi HR, Siliski J, Malchau H, Freiberg A, Rubash H, Kwon YM. How often is functional range of motion obtained by manipulation for stiff total knee arthroplasty? Int Orthop. 2014;38:1641–1645.

[29] Issa K, Kapadia BH, Kester M, Khanuja HS, Delanois RE, Mont MA. Clinical, objective, and functional outcomes of manipulation under anesthesia to treat knee stiffness following total knee arthroplasty. J Arthroplast. 2014;29:548–552.

[30] Choi HR, Siliski JM, Malchau H, Kwon YM. Effect of repeated manipulation on range of motion in patients with stiff total knee arthroplasty. Orthopedics. 2015;38:e157–e162.

[31] Mamarelis G, Sunil-Kumar KH, Khanduja V. Timing of manipulation under anaesthesia for stiffness after total knee arthroplasty. Ann Transl Med. 2015;3:316.

[32] Vanlommel L, Luyckx T, Vercruysse G, Bellemans J, Vandenneucker H. Predictors of outcome after total knee arthroplasty. Knee Surg Sports TraumatolArthrosc. 2017;25:3637–3643.

[33] Kornuijt A, Das D, Sijbesma T, de Vries L, van der Weegen W. Manipulation under anesthesia following total knee arthroplasty: a comprehensive review of literature. Musculoskelet Surg. 2018;102:223–230.

[34] Schwarzkopf R, William A, Deering RM, Fitz W. Arthroscopic lysis of adhesions for stiff total knee arthroplasty. Orthopedics. 2013;36:e1544–e1548.

[35] Tjoumakaris FP, Tucker BC, Post Z, Pepe MD, Orozco F, Ong AC. Arthroscopic lysis of adhesions for the stiff total knee: results after failed manipulation. Orthopedics. 2014;37:e482–e487.

[36] Bodendorfer BM, Kotler JA, Zelenty WD, Termanini K, Sanchez R, Argintar EH. Outcomes and predictors of success for arthroscopic lysis of adhesions for the stiff total knee arthroplasty. Orthopedics. 2017;40:e1062–e1068.

[37] Heesterbeek PJ, Goosen JH, Schimmel JJ, Defoort KC, van Hellemondt GG, Wymenga AB. Moderate clinical improvement after revision arthroplasty of the severely stiff knee. Knee Surg Sports Traumatol Arthrosc. 2016;24:3235–3241.

[38] Donaldson JR, Tudor F, Gollish J. Revision surgery for the stiff total knee arthroplasty. Bone Joint J. 2016;98(5):622–627.

[39] van Rensch PJH, Heesterbeek PJC, Hannink G, van Hellemondt GG, Wymenga AB. Improved clinical outcomes after revision arthroplasty with a hinged implant for severely stiff total knee arthroplasty. Knee Surg Sports TraumatolArthrosc. 2019;27:1043–1048.

[40] Chen CW, Zhang C, Chen L, Pan ZE. Minimally invasive pie-crusting technique combined with arthrolysis for the treatment of the stiff knee (Article in Chinese). Zhongguo Gu Shang. 2015;28:660–662.

[41] Ipach I, Mittag F, Lahrmann J, Kunze B, Kluba T. Arthrofibrosis after TKA - Influence factors on the absolute flexion and gain in flexion after manipulation under anaesthesia. BMC MusculoskeletDisord. 2011;12:184.

[42] Esler CN, Lock K, Harper WM, Gregg PJ. Manipulation of total knee replacements. Is the flexion gained retained? J Bone Joint Surg Br. 1999;81:27–29.

[43] Daluga D, Lombardi AV, Mallory TH, Vaughn BK. Knee manipulation following total knee arthroplasty. Analysis of prognostic variables. J Arthroplast. 1991;6:119–128.

[44] Pariente GM, Lombardi AV, Berend KR, Mallory TH, Adams JB. Manipulation with prolonged epidural analgesia for treatment of TKA complicated by arthrofibrosis. Surg Technol Int. 2006;15:221–224.

[45] Smith EL, Banerjee SB, Bono JV. Supracondylar femur fracture after knee manipulation: a report of 3 cases. Orthopedics. 2009;32:18.

[46] Mont MA, Seyler TM, Marulanda GA, Delanois RE, Bhave A. Surgical treatment and customized rehabilitation for stiff knee arthroplasties. Clin OrthopRelat Res. 2006;446:193–200.

[47] Babis GC, Trousdale RT, Pagnano MW, Morrey BF. Poor outcomes of isolated tibial insert exchange and arthrolysis for the management of stiffness following total knee arthroplasty. J Bone Joint Surg Am. 2001;83-A:1534–1536.

[48] Keeney JA, Clohisy JC, Curry M, Maloney WJ. Revision total knee arthroplasty for restricted motion. Clin OrthopRelat Res. 2005;440:135–140.

[49] Christensen CP, Crawford JJ, Olin MD, Vail TP. Revision of the stiff total knee arthroplasty. J Arthroplast. 2002;17:409–415.

[50] Witvrouw E, Bellemans J, Victor J. Manipulation under anaesthesia versus low stretch device in poor range of motion after TKA. Knee Surg Sports TraumatolArthrosc. 2013;21:2751–2758.

[51] Hermans K, Vandenneucker H, Truijen J, Oosterbosch J, Bellemans J. Hinged versus CCK revision arthroplasty for the stiff total knee. Knee. 2019;26:222–227.

不稳定的全膝关节置换术

第 16 章

E. Carlos Rodríguez-Merchán, Primitivo
Gómez-Cardero, Carlos A. Encinas-Ullán

16.1 引言

膝关节假体不稳定（KPI）被认为是全膝关节置换术（TKA）失败的第三大最常见原因，10%~22%的失败病例和翻修手术是由于不稳定[13]。不幸的是，文献中关于其定义、危险因素和预防、治疗和结局的信息比较混乱。2016 年，Wilson 等系统地评估和总结了 TKA[2] 术后膝关节不稳定的现有资料。从初次 TKA 到翻修失败的时间大约为 3.5 年，行翻修手术的平均年龄约为 68 岁。性别分布进行了确认，大约 16% 的女性被确定为不稳定 KPI。本章有 3 个目的：定义术语、分析膝关节不稳定的危险因素和预防、回顾治疗方案及其结果。

16.2 膝关节假体不稳定的定义

KPI 被定义为关节部件的异常和过度移位，从而导致关节成形术的失败，图 16.1 是 [2] 全膝关节置换术后无菌性失败的最常见原因之一。不稳定可能是早期的，也可能是晚期的，也可能是延伸的，屈曲的或系统性的。

16.2.1 早期不稳定

TKA 术后较早（数周至数月）发生的不稳定。出现早期不稳定的病因是多方面的：组件错位、肢体机械轴恢复失败、屈伸间隙不平衡、后交叉韧带（PCL）或内侧副韧带（MCL）断裂、肌腱断裂或髌骨骨折。

16.2.2 晚期不稳定

TKA 后的迟发不稳定也有多种原因。最常见的通常是与聚乙烯（PE）磨损或合并有与韧带的不稳定结合。聚乙烯磨损通常是由于轴心不对称造成的，这种在种植体的内侧或后内侧出现不对称的磨损并不罕见。这种磨损模式可导致 MCL 的相对延长和随后不稳定的外翻。此外，在交叉韧带保留的膝关节中，PCL 拉长或退化并不少见。根据胫骨切口后角度的不同，在手术时经常会损伤部分 PCL。最后，导致膝关节后期不稳定的伸肌机制问题与早期的类似，只是它们通常是由髌骨组件磨损引起的。

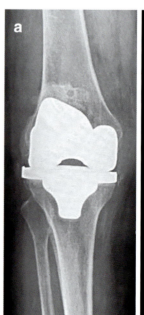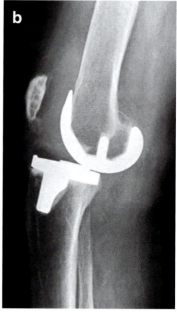

图 16.1　因韧带功能不全而行不稳定全膝关节置换术（TKA）的 X 线片：（a）前后位。（b）横向视图

16.2.3 伸展不稳定

伸展中的不稳定可以是对称的，也可以是不对称的。对称伸展不稳定可能是由于股骨远端或胫骨近端骨的过度切除所致。这使得股骨和胫骨之间的间隙发生了改变同时对膝关节屈曲和膝关节伸展产生了影响。应在手术中认识到这一点时，使用较厚的胫骨插入物来纠正潜在的不稳定性。处理过度的股骨远端骨切除是更有挑战性的。一个更厚的胫骨插入物并不能解决这个问题，只会抬高关节线，过度收紧屈曲空间，对膝关节的运动学产生不利影响。关节线的明显抬高限制了膝关节屈曲，影响髌骨功能，并导致屈曲不稳定性。在这种情况下，治疗的基础是加强股骨远端。

不对称伸展不稳定更为常见，它通常与术前膝关节的角度畸形有关，是由持续性或医源性韧带不对称引起的。最常见的导致不对称不稳定的原因是对固定的角度畸形矫正不当，通常是由于在相反方向韧带撕裂造成的不稳定。股骨或胫骨假体在正面的失位以及体位性磨损或改变可导致内侧或外侧不对称不稳定[1]。

16.2.4 屈曲不稳定

屈曲不稳定是弯曲间隙大于伸展间隙的结果。从以往来看，这个问题在使用十字形保留膝关节植入物的患者当中被低估了，这种情况下，PCL 的损伤或松弛可以选择性地加重已经松散的屈曲间隙。PCL 的迟发性功能不全可在以前功能良好的交叉韧带保留的膝关节中发生并引起不稳定症状。屈曲不稳定的表现范围从单纯的不稳定感到直接脱位（发生在约 0.15% 的膝关节置换术后）。CR（交叉保留）韧带的设计要求是 PCL 的完整性，以便在屈伸时股骨和胫骨表面得到充分的平移，在屈曲时前后稳定。如果其中一种设计用于 PCL 不足的患者，他们将出现不稳定症状。

使用替代 PCL（前稳定设计或后稳定设计或 PS）的设计可以增加屈曲时的前后稳定性，但不能保证屈曲时的稳定性，这通常是屈曲和伸展时间隙不平衡的结果。过度的胫骨后倾角也会造成屈曲时

的不稳定。此外，它可继发于内翻或外翻时的胫骨假体移位或股骨假体旋转不良[1]。

2015 年，Kannan 等分析了影像学上表现明显的征象，来自患者报告的结果和并发症与 TKA 治疗屈曲不稳定相关的 37 例回顾性队列，他们随访至少 1 年。翻修手术后，平均后髁偏移比明显增加，胫骨斜度明显下降，而关节线水平无明显改变[4]。来自患者报告的膝关节社会评分显示手术后有显著改善，37 例患者中有 26 例用 7 分李克特量表（Likert Scale）进行了评估，有较明显的改善。

2019 年，Stambough 等报道，TKA 术后屈曲不稳定是由于屈曲间隙比伸直间隙增大所致[5]。保守治疗包括股四头肌强化和支撑治疗。股骨不稳定的外科治疗主要包括增加后髁突的偏移量、减小胫骨的倾斜度、提高关节线并使用较厚的聚乙烯插入物，以及确保植入物的适当旋转。屈曲不稳定性经 TKA 翻修后的患者预后与其他 TKA 失败原因翻修相比，改善最少[5]。

16.2.5 全向不稳定

全向不稳定性是一种不稳定性模式，在多个平面上可以明显地检测到，是松散弯曲和伸展间隙的组合。造成整体不稳定的原因有很多，包括穿戴体育用品导致周围软组织包膜松弛、种植体迁移和运动障碍，特别是伸肌机制中断。治疗选择包括带约束或连接的假体修正，可以成功使用，而使用插入物交换和支撑的治疗往往产生不满意的结果[6-7]。

16.3 膝关节假体不稳定的主要原因

膝关节假体不稳定的主要原因如下：韧带失衡、组件未对准、组件安装失败、植入设计问题、中外侧的不稳定性、因股骨远端骨切除过多或骨质疏松导致骨量不够、胫骨组件松动、软组织条件差包括内侧和外侧副韧带的松弛、结缔组织疾病（埃勒斯 Danlos 风湿性关节炎或综合征）、不准确的股骨或胫骨骨切除、侧韧带不平衡（未释放、超释放，或创伤性破坏）[8]。

16.4 危险因素

有些患者容易发生不稳定。对于术前畸形严重，特别是合并关节外畸形或步态动态异常的患者，需要进行程度较大的手术矫正和积极的韧带松解，可能也难以达到稳定[5]。

几种因素可导致全膝关节置换术后的不稳定。具体的危险因素包括在整个手术矫正中：韧带松弛、全身或局部神经肌肉病理变化（股四头肌肌力弱导致偏移或髋外展肌肌力弱导致对膝关节有一个中间的应力）、髋关节或脚部畸形如胫骨后骨折、扁平足诱发膝外翻。肥胖也是一个危险因素，因为它使手术暴露更困难，容易损伤到副韧带（肥胖患者中内侧副韧带撕脱的发生率为8%），并使其难以判断假体位置，临床肥胖的患者在不稳定的膝关节病例中很常见[1, 9-10]。

对于PCL功能不全和后路不稳（类风湿关节炎、既往髌骨切除术或需要松解PCL以矫正韧带失衡、屈曲挛缩或既往胫骨截骨术）风险较高的患者，应使用PS植入物。如果选择保留PCL，重要的是要特别注意在行胫骨切口时保持其完整性。如果有潜在风险，最好将关节成形术转换为PS。仔细注意软组织的平衡和股骨假体在每个平面的植入情况，包括股骨假体的旋转，这对于实现屈伸时的关节间隙正确变化至关重要。对于一些明显不稳定的患者（膝关节外翻、PCL完全不全、小儿麻痹症或夏尔科关节病），可以使用主要的非连接或连接的植入物。

16.5 预防

在大多数情况下，只要选择适当的植入物和良好的手术技术，膝关节的不稳定是可以预防的。术前体格检查可以评估LCL、MCL和PCL的状态，以便为每个患者选择合适的种植体[10]。

对于无明显内翻或外翻畸形和无明显屈曲的患者，可通过保留PCL来解决挛缩，而对于这些畸形的患者则应切除PCL。对某些疾病不保留PCL更有利于疾病的治愈，如类风湿关节炎继发的终末期退行性关节疾病、以前的髌骨切除术、以前的胫骨高

位截骨术或股骨远端截骨术，以及伴有PCL破坏的创伤后骨性关节炎。TKA关节的活动程度应由疾病的程度和相关畸形决定。

16.6 治疗方案和结果

大多数KPI患者需要手术治疗，术前规划是非常重要的。受限的种植体可以在术前确定。一般来说，建议使用实现稳定性所需的最小限制量。由于有许多组件设计和限制水平的选择，为一个确定的患者选择最佳的植入物是一个非常重要但具有相当难度的过程。

在这些病例中，可以获得良好的治疗结果，但如果不确定不稳定的原因，在首次TKA后，外科医生可能会继续重复导致不稳定的错误。在大多数情况下，通过适当选择种植体和良好的手术技术可以预防KPI。

16.6.1 保守治疗

保守治疗可用于一小部分膝关节不稳定的患者，闭合复位、矫形固定术用于急性假体脱位。矫形器的使用和康复方案对加强股四头肌和肌腱以及减轻一些轻、中度不稳定患者的症状是有效的。然而，在许多情况下，进行外科治疗还是必要的，特别是在出现其他情况时，如组件错位、老化或松动[2]。

16.6.2 外科治疗

2016年，Luttjeboer等在修订TKA不稳定后提出3个建议：（1）在多个平面严重韧带不稳定或骨质流失情况下使用铰接体；（2）在孤立后交叉韧带功能不全的情况下进行髁的植入物与后路稳定插入；（3）在所有其他情况下进行髁限制性的植入[11]。

16.6.2.1 聚乙烯交换

2018年Cooper等报道，在选定的患者中，单

独的胫骨聚乙烯插入物置换（ITPEI）在处理TKA[12]术后不稳定方面并不逊色于组件翻修。2019年，Fehring等分析了1606例TKA翻修患者，其中4%因假体膝关节不稳定[13]接受了单独的PE置换。最终数据集包括41例患者，平均随访43个月。在接受PE置换治疗的患者中，仅用于适当的适应证（例如冠状不稳定的韧带或整体不稳定），63%的患者感觉他们的膝盖是稳定的，而37%的患者感觉他们在翻修后仍然不稳定。此外，只有59%的患者疼痛得到改善，而41%的人对重新处理后疼痛缓解不满意。尽管使用了这一技术时指出，PE置换的结果只有关于疼痛和不稳定是不可预测的。只有大约50%的患者病情稳定，疼痛得到充分缓解。患者和外科医生都应该明白，这种低发病率的选择并不能保证良好的结果，无论它是否用于适当的适应证。在假膝不稳定患者中获得稳定性和疼痛缓解仍然是一个重大的挑战。因此，避免假体膝关节不稳定的关键是在初次手术时进行预防。尽管感觉不够准确且符合适应证时可以进行PE置换，人工膝关节不稳定仍然很难管理[13]。

16.6.2.2 翻修TKA

大多数KPI患者需要手术治疗，术前评估是非常重要的，手术前即可确定需要的种植体[14]。进行一个稳定的翻修膝关节置换术不仅要包括如何稳定膝关节，还要包括如何消除破坏的力量：错位和间隙不平衡。如果不加以控制，这些力将因为破裂或松动最终破坏任何帮助稳定的装置，包括铰链或非铰链的装置。不稳定的翻修手术需要：（1）控制肢体的机械轴；（2）平衡屈伸间隙；（3）评估韧带的完整性；（4）在必要时使用受限的种植体。从始至终，诊断先于成功治疗[9]。

作为一般规则，建议使用实现稳定性所需的最小约束量。由于有许多组件设计和限制水平的选择，为一个给定的患者选择最佳的种植体是一个非常困难的过程[15]。

CR植入物设计代表了最小数量的组件约束。这意味着骨骼质量良好，缺损最小，软组织完整，PCL保持功能和平衡。在大多数翻修手术的情况下，没有强调十字韧带保留种植。

活动限制的另一层次是十字韧带替换，该设计机械替代PCL功能。许多人发现这种选择更容易、更宽容，因为消除了平衡PCL的所有技术和判断问题。不增加内翻稳定性，而且现实地说，最小的旋转稳定性。因此，PS植入物的成功，需要一个功能性软组织包膜来提供内翻稳定性。然而，良好的屈伸平衡也是很重要的，因为剩余的屈曲空间会导致后侧胫股脱位。

下一层次的活动限制为非连接铰链植入，如VVC或CCK。这些组件提供旋转控制一个重要程度，更重要的是，很大程度上限制了内翻外翻角度。这些权衡取舍是组件-骨界面增加应力传递理论的盲点。由于这些植入物限制了股骨和胫骨之间的内翻外翻角度，因此它们可以用于严重的内侧或外侧不稳定的情况。不要忘记严重的屈曲不稳定性仍然是这些植入物使用的相对禁忌证[16]。

在没有侧支软组织支撑或存在体位屈伸不稳定的情况下，活动度限制较少的组件具有严格的使用限制。不幸的是，采用最大限度的限制（铰链式或连接式植入物）在以往产生的结果令人失望，主要是因为植入物松动、显著的髌骨疼痛和高感染率。然而，新的旋转铰链设计产生了更令人鼓舞的临床和影像学结果[16]（图16.2）。2015年，Rodriguez-Merchan等报道，采用旋转铰链设计的翻修关节成形术显著改善了TKA术后老年不稳定患者的功能，并减少了疼痛[17]。

使用旋转铰链假体的适应证如下：内侧副韧带断裂、股骨远端大量骨缺损、胫骨近端（包括侧韧带起止点）、粉碎性股骨远端骨折的老人、远端股骨骨折不愈合或畸形愈合。伸肌断裂需要在不稳定膝关节恢复稳定，因强直而致的中度或重度剩余屈伸间隙的不平衡需要进行股骨暴露[10]。

旋转铰链式膝关节植入物的使用寿命达到10年的为51%~92.5%。旋转铰链膝关节假体的并发症发生率为9.2%~63%，其中感染和无菌性松动是最常见的并发症。虽然文献报道的结果不一致，但临床结果通常取决于种植体的设计、技术的正确使用和充分的适应证[8]。

2018年，Boelch等比较了使用两个旋转铰链膝关节假体进行TKA翻修后的临床和影像学结果[18]。51例经翻修的TKA不稳定患者被前瞻性随机分配到

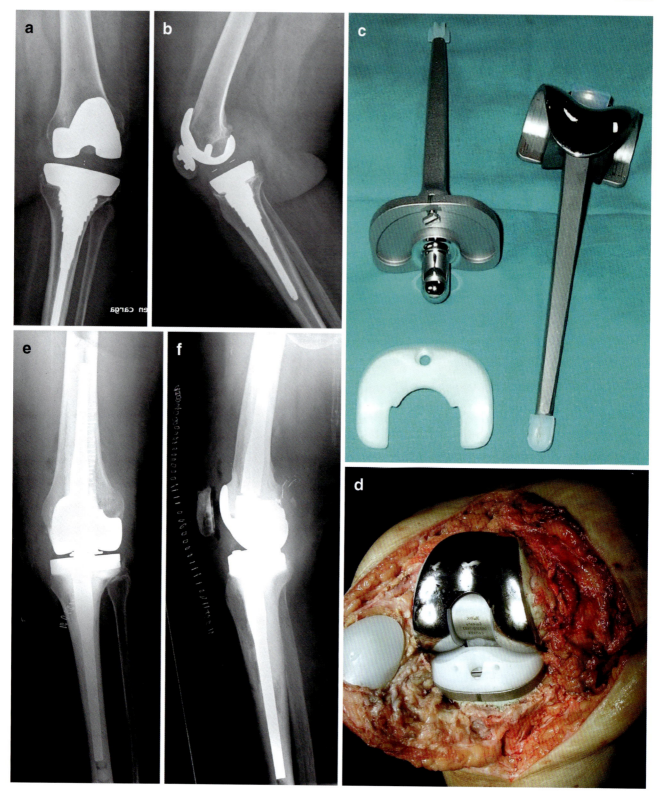

图 16.2 不稳定膝关节假体，需要通过旋转铰链假体进行翻修：（a）术前前后位 X 线片。（b）术前侧位 X 线片。（c）待植入的旋转铰链假体组件视图。（d）已植入的旋转铰链假体的术中视图。（e）新假体术后前后观。（f）新假体术后侧位视图

Link Endo-Model（n=26）或 EnduRo（n=25）。通过临床和影像学结果评分比较术前和第12个月变化。两种假体设计在 TKA 翻修后的整体不稳定性疼痛和功能评分方面都有显著改善。Bolech 等发现了内模的一些优势；然而，在整个研究中，没有一种设计能产生让人满意的结果。2019 年，Pasquier 等报道，旋转铰链植入物在 TKA 翻修的复杂病例中非常有用[19]。他们指出，铰链式植入物在翻修手术中仍然占有一席之地，主要用来解决不稳定性。

Barrack 等在较长时间的随访中没有发现翻修或影像学上的失败[20]。Westrich 和他的同事使用一种不同的现代铰链式植入物也报道了类似的有希望的结果[21]。

TKA 需要多少程度的限制才能获得立刻见效且长期的稳定性，这是经常有争论的问题，大多数作者建议尽可能少的进行限制。根据 Lombardi 和 Berend[22] 的研究，对于无明显内翻或外翻畸形和无明显屈曲的患者，保留 PCL 可以解决挛缩问题，而对于有这些畸形的患者，则应切除 PCL。某些疾病的 PCL 切除更有利于疾病的治愈，如类风湿关节炎继发的终末期退行性关节疾病、以前的髌骨切除术、以前的胫骨高位截骨术或股骨远端截骨术，以及伴有 PCL 破坏的创伤后骨性关节炎。TKA 关节的约束程度应由疾病的程度和相关畸形决定。外科医生在进行手术干预时应该可以选择改变约束的程度。现在，许多 TKA 植入系统提供这样选择的多样性。

TKA 术后股骨髁的反常前移常使其伸展能力减弱，导致脱位。中枢轴植入设计的目的是限制关节向前的运动，并模拟膝关节生理状况下的运动模式。在 Fan 等的研究中，中枢轴 TKA 对术后[23] 的活动范围有显著改善。

尽管根据相关报道，与使用固定轴承的 TKA 相比，内侧枢轴固定轴承假体的设计特点提高了关节活动的能力，但临床方面目前尚未报道。Kim 等评估使用内侧支点固定轴承假体的临床和影像学结果、膝关节活动度、患者满意度和并发症发生率是否优于使用 PFC Sigma 移动轴承假体[24] 的患者。与预期相反，作者发现，与 PFC Sigma 可移动假体相比，内侧枢轴固定假体的早期临床结果更差、膝关节活动度更小、患者满意度更低、并发症发生率更高。

患有严重外翻内翻畸形的膝关节通常需要限制性初次 TKA。一些研究支持在有严重畸形或需要复杂重建的患者，特别是对身体要求较低的老年人中，使用原发性加压全膝关节假体更加合适。Easley 等回顾了原发性 CCK（约束髁状膝关节）假体在患有严重膝外翻的老年患者中的应用，并在 8 年的随访中报告了良好的临床结果，没有失败[25]。

在初次 TKA 时可能需要进行限制的另一种情况是类风湿关节炎患者。然而，某些类风湿关节炎患者已经通过交叉韧带保留成功地进行了治疗。

初次 TKA 术中 MCL 的破坏也可能需要附加的限制内翻外翻的假体，尽管这已经通过一期韧带修复和在某些[26] 病例中使用限制较少的假体得到解决。

最后，还有一些其他的情况在初次 TKA 中建议进行更多限制（旋转铰链植入），例如，患者神经肌肉控制力不足，如脊髓灰质炎或神经性关节病（患者周围软组织不能带来足够的稳定），或者患者之前进行过高胫骨截骨术或髌骨切除术[27-29]。

16.7　结论

膝关节假体不稳定（KPI）是全膝关节置换术（TKA）失败的第三大常见原因。此外，在 TKA 中实现即时和长期稳定所需要的限制程度也经常被争论。与患者相关的特殊危险因素是大型手术矫正，包括大程度韧带松解、一般或局部神经肌肉病变、髋关节或足部畸形（以胫骨后侧破裂为典型），以及扁平足诱发膝关节外翻。临床肥胖也是一个危险因素，因为它使手术暴露复杂化，危及副韧带，使其难以判断假体的位置，常见于不稳定膝关节。

在大多数情况下，只要选择适当的植入物和良好的手术技术，膝关节的不稳定是可以预防的。术前体格检查可以评估侧副韧带（LCL）、内侧副韧带（MCL）和后交叉韧带（PCL）的状态，以便为每位患者选择合适的种植体。

关于 KPI 的治疗，大多数 KPI 患者需要手术治疗，进行术前评估是非常重要的。在很多病例中，可以获得满意的治疗结果，但如果不确定不稳定的原因，外科医生可能会继续重复在初次全膝关节置换术后导致不稳定所犯的错误。

铰链使用的主要适应证包括内侧或外侧侧支缺

失、大量骨丢失、干骺端和皮质壳（包括侧支起端或嵌块），以及严重屈曲间隙不平衡，需要整个系统来维持稳定。初次 TKA 中铰链的使用适应证包括有神经肌肉缺损的患者，如小儿麻痹症或连枷膝，这些患者需要停止过伸的动作。外科医生在进行手术干预时应该选择可以改变限制程度的植入物。目前，许多 TKA 植入系统提供这样的选择。目前，除了传统的种植体约束设计十字固定（CR）、后路稳定（PS）、约束髁突膝关节（CCK）、旋转铰链外，还有几种不同级别的种植体约束：高度符合的 CR 设计、无后十字替代种植体、中枢轴设计和 PS + 组件。

文献既没有阐明哪种设计最适合 KPI，也没有定义与使用更受限的种植体相关的组件松动率。未来的研究应该确定使用不同限制水平的种植体翻修后的不稳定性复发率。一般来讲，建议使用实现稳定性所需的最小限制程度。由于有许多组件设计和限制水平的选择，为一个给定的患者选择最佳的植入物是一个非常困难的过程。外科医生在进行手术干预时应该选择可改变限制程度的器械。目前，许多 TKA 植入系统提供这样的多样选择。

参考文献

[1] Griffin WL. Prosthetic knee instability: prevention and treatment. Curr Opin Orthop. 2001;12:37–44.

[2] Wilson CJ, Theodoulou A, Damarell RA, Krishnan J. Knee instability as the primary cause of failure following total knee arthroplasty (TKA): a systematic review on the patient, surgical and implant characteristics of revised TKA patients. Knee. 2017;24:1271–1281.

[3] Parrate S, Pagnano MW. Instability after total knee arthroplasty. J Bone Joint Surg Am. 2008;90:184–194.

[4] Kannan A, O'Connell RS, Kalore N, Curtin BM, Hull JR, Jiranek WA. Revision TKA for flexion instability improves patient reported outcomes. J Arthroplasty. 2015;30:818–821.

[5] Stambough JB, Edwards PK, Mannen EM, Barnes CL, Mears SC. Flexion instability after total knee arthroplasty. J Am Acad Orthop Surg. 2019;27:642–651.

[6] Babis GC, Trousdale RT, Morrey BF. The effectiveness of isolated tibial insert exchange in revision total knee arthroplasty. J Bone Joint Surg Am. 2002;84:64–68.

[7] Engh GA, Koralewicz LM, Pereles TR. Clinical results of modular polyethylene insert exchange with retention of total knee arthroplasty components. J Bone Joint Surg Am. 2000;82:516–523.

[8] Rodríguez-Merchán EC. Total knee arthroplasty using hinge joints: indications and results. EFORT Open Rev. 2019;4:121–132.

[9] Vince KG, Abdeen A, Sugimori T. The unstable total knee arthroplasty: causes and cures. J Arthroplasty. 2006;21:44–49.

[10] Rodríguez-Merchán EC. Instability following total knee arthroplasty. HSS J. 2011;7:273–278.

[11] Luttjeboer JS, Bénard MR, Defoort KC, van Hellemondt GG, Wymenga AB. Revision total knee arthroplasty for instability-outcome for different types of instability and implants. J Arthroplasty. 2016;31:2672–2676.

[12] Cooper HJ, Moya-Angeler J, Bas-Aguilar MA, Hepinstall MS, Scuderi GR, Rodriguez J. Isolated polyethylene exchange with increased constraint is comparable to component revision TKA for instability in properly selected patients. J Arthroplasty. 2018;33:2946–2951.

[13] Fehring TK, Baird R 3rd, Park B, Della VC. When polyethylene exchange is appropriate for prosthetic knee instability. J Am Acad Orthop Surg Glob Res Rev. 2019;3(5):e031.

[14] Gustke KA. Preoperative planning for revision total knee arthroplasty: avoiding chaos. J Arthroplasty. 2005;20:37–40.

[15] Callaghan JJ, O'Rourke MR, Liu SS. The role of implant constraint in revision total knee arthroplasty: not too little, not too much. J Arthroplasty. 2005;20:41–43.

[16] McAuley JP, Engh GA. Constraint in total knee arthroplasty: when and what? J Arthroplast. 2003;18:51–54.

[17] Rodriguez-Merchan EC, Gomez-Cardero P, Martinez-Lloreda A. Revision knee arthroplasty with a rotating-hinge design in elderly patients with instability following total knee arthroplasty. J Clin Orthop Trauma. 2015;6:19–23.

[18] Boelch SP, Arnholdt J, Holzapfel BM, Jakuscheit A, Rudert M, Hoberg M. Revision knee arthroplasty with rotating hinge systems in patients with gross ligament instability. Int Orthop. 2018;42:2825–2833.

[19] Pasquier G, Ehlinger M, Mainard D. The role of rotating hinge implants in revision total knee arthroplasty. EFORT Open Rev. 2019;4:269–278.

[20] Barrack RL. Evolution of the rotating hinge for complex total knee arthroplasty. Clin Orthop Relat Res. 2001;392:292–299.

[21] Westrich GH, Mollano AV, Sculco TP, Buly RL, Laskin RS, Windsor R. Rotating hinge total knee arthroplasty in severely affected knees. Clin Orthop Relat Res. 2000;379:195–208.

[22] Lombardi AV Jr, Berend KR. Posterior cruciate ligament-retaining, posterior stabilized, and varus/valgus posterior stabilized constrained articulations in total knee arthroplasty. Instr Course Lect. 2006;55:419–427.

[23] Fan CY, Hsieh JT, Hsieh MS, Shih YC, Lee CH. Primitive results after medial-pivot knee arthroplasties: a minimum 5-year follow-up study. J Arthroplasty. 2010;25:492–496.

[24] Kim YH, Yoon SH, Kim JS. Early outcome of TKA with a medial pivot fixed-bearing prosthesis is worse than with a PFC mobile-bearing prosthesis. Clin Orthop Relat Res. 2009;467:493–503.

[25] Easley ME, Insall JN, Scuderi GR, Bullek DD. Primary constrained condylar knee arthroplasty for the arthritic valgus knee. Clin Orthop Relat Res. 2000;380:58–64.

[26] Leopold SS, McStay C, Klafeta K, Jacobs JJ, Berger RA, Rosenberg AG. Primary repair of intraoperative disruption of the medial collateral ligament during total knee arthroplasty. J Bone Joint Surg Am. 2001;83:86–91.

[27] Giori NJ, Lewallen DG. Total knee arthroplasty in limbs affected by poliomyelitis. J Bone Joint Surg Am. 2002;84:1157–1161.

[28] Kim YH, Kim JS, Oh SW. Total knee arthroplasty in neuropathic arthropathy. J Bone Joint Surg Br. 2002;84:216–219.

[29] Lachiewicz PF, Soileau ES. Ten year survival and clinical results of constrained components in primary total knee arthroplasty. J Arthroplasty. 2006;21:

全膝关节置换的假体周围骨折

第17章

E. Carlos Rodríguez-Merchán, Carlos A. Encinas-Ullán,
José M. Martínez-Diez

17.1 引言

随着全膝关节置换术（TKA）数量的增加，TKA假体周围骨折的发生率也在增加[1]。全膝关节置换术后假体周围骨折的发生率为0.3%~2.5%。大多数假体周围骨折累及股骨远端，其次是髌骨和胫骨。胫骨骨折在植入期间发生与全膝关节置换术不成正相关的关系。据报道全膝关节置换术翻修后的骨折发生率是初次手术后的2倍。假体周围骨折是全膝关节置换术（TKA）后的一个很有挑战性的问题，无论采用何种治疗方式，其死亡率均较高（第1年11%），治疗复杂性高（高达30%）[2]。

17.2 初次TKA后假体周围骨折的风险因素和术前对假体周围骨折发生情况的评估指标

假体周围骨折的危险因素有：年龄（>70岁）；女性；类风湿性关节炎、骨质疏松和骨折保守治疗而导致的骨量减少；非手术治疗Ⅱ型骨折；Ⅱ型骨折采用固定治疗；Ⅲ型骨折采用翻修手术治疗；使用类固醇；非骨水泥植入物；后方稳定的设计；假体定位不良；结节截骨术（胫骨骨折的风险）；以及髌骨相关问题（大切除、对齐不良和髌骨下垂）[2]。

术前分析患者报告的结果测量（PROMS）是否会影响原发性全膝关节置换术后假体周围骨折的风险。42例患者被认定在性别、年龄和体重指数方面与84例没有假体周围骨折的原发性全膝关节置换术患者作为对照组，比例为2：1。简明36（SF-36）身体功能和Vitaly评分越低，初次全膝

关节置换术后发生假体周围骨折的风险越高。这些发现可以使术前识别出假体周围骨折风险较高的患者，并对这一高危人群进行适当的术前咨询、优化和密切随访[3]。

17.3 股骨假体周围骨折的治疗

Lewis和Rorabeck将股骨假体周围骨折分为3种类型：Ⅰ型和Ⅱ型分别是非移位骨折和移位骨折，分别与固定良好的假体相邻；Ⅲ型是任何与松动假体相邻的骨折[4]（图17.1）。作者建议Ⅰ型骨折采用非手术治疗，Ⅱ型骨折采用固定治疗，Ⅲ型骨折采用翻修手术治疗在有稳定的植入物的情况下，股骨假体周围骨折的固定可采用带锁髓内钉（IM）或钢板接骨术（图17.2和图17.3）。植入物松动的病例需要翻修全膝关节置换术，根据骨折类型和骨量的不同，可以是带柄翻修植入物，也可以是巨型假体。翻修手术既可以作为种植体松动的主要治疗策略，也可以作为不能忍受长时间固定的患者的主要治疗策略，也可以作为初次固定失败的治疗方法。虽然尝试一期固定可以预留骨料，但在急性情况下使用翻修假体可降低再次手术的风险，并且与固定失败的翻修相比，并发症发生率较低[2]。

17.3.1 微创钢板接骨术（MIPO）

MIPO可能特别适用于假体周围骨折，并可能使这些骨折的手术修复更安全、更可靠。当考虑MIPO治疗任何骨折时，Borade等建议优先考虑可接受

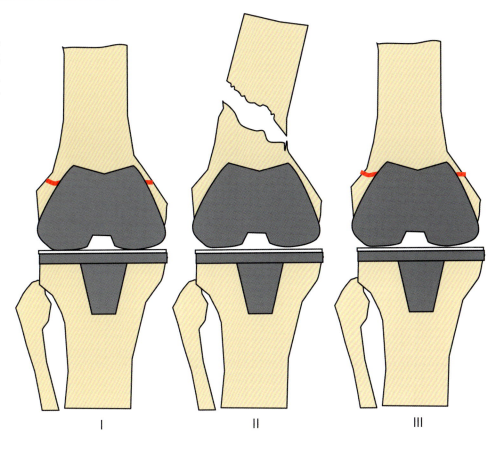

I   II   III

的生物固定复位，必要时可采用微型开放或开放的方法 [1]。

17.3.2 向锁定钢板

2019 年，Lotzien 等评价多轴锁定钢板治疗保留全膝关节假体的股骨假体周围骨折对生活质量、功能结果和并发症的影响。本研究包括 45 例膝关节假体固定良好的股骨髁上假体周围骨折患者，采用 NCB 钢板（非接触式桥接板，Zimmer 公司，华沙，IN）进行初步治疗。平均年龄 74 岁（男性 10 例，女性 35 例）。体重指数（BMI）平均 27.4 kg/m²。平均随访 52 个月。病死率为 26.7%。术后 6 个月，45 个骨折中有 35 个骨折愈合（78%）。包括随访在内的愈合率为 95.6%。许多患者术后不能自力更生，不能活动或依靠矫形外科辅助设备 [5]。

17.3.3 病例对照研究，锁定钢板与髓内钉

Lee 等在 2016 年发表的一项 Meta 分析。关于 TKA 股骨假体周围骨折带锁钢板与逆行 IM 钉的 6 个月愈合率、愈合时间、手术时间、并发症发生率差异无统计学意义。锁定钢板组平均愈合时间为 4 个月，逆行 IM 钉组平均愈合时间为 3.7 个月。

2016 年，Park 和 Lee[7] 比较了逆行 IM 钉和 MIPO 治疗股骨髁上骨折的疗效［骨科创伤协会（OTA）33–A］（图 17.4）[8]。对 41 例股骨髁上骨折患者采用逆行 IM 钉（n=20）和 MIPO（n=21）治疗进行回顾性分析。IM 钉组和 MIPO 组在年龄、术后 1 年弧形活动范围、术前 WOMAC 评分、术后 1 年 WOMAC 评分和愈合时间方面没有统计学差异。IM 钉组和 MIPO 组的平均愈合时间分别为 4.3 个月和 3.6 个月。IM 钉组有 3 例对齐不良，而 MIPO 组有 1 例对齐不良。1 例使用短钉置钉时发生断钉。虽

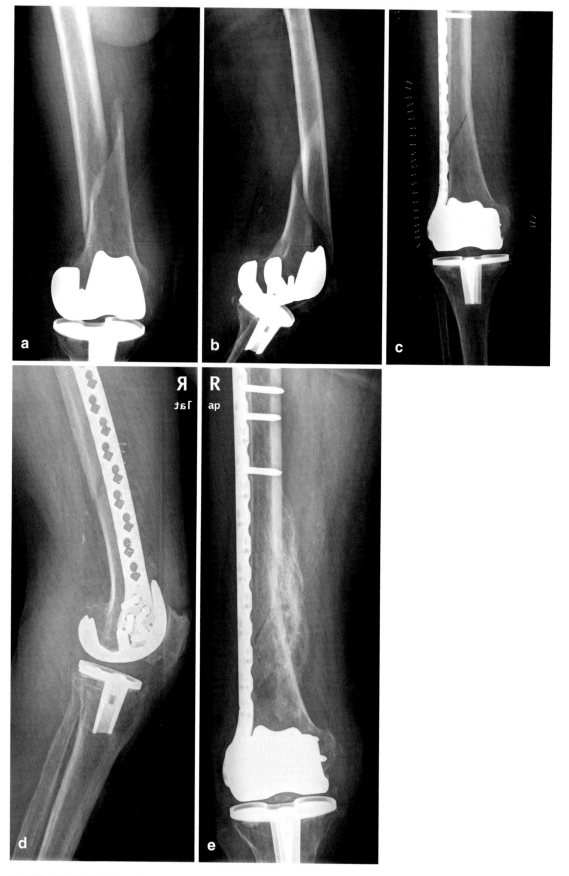

图 17.2　股骨髁上假体周围骨折患者，78 岁。骨折用 VP-LCP（可变角度有限接触钢板）固定（DePuy Synths，Oberdorf，瑞士）。术后 4 个月骨性愈合。结果令人满意：（a）术前正位 X 线片。（b）术前侧位 X 线片。（c）术后正位 X 线片。（d）术后侧位 X 线片。（e）术后 4 个月正位 X 线片

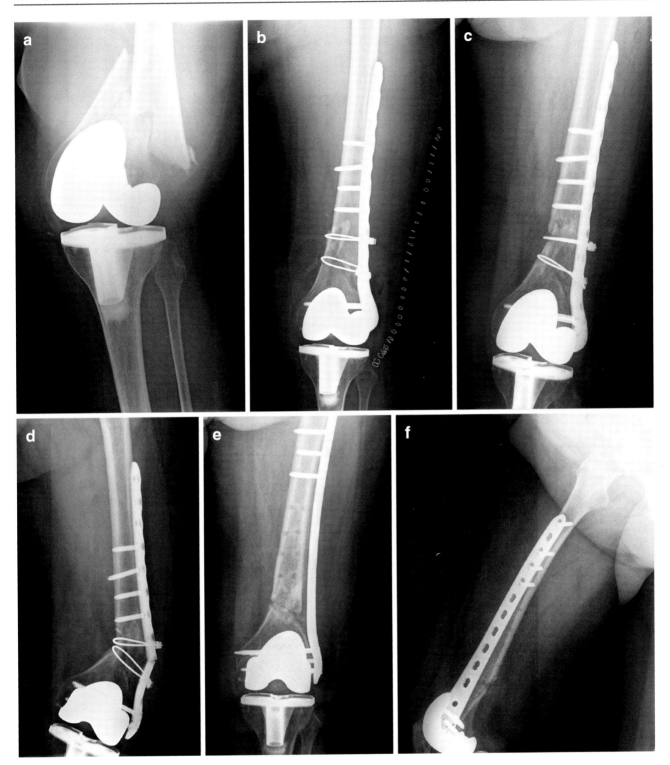

图 17.3 股骨髁上假体周围骨折患者，76 岁。骨折用带锁的钢板和钢丝固定。内翻塌陷发生在 9 个月。这一并发症是通过一种新的股骨远端 LISS（微创稳定系统）LCP（低接触钢板）接骨术解决的（DePuy Synths、瑞士奥伯多夫）。18 个月时获得骨愈合：（a）术前正位 X 线片。（b）术后即刻正位 X 线片。（c）术后 7 个月正位 X 线片。（d）术后 9 个月正位 X 线片（内翻塌陷）。（e）新接骨后正位 X 线片。（f）新接骨后侧位 X 线片。（g）新接骨后更紧密的侧位 X 线片。（h）术后 18 个月正位 X 线片。（i）术后 18 个月侧位 X 线片

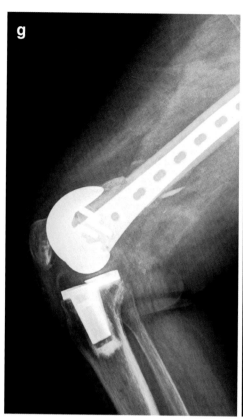
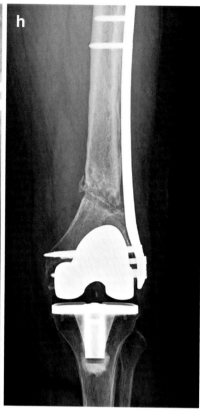
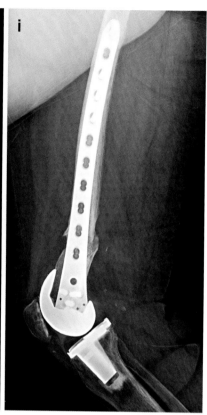

图 17.3（续）

然逆行 IM 钉的畸形愈合率比 MIPO 略高，但两种治疗方案在临床结果上没有统计学意义上的差异。无论使用哪种植入物，在 TKA 股骨髁上假体周围骨折的治疗中，正确的应用是必不可少的[7]。

2016 年，Park 和 Lee[7] 比较了逆行 IM 钉和 MIPO 治疗假体周围股骨髁上骨折［Orthopedic A Meta-Analysis，Shin 等在 2017 年报道的 Meta 分析］。TKA 术后股骨髁上骨折的锁定加压钢板和逆行 IM 钉有相似的结果，包括骨不连和翻修率[9]。

根据 Matlovich 等的说法，骨折的位置是治疗股骨髁上假体周围骨折的一个重要考虑因素。他们比较了锁定钢板（38 例）和 IM 钉固定（19 例）的结果，基于骨折位置，在 TKA 假体轮缘的上方或下方。IM 钉和带锁钢板固定的平均随访时间分别为 13.9 个月和 15.6 个月。两组在平均完全负重时间、术后疼痛发生率、活动度、步态辅助器的使用、影像学愈合时间或愈合骨折的总体影像学方面没有统计学差异。基于骨折位置的比较得出了类似的结果。只有 IM 钉组出现骨不连，尤其是 TKA 翼缘以下骨折（n=2）。使用 IM 钉或锁定钢板固定治疗股骨髁上假体周围骨

折提供了类似的临床结果。建议谨慎使用 IM 钉治疗翼缘以下的骨折，因为有限的固定可能会增加骨不连的风险[10]。

17.3.4 外侧锁定钢板还是股骨远端置换术。

2018 年，Hoellwarth 等采用外侧锁定钢板（LLP）或股骨远端置换术（DFR）治疗股骨远端假体周围骨折后，发现相同的死亡率和并发症发生率。他们对 55 岁以上的股骨骨折患者进行了回顾性分析，这些患者在主要的 TKA 附近持续股骨骨折（本质上是 OTA-33 或 1、2 或 3 亚型），并根据治疗情况分配队列：LLP 或 DFR。排除了曾接受过其他损伤治疗的患者，这些手术不是针对骨折（如松动），或有过其他手术干预（如 IM 钉）。根据 BMI 和年龄调整的 Charlson 共病指数（aaCCI）分组相似。但对于 aaCCI ≥ 5 级的患者，LLP 比 DFR 更常见于种植体上方和水平的骨折。LLP 和 DFR 在 90 天（9% ∶ 4%）和 365 天（22% ∶ 10%）时的死亡率相似，需要

图 17.4 骨科创伤协会（OTA）
股骨髁上骨折的分类

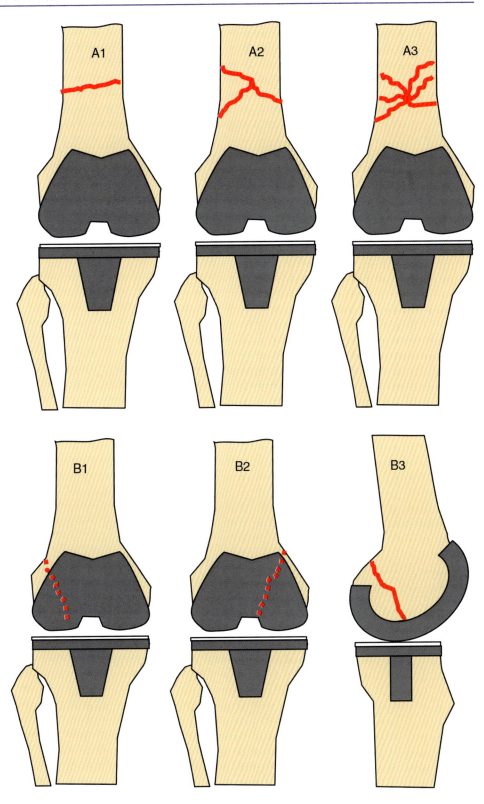

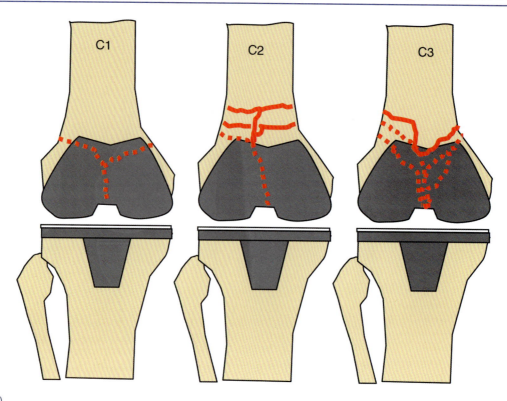

图 17.4（续）

额外手术（9% ：3%），存活者仍保持活动能力
（77% ：81%）。在发病后 3 天或更长时间手术
的患者与发病后 3 天内手术的患者有相似的死亡风
险。1 年存活者的平均年龄为 77 岁，而死亡患者的
平均年龄为 85 岁。无论是手术选择还是 AACCI 都
不会增加手术的风险。主要结论是骨折部位、剩余
骨量、患者既往活动情况和目前的并发症必须指导
治疗。这项研究表明，LLP 组与 DFR 组的 90 天和
365 天死亡率、最终活动率和再手术率没有统计学
差异[11]。

17.3.5　翻修 TKA

2016 年，Windhager 等发表了一篇关于巨型假体
在膝关节假体周围骨折治疗中的作用的系统综述。
巨型假体植入后的翻修率为 0~55%，主要是机械性
和非机械性故障（分别为 20 例和 25 例）。然而，
感染是导致非机械性失败的最主要原因。死亡率从 1
年后的 6.6% 到平均随访 34 个月后的 45% 不等。感
染是最常见的非机械性并发症[12]。

17.3.6　手术时机是否影响假体周围骨折的预后

Sellan 等研究发现，股骨假体周围骨折的固定时
机似乎不会影响术后 1 年内的住院时间或死亡率。
180 例患者符合研究［111 例全髋关节置换术（THA），
69 例全膝关节置换术（TKA）］，平均年龄 79.2
岁，女性占 72.2%。从入院到最终固定的平均时间为
96.5h，其中 31.1% 的患者在入院后 48h 内进行了手术。
对于假体周围 TKA 或全髋关节置换术患者组，术后
住院时间和死亡率均不受固定时间超过 48h 的影响。
所有患者术后 1 年内死亡率为 5.5%（全髋关节置换
术 6.3%，全膝关节置换术 4.3%）。

17.4　假体周围胫骨骨折

胫骨骨折比股骨骨折少，但更容易在术中发生[14]。
Felix 等的分类系统，其原理类似于股骨骨折的主要
分类系统，根据骨折的位置和假体的受累程度对骨
折进行分类（图 17.5）。

Ⅰ 型骨折是指胫骨平台的裂开或凹陷；Ⅱ 型骨

折位于胫骨柄附近；Ⅲ型骨折位于假体柄远端。胫骨粗隆骨折称为Ⅳ型。每种情况下，假体可分为稳定型（A）或不稳定型（B）；与股骨一样，稳定型假体附着处的骨折最好选择固定治疗，如果假体松动，则建议翻修。植入过程中发生的骨折以C为后缀；在这些情况下，建议对带柄假体进行台上翻修。

2017年，Kim等对16例人工全膝关节置换术后假体周围胫骨骨折患者的临床资料进行分析。根据Felix分类，Ⅱ型骨折6例，Ⅲ型骨折10例[16]。近端干骺端骨折10例，骨干端骨折6例。MIPO采用锁定钢板内侧4例，外侧2例，双侧为10例。16例骨折中14例在术后17.1周（范围14~24周）愈合。有两个病例需要二次操作。除1例内翻畸形愈合外，其余均可接受。末次随访平均活动范围108.8°，15例恢复伤前膝关节活动度。平均膝关节评分为88.9分，平均功能评分为83.3分。近端螺钉的皮质少于8枚的膝关节失败率较高。结论：MIPO加锁定钢板治疗TKA术后胫骨假体周围骨折效果满意。要获得成功的结果，可能需要对近端节段进行坚强固定[16]。

根据Schreiner等的说法，胫骨假体周围骨折主要影响骨骼质量下降的老年患者，并显示出高并发症发生率[17]。仔细的手术计划和针对个别患者情况的个体化解决方案是至关重要的。如果考虑切开复位钢板内固定（ORIF），恢复正确的对位和仔细地软组织处理（包括微创操作）是影响术后结果的重要因素。在总共50例假体周围TKA骨折中，9例（女性7例，男性2例；十字韧带保留2例，限制性TKA 7例）累及胫侧。这组患者的平均年龄为77岁，平均22个月后随访率为67%。Felix分型：ⅠB型1例，ⅡB型2例，ⅢA型4例，ⅢB型2例，外科手术包括ORIF（6例）、翻修关节成形术（1例）、关节融合术（1例）、截肢（1例）。不良事件发生率和翻修率分别为55.6%，包括创面愈合不良、感染和再骨折。主要翻修手术包括软组织手术、关节融合术、截肢和再接骨术。临床结果显示平均牛津膝关节评分（OKS）为29分，功能/膝关节协会评分（KSS）为53/41分。放射学分析显示，复位钢板固定后有4例对齐不良[17]。

2019年，Morwood等指出即使采用现代钢板技术，胫骨假体周围骨折也很难治疗，而且有很高的不愈合和再手术风险[18]。如果假体最初是稳定的，大多数患者可以通过手术固定来愈合，而不需要翻修关节置换术。他们建议对近1/3处骨折采用双钢板固定，对中、下1/3处骨折根据骨质质、内固定位置和骨折形态采用单钢板固定或髓内钉固定。他们分析了38例患者，平均随访15.3个月。胫骨近端骨折

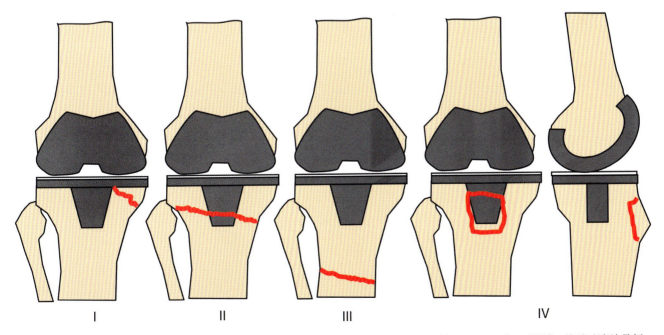

图17.5　Felix对假体周围胫骨骨折的分类[15]。Ⅰ型：胫骨头部骨折并累及假体-假体界面；Ⅱ型：干骺端/骨干过渡处骨折；Ⅲ型：胫骨假体远端骨折；Ⅳ型：胫骨结节骨折（A亚型，稳定假体；B亚型，假体松动；C亚型，术中骨折）

11 例（28.9%），其中 4 例延伸至平台（Felix1A），7 例邻近胫骨柄（Felix2A），6 例（15.8%）位于骨干/骨干中段（Felix3A），21 例（55.3%）位于远 1/3 处（干骺端，Felix3A）。76.3%（29/38）的骨折在指引术后 6 个月内愈合，剩下 9 例骨不连。总再手术率为 31.6%（12/38）。单钢板和双钢板治疗的患者在愈合率、再手术率、浅部感染和深部感染方面没有显著差异[18]。

17.5 假体周围髌骨骨折

最常用的髌骨假体周围骨折分类系统是 Ortiguera 和 Berry[19]（图 17.6）。Ⅰ型和Ⅱ型骨折具有稳定的假体，并根据伸肌机构的状态进行分类。Ⅰ型骨折具有完整的伸肌机制，可以行非手术治疗。在Ⅱ型骨折中，伸肌机制被破坏，作者建议行手术固定或髌骨切除术。在Ⅲ型骨折中，植入物松动。如果骨量良好（Ⅲa 型），可以尝试固定和植入物翻修；如果骨量较差（Ⅲb 型），作者建议移除髌骨假体，进行髌骨成形术或完全髌骨切除术。

与胫骨一样，很大比例的假体周围髌骨骨折可以非手术治疗。在植入物稳定且伸肌机制未被破坏的情况下，非手术治疗，只要固定时间短，在大多数情况下都能产生可接受的结果[20]。在伸肌机构断裂的情况下，建议在环扎或张力带钢丝上方（如有必要）用部分髌骨切除术重建伸肌机构，治疗失败率高[21]。在这种情况下，缝合锚可以提供一种有用的固定方法[22]。在种植体松动的情况下，有很高的并发症发生率。如果有合适的骨量，可以进行翻修；如果不合适，可以考虑切除关节成形术或髌骨切除术[21]。

17.6 全膝关节置换术后假体周围骨折的成骨治疗结果

2018 年，Nagwadia 和 Joshi 分析了 43 例患者（平均年龄 66 岁）45 处骨折（股骨 29 处，胫骨 11 处，髌骨 5 处）采用稳定假体固定假体周围骨折的结果[23]。13 例股骨骨折患者出现股骨前缘切迹。根据骨折的需要选用不同的植入物。全膝关节置换术后，特殊外科医院（HSS）评分平均为 84.2 分，9 个月时降至 76 分。3 例骨不连，1 例延迟愈合，1 例植入失败。主要结论是锁定加压钢板内固定治疗膝关节周围假体周围骨折效果良好。累及髌骨的骨折与较差的功能结果相关。了解骨折类型和可供固定的骨量，正确选择植入物和正确的手术技术，对膝关节周围假体周围骨折有很好的治疗效果。

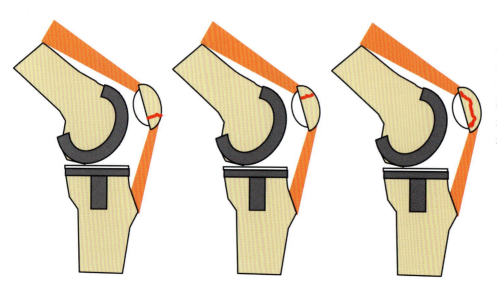

图 17.6 Ortiguera 髌骨假体周围骨折的 Ortiguera 和 Berry 分类[19]。Ⅰ型：与固定良好的假体相邻的无移位骨折；Ⅱ型：与固定良好的假体相邻的移位骨折；Ⅲ型：假体松动

17.7 通用分类系统

通用分类系统（UCS）是一种分类系统，旨在适用于任何骨骼的任何假体周围骨折[24]。与温哥华关于髋关节假体周围骨折的分类相似，UCS 根据骨折在骨中的位置将骨折分为 A~C 型，并增加了 D、E 和 F 型（图 17.7）。它简单直观，并具有评估其他系统不能解释评估的骨折骨折（如假体间骨折）的优势。与其他分类系统不同的是，它已经在专家和受训人员中得到了观察者内部和观察者之间的可靠性检验[25]。观察者间的可靠性在两组中都很高，观察者内的可靠性接近完美。

17.8 结论

Lewis 和 Rorabeck 将股骨假体周围骨折分为 3 种类型：Ⅰ 型和 Ⅱ 型分别是非移位骨折和移位骨折，分别与固定良好的假体相邻；Ⅲ 型是与松动假体相邻的任何骨折。作者建议 Ⅰ 型骨折采用非手术治疗，Ⅱ 型骨折采用固定（IM 钉或钢板内固定）治疗，Ⅲ 型骨折采用翻修手术治疗。

对于胫骨假体周围骨折，根据骨质、内固定位置和骨折形态推荐双钢板固定近 1/3 段骨折，中、下 1/3 段骨折采用单钢板固定或髓内钉固定。

对于髌骨假体周围骨折，Ortiguera 的 Ⅰ 型骨折

图 17.7 通用的假体周围骨折分类系统[24]

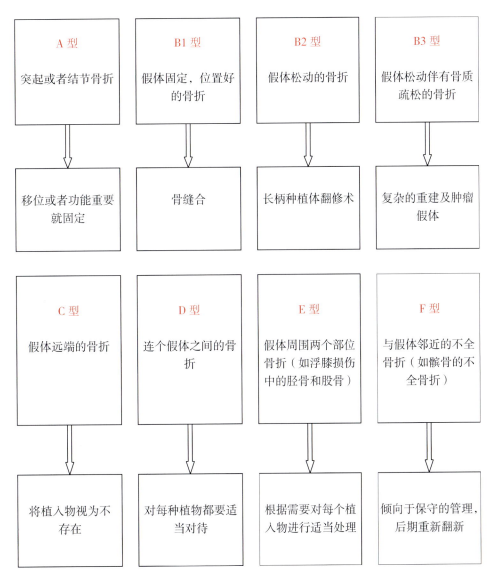

可以非手术治疗。对于 Ortiguera Ⅱ 型骨折，建议手术固定或髌骨切除术。在 Ortiguera 的Ⅲ型骨折中，植入物松动。如果骨量良好（Ⅲa 型），可以尝试固定和假体翻修；如果骨量较差（Ⅲb 型），建议切除髌骨假体，进行髌骨成形术或完全髌骨切除术。

死亡率在 25% 左右。骨折固定后 6 个月内愈合率约为 78%。包括后续工序在内的愈合率在 95% 左右。然而，许多手术后的患者不能自力更生，不能移动或依靠矫形辅助设备。

参考文献

[1] Borade A, Sanchez D, Kempegowda H, Maniar H, Pesantez RF, Suk M, et al. Minimally invasive plate osteosynthesis for periprosthetic and interprosthetic fractures associated with knee arthroplasty: surgical technique and review of current literature. J Knee Surg. 2019;32:392–402.

[2] Liddle AD, Rodríguez-Merchán EC. Periprosthetic fractures. In: Rodríguez-Merchán EC, Oussedik S, editors. Total knee arthroplasty: a comprehensive guide. Cham: Springer; 2015. p. 219–228.

[3] Lim JBT, Bin Abd Razak HR, Zainul-Abidin S, Allen JC, Koh JSB, Howe TS. What are the preoperative outcome measures that predispose to periprosthetic fractures after primary total knee arthroplasty? J Arthroplast. 2017;32:2531–2534.

[4] Rorabeck CH, Taylor JW. Classification of periprosthetic fractures complicating total knee arthroplasty. Orthop Clin North Am. 1999;30:209–214.

[5] Lotzien S, Hoberg C, Hoffmann MF, Schildhauer TA. Clinical outcome and quality of life of patients with periprosthetic distal femur fractures and retained total knee arthroplasty treated with polyaxial locking plates: a single-center experience. Eur J Orthop Surg Traumatol. 2019;29:189–196.

[6] Li B, Gao P, Qiu G, Li T. Locked plate versus retrograde intramedullary nail for periprosthetic femur fractures above total knee arthroplasty: a meta-analysis. Int Orthop. 2016;40:1689–1695.

[7] Park J, Lee JH. Comparison of retrograde nailing and minimally invasive plating for treatment of peri-prosthetic supracondylar femur fractures (OTA 33-A) above total knee arthroplasty. Arch Orthop Trauma Surg. 2016;136:331–338.

[8] Revised AO/OTA classification. 2018. https://www2.aofoundation. org/wps/portal/surgerypopup?bone=Femur&segment=Distal&showPage=indication&print=no&soloState=fbox&teaserTitle=&contentUrl= srg/popup/additional_material/33/33_Classification.jsp.

[9] Shin YS, Kim HJ, Lee DH. Similar outcomes of locking compression plating and retrograde intra-medullary nailing for periprosthetic supracondylar femoral fractures following total knee arthroplasty: a meta-analysis. Knee Surg Sports Traumatol Arthrosc. 2017;25:2921–2928.

[10] Matlovich NF, Lanting BA, Vasarhelyi EM, Naudie DD, McCalden RW, Howard JL. Outcomes of sur-gical management of supracondylar periprosthetic femur fractures. J Arthroplast. 2017;32:189–192.

[11] Hoellwarth JS, Fourman MS, Crossett L, Goodman M, Siska P, Moloney GB, et al. Equivalent mortal-ity and complication rates following periprosthetic distal femur fractures managed with either lateral locked plating or a distal femoral replacement. Injury. 2018;49:392–397.

[12] Windhager R, Schreiner M, Staats K, Apprich S. Megaprostheses in the treatment of peripros-thetic fractures of the knee joint: indication, tech-nique, results and review of literature. Int Orthop. 2016;40:935–943.

[13] Sellan ME, Lanting BA, Schemitsch EH, MacDonald SJ, Vasarhelyi EM, Howard JL. Does time to surgery affect outcomes for periprosthetic femur fractures? J Arthroplast. 2018;33:878–881.

[14] Berry DJ. Epidemiology: hip and knee. Orthop Clin North Am. 1999;30:183–190.

[15] Felix NA, Stuart MJ, Hanssen AD. Periprosthetic fractures of the tibia associated with total knee arthro-plasty. Clin Orthop Relat Res. 1997;345:113–124.

[16] Kim HJ, Park KC, Kim JW, Oh CW, Kyung HS, Oh JK, et al. Successful outcome with minimally invasive plate osteosynthesis for periprosthetic tibial fracture after total knee arthroplasty. Orthop Traumatol Surg Res. 2017;103:263–268.

[17] Schreiner AJ, Schmidutz F, Ateschrang A, Ihle C, Stöckle U, Ochs BG, et al. Periprosthetic tibial frac-tures in total knee arthroplasty - an outcome analysis of a challenging and underreported surgical issue. BMC Musculoskelet Disord. 2018;19:323.

[18] Morwood MP, Gebhart SS, Zamith N, Mir HR. Outcomes of fixation for periprosthetic tibia frac-tures around and below total knee arthroplasty. Injury. 2019;50:978–982.

[19] Ortiguera CJ, Berry DJ. Patellar fracture after total knee arthroplasty. J Bone Joint Surg Am. 2002;84-A:532–540.

[20] Sheth NP, Pedowitz DI, Lonner JH. Periprosthetic patellar fractures. J Bone Joint Surg Am. 2007;89:2285–2296.

[21] Chalidis BE, Tsiridis E, Tragas AA, Stavrou Z, Giannoudis PV. Management of periprosthetic patel-lar fractures. A systematic review of literature. Injury. 2007;38:714–724.

[22] Maniar RN, Nayak RM, Vatchha S, Singhi T. Periprosthetic patellar fracture fixation using suture anchors. Orthopedics. 2013;36:1470–3.

[23] Nagwadia H, Joshi P. Outcome of osteosynthesis for periprosthetic fractures after total knee arthroplasty: a retrospective study. Eur J Orthop Surg Traumatol. 2018;28:683–690.

[24] Duncan CP, Haddad FS. The Unified Classification System (UCS): improving our understanding of peri-prosthetic fractures. Bone Joint J. 2014;96:713–716.

[25] Van der Merwe JM, Haddad FS, Duncan CP. Field testing the unified classification system for peri-prosthetic fractures of the femur, tibia and patella in association with knee replacement: an international collaboration. Bone Joint J. 2014;96:1669–1673.

全膝关节置换术后翻修

第 18 章

Carlos A. Encinas-Ullán, Primitivo Gómez-Cardero,
E. Carlos Rodríguez-Merchán

18.1 引言

在过去的 10 年里，全膝关节置换术（TKA）的发生率有了显著的增长；到 2030 年，全球的全膝关节置换术后翻修术（RTKA）的手术量预计将增加 6 倍。不幸的是，RTKA 的生存率低于初次 TKA。关于 RTKA 后患者返回工作情况的研究很少。最近一项针对英国工人的研究表明，在接受 RTKA 治疗后，65 岁以下的患者中只有 7% 在一年内重返工作岗位，71% 的人已经退休，21% 的人正在领取社会福利。RTKA 术后患者很少重返工作岗位，无患者恢复重、中度体力劳动的能力[1]。

18.2 流行病学

一般来说，翻修最常见的原因是感染（36.1%），其次是无菌性松动（21.9%）和假体周围骨折（13.7%）[2]。因感染和骨折而接受 RTKA 的患者术后死亡率明显高于一般人群。这种风险会随着时间的推移而增加；然而，当 RTKA 的原因是无菌性松动或聚乙烯磨损时，风险与一般人群[3] 相似。

18.3 危险因素

了解影响并发症及术后功能复建的危险因素有助于对患者进行指导。

18.3.1 肥胖

目前还没有明确的指南建议来确定身体质量指数（BMI）是否对 RTKA 来说是可以接受或者安全范围是多少。Roth 等评价了 BMI 作为连续变量[4]对 RTKA 术后并发症及再手术和再入院风险的影响。再入院率和 RTKA 再手术率随 BMI 的升高而升高（$P< 0.005$）。RTKA 术后 BMI 与并发症的关系呈 J 形曲线，而不是线性发展。这条曲线显示，围手术期并发症的最低发生率发生在 BMI 为 30 左右。病态肥胖（BMI >40）是初次 TKA 术后并发症和失败的已知危险因素。病态肥胖患者的 RTKA 术后并发症尚未得到很好的描述。Carter 等研究了正常（BMI18.5~25）和病态肥胖（BMI >40）[5]患者 RTKA 的早期并发症。约 23.4% 的病态肥胖患者有并发症，而 BMI 正常的患者有 10.4% 的并发症；最常见的并发症是伤口愈合问题（$P=0.01$）。病态肥胖组在接受 RTKA 时明显更年轻。

18.3.2 糖尿病

进行过 RTKA 的糖尿病（DM）患者有更高的修正率和术后不良事件。Lee 等评估了 RTKA 与糖尿病相关的并发症，包括非胰岛素依赖型糖尿病（NIDDM）和胰岛素依赖型糖尿病（IDDM），并将其与无糖尿病[6]的患者进行了比较。NIDDM 是深部手术部位感染和尿路感染的独立危险因素（$P< 0.05$）。与 NIDDM 相比，IDDM 与肺炎、感染性休克、输血和住院时间延长的风险增加独立相关（$P< 0.05$）。与非糖尿病组比较，IDDM 进一步增加了急性肾功能

衰竭和心脏骤停的风险（*P*<0.05）。这些结果与 Gu 等[7] 的研究结果相似。未来的研究需要探讨糖尿病患者达到围手术期葡萄糖水平 <200mg /dL 是否能减少感染并发症以及分析氨甲环酸（TXA）和术后 24h 抗生素在 DM 患者中的作用，考虑到肺炎、感染性休克和输血的高风险，这是合理的。骨科医生在选择患者、术前风险分层和结局时应考虑糖尿病和胰岛素依赖的影响。一般来说，糖尿病患者的治疗效果较差，感染并发症的发生率较高。

18.3.3　慢性肾病

虽然慢性肾脏疾病（CKD）在原发性 TKA 和全髋关节置换术（THA）中的作用已经被研究过，但是关于 CKD 对 RTKA 患者手术结果的影响的文献还很缺乏。Lee 等发现，中度或重度 CKD 是急性肾功能衰竭、输血、重返手术室、延长住院时间、术后 30 天死亡率[8] 的重要独立危险因素。为了有效降低不良事件的发生率，骨科医生在治疗接受 RTKA 的患者时必须考虑 CKD 的严重程度。

18.3.4　吸烟

吸烟对 RTKA 术后并发症有影响。Bedard 等的研究表明，与不吸烟的[9] 患者相比，吸烟显著增加 RTKA 术后感染（3.8% 比 1.8%）、深层感染（2.5% 比 1.0%）、肺炎（1.3% 比 0.4%）和再手术（5.0% 比 3.1%）的风险。Rodriguez-Merchan 报道，与吸烟相关的骨科围手术期并发症包括创面愈合受损、假体周围关节感染增强和[10] 预后较差。

18.3.5　性别

TKA 翻修术后并发症的发生率受患者性别的影响。Gu 等发现，总体而言，男性的并发症发生率高于女性（13.5% ：10.3%）[11]，且住院时间更长。他们还发现，男性感染、再插管、心肌梗死和败血症的风险更高。泌尿道感染的发生率是唯一的女性

比男性风险更高的并发症。根据 Tumbull 等的研究，男性是预测 RTKA[12] 后身体活动水平程度的独立因素。

18.3.6　术前输血

高达 80% 的接受骨科手术的患者有围手术期贫血。Gu 等研究了术前输血对 RTKA 术后并发症的影响，比较了 RTKA[13] 前 72h 内是否进行过术前输血的患者。本研究结果显示，术前输血的患者住院时间更长，患心脏病的可能性是未输血的患者的 12 倍，术后需要输血的可能性也更大。因此，对于最初需要术前输血的患者应给予特别关注。目前，在术前期间有可行的替代方案来补充血红蛋白水平，包括铁治疗和术前促红细胞生成素治疗。TXA 已经成为一种越来越普遍的替代方法，它大大降低了 TKA 术后的输血率，并可能降低术前输血的门槛。

18.4　手术技术

由于多种因素，RTKA 可能是一个挑战。外科医生的治疗目标是提供持久的稳定性，恢复骨丢失和对齐关节线，获得对称的屈伸间隙和足够的活动范围。

RTKA 过程分为两步：第 1 步是去除种植体，第 2 步是关节重建。然而，第 1 个过程可能会影响第 2 个过程。检查的总时间不应超过摘除假体的 60min，关节重建的 60min，以及为减少感染风险而细致缝合伤口的 30min。手术时间也会影响住院时间（LOS）。Garbarino 等分析了 30min 间隔的手术时间，并将其作为一个连续变量，他们发现在超过 10 000 RTKAs[15] 时，手术时间与延长的 LOS 之间存在显著相关性。随着手术时间的增加，术后 LOS 也增加；事实上，手术时间比年龄、性别或 BMI 更有影响。我们必须努力减短手术时间，以减少并发症，LOS 的发生率和医院费。

RTKA 之所以困难，部分原因在于难以获得充分的暴露。考虑到伴随并发症的灾难性后果和功能不良，大多数伸膝暴露的目的是促进暴露，同时减轻

伸肌结构破裂的风险。可伸内侧髌旁（EMP）入路、四头肌截骨（QS）和胫骨结节截骨（TTO）入路最近被广泛使用。Chun 等最近的一项研究比较了采用EMP（35 例 RTKA）和 TTO（31 例 RTKA）方法治疗 RTKA[16] 的结果。术后平均活动范围为 101°，而EMP 组为 103°。两组间膝关节社会平均评分（KSS）无显著差异。接受 TTO 治疗的组在术后平均 11.8周达到巩固。在 EMP 组，2 例患者伸肌延迟超过10°。在接受 TTO 治疗的一组中，有两名患者出现皮肤坏死。两组患者经 RTKA 治疗后的临床和影像学结果相似。在作者看来，避免 TTO 并发症的关键是安全地将 3 枚或更多的螺钉插入远端皮质而不是 k线（图 18.1）。

最近的另一项研究评估了接受 QS（321 RTKA）治疗的患者的长期临床结果和并发症，并将其与RTKA 期间的标准暴露（321 例 RTKA）进行了比较。各组间平均 KSS 差异无统计学意义（P=0.9）。QS 组的平均运动范围为 93°，对照组稍大于 100°（P=0.002）。QS 组术后 6.7% 的膝关节伸肌延迟为10 度或以上，而对照组为 6.8%（P=0.95）。两组的并发症发生率相似；10 年伸肌结构断裂发生在 QS组的 0.7%，对照组的 0.8%（P=0.91）。10 年的生存率与未复查的生存率相似。作者得出结论，QS 是一种安全的选择，可以提高 RTKA 期间的暴露，其结果与标准方法相当，且并发症少[17]。

如果髌骨假体未受损、固定良好、位置正确并与翻修假体兼容，以及在无菌 RTKA[14] 的情况下，髌骨翻修是可以预防的。Shield 等研究了 147 例连续的无菌 RTKA，其中无髌骨翻修；随访至少 5年（范围 5~12 年）。在中期随访中，尽管存在轻微的髌骨聚乙烯磨损和几个膝盖形状不匹配，他们发现在无翻修髌骨的 RTKA 组中，没有出现随后的髌骨失败。

由于 RTKA 的两个主要原因是感染和假体松动，更换隔离聚乙烯是一种罕见的手术。对于隔离聚乙烯的实际改造成功率仍有很多争论。Greenwell 等已经证明，在适当的情况下，即股骨和胫骨组件可以令人满意地对齐和固定，软组织可以平衡，仅通过聚乙烯交换就可以为[19]RTKA 患者提供持久的解决方案。适当的聚乙烯更换有很好的耐受性，成本效益，并且耐用。

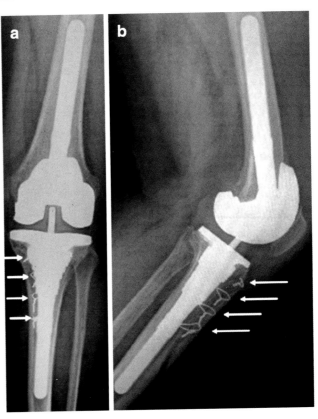

图 18.1 术后正位（a）和侧位 X 线片（b）显示胫骨结节截骨（TTO）入路，经多根 k 线（箭头）固定，进行全膝关节置换术翻修。骨愈合在 TTO 现场实现

18.4.1 关节重建

在 RTKA 中无法恢复关节线已被证明会减少活动度（ROM），增加髌骨问题，并影响临床结果。在前后的 X 线片，股关节线的位置可以被视为从联合行收肌结节的距离，和胫骨关节的位置线视为最近端边缘的距离联合行胫骨粗隆。Han 等发现，股骨关节线的恢复是 RTKA[20] 术后增加膝关节术后ROM 的唯一显著因素。胫骨关节线抬高或髌骨高度改变对 RTKA 术后 ROM 变化无明显影响。

在大多数 RTKA 中，需要柄来帮助保护受损的关节和干骺端骨，并将负荷转移到较强的骨干骨。然而，长柄也有缺点，比如长柄造成疼痛和沿其长度的应力遮挡，随之而来的骨密度降低，以及理论上存在下沉、松动和假体周围骨折的风险。虽然使用一根棒来改善最终部件的初始机械稳定性和存活率的必要性已被广泛接受，但理想的适应证、适当的长度和直径，以及固定方法仍存在争议。应在

RTKA 的以下情况使用柄固定：当剩余骨存量不足以支撑假体，而使用大体积植骨时，当使用金属增强组件术时，对于需要收缩假体的严重软组织不全患者，对于假体周围骨折的治疗（Rorabeck 股骨骨折[21]型和腓力胫骨骨折[22]型），胫骨髓腔位置与胫骨平台位置的差异可能需要对胫骨干进行偏移。然而，由于患者解剖特征的异质性和翻修时的情况，文献未能确定"理想"的长度和直径。Lee 等研究了 RTKA[23] 术后根管填充率（CFR）（根管直径与髓管宽度之间的关系）、根管长度和无菌性松动之间的关系。他们的结论是，为了减少 RTKA 术后松动，建议在 2 cm 时股骨 CFR >0.7，胫骨 CFR >0.85。危险因素可以包括男性、骨缺损严重程度和失稳。

两种传统的固定方法（无水泥固定和水泥固定）（图 18.2）各有优缺点，在选择固定技术时必须仔细考虑。最近一篇研究 84 例 RTKA 中骨水泥和无骨水泥差异的文章发现，在再手术率、无菌性松动或放射性松动方面没有显著差异，并且在术后疼痛或 KSS[24] 方面也没有差异。根据现有的文献，没有发现任何类型的柄固定的优势。需要更多的研究来确定

RTKA 中最优的柄固定方法。

RTKA 通常需要使用更狭窄的植入物。在 RTKA 中常用的两种假体是旋转铰链式膝关节（RHK）和约束髁式膝关节（CCK）。与无旋转的上代产品[26] 相比，当代的旋转设计减少了这种限制（图 18.3）。一般来说，RHK 是一个更有限制的假体。

在 RTKA 中，旋转铰链或纯铰链植入物的潜在适应证包括感染、无菌性松动、不稳定和骨丢失。旋转式铰链膝关节假体的并发症发生率为 9.2%~63%[27]。RTKA 治疗关节纤维化充满了挑战。因为 RHK 不依赖韧带的稳定性，所以一个更积极的软组织释放是可能的。Bingham 等发现，经 RTKA 治疗的 RHK 组的关节纤维化患者的运动弧度改善了 20°，而非 RHK 组的改善幅度为 12°（P=0.048），并且麻醉下的操作是普通[28] 的一半。

文献讨论了在接受 RTKA 的患者中，RHK 或 CCK 假体是否能带来更好的临床结果和生存率。最近的一项 Meta 分析比较了 RHK 和 CCK 假体[29] 的生存率和临床结果。这项 Meta 分析显示，87.4% 的 RHK 假体和 75% 的 CCK 假体在短期内（5 年）

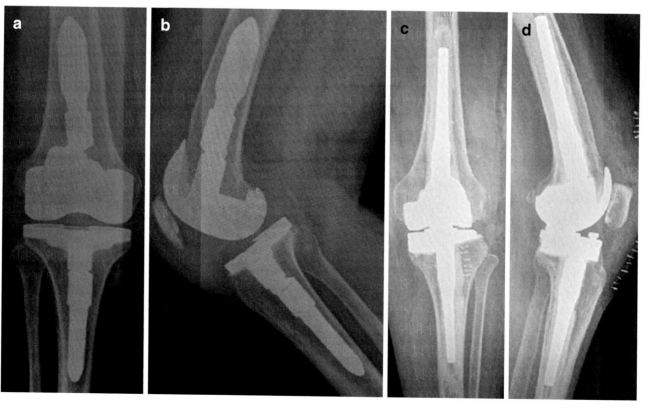

图 18.2　术后正位（a）和侧位（b）X 线片显示无骨水泥柄结构和骨水泥柄结构（c，d）

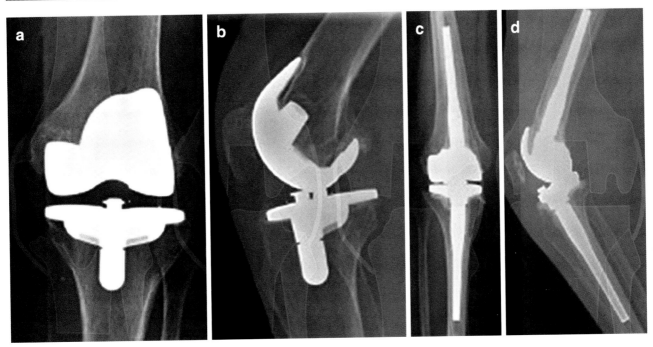

图 18.3　显示无菌性松动的术前正位（a）和侧位（b）X 线片，采用旋转铰链设计的全膝关节置换翻修术（RTKA）术后正位（c）和侧位（d）X 线片

存活，而 81.3% 的 RHK 和 83.8% 的 CCK 在中期内（5~10 年）存活，但这些差异不显著。并发症发生率和 ROM 在 CCK 和 RHK 假体患者之间没有显著差异。

18.4.2　骨缺损的处理

治疗骨缺损和确保种植体固定是 RTKA 的两个主要挑战。RTKA 的骨缺损历来是根据 Anderson 矫形研究所（AORI）[30] 分类来分类的，它考虑了骨缺损的位置和大小。Rosso 等[31] 对这一分类进行了修改，引入了对骨骺和干骺端骨质量的评价：好的（G），如果骨结构足够牢固，松质骨良好，骨准备后出血良好；骨质硬化，如果骨准备后没有良好的出血，伴有典型"大理石样"的松质骨小梁结构缺失；骨质疏松症（O）发生在骨制备后出血良好但骨质量差（指压下骨塌陷）的松质骨小梁多孔尺寸增大的情况下（图 18.4）。

小的缺损可以用骨或骨水泥移植来修复，而大的缺损可能需要增加或使用柄。分区内固定概念的提出，既有助于术前规划，也有助于获得安全的固定。Morgan–Jones 等描述了 RTKA 的"带状"固定，考虑了 3 个区域：骨骺、干骺端和骨干[32]。作者的结论是，在 RTKA 中至少应该在两个区域实现良好的固定。

大骺端骨缺损（AORI Ⅱ b 型和 Ⅲ 型骨缺损）可通过多孔金属装置（锥状或袖状）来解决，这些装置可直接与宿主骨接触，促进生物固定（骨整合）。目前尚无直接比较两种固定方法的随机研究。

椎体的优点是在干骺端内固定不依赖于胫骨和股骨干。在 62 例 RTKA 中使用第 2 代高孔钛锥，短期效果（27 个月，范围为 24~34 个月）显示了良好的临床结果，无菌生存率为 100%[33]。最近的一项研究报道了长期跟踪多孔钽锥结合铰链设计[34]。至少 10 年后，这 32 个锥细胞中的 24 个（75%）在没有替代的情况下存活。球果翻修的原因是无菌性松动（15.6%）和假体周围感染（9.4%）。在 5 篇报告中，有 4 篇是由于无菌性松动而植入了带有纯铰链的膝关节。多孔钽锥在 RTKA 中表现出合理的长期耐久性。

干骺端套筒允许直接固定种植体并一次性治疗骨丢失（图 18.5）。Klim 等评估了 93 例 RTKA，平均随访时间为 6.3 年，发现 96.1% 的病例影像学成

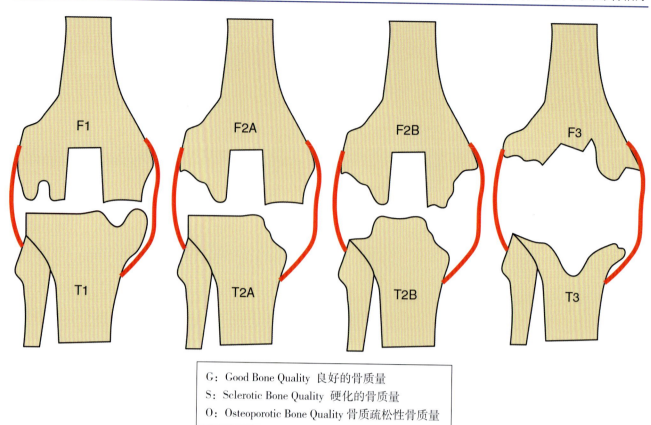

G：Good Bone Quality 良好的骨质量
S：Sclerotic Bone Quality 硬化的骨质量
O：Osteoporotic Bone Quality 骨质疏松性骨质量

图 18.4　由 Rosso 等修改的基于骨质量的 Anderson 骨科研究所（AORI）分类

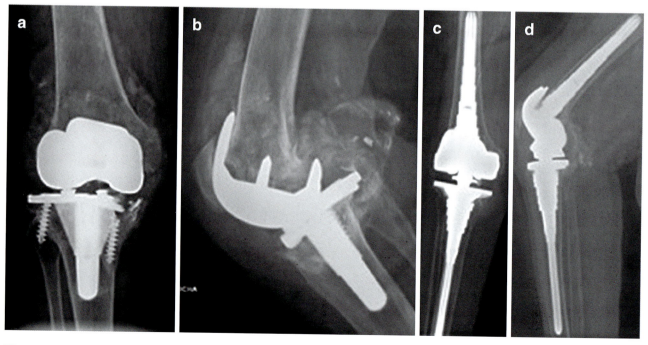

图 18.5　术前正位（a）和侧位（b）X 线片显示无菌性松动。全膝关节置换术后翻修术（RTKA）后前后位（c）和侧位（b）
X 线片

骨效果令人满意，未发生无菌性松动[35]。Bloch 等对干骺端袖[36]进行了最长的系列（319 例 RTKA）和更多的随访（平均 90 个月）。种植体 3 年生存率为 99.1%，5 年生存率为 98.7%，10 年生存率为 97.8%。未检查干骺端套筒有无无菌性松动。在最近一次 RTKA 对干骺端袖的系统回顾中，干骺端袖显示出高的骨整合影像学表现，脓毒血症松动率（0.7%）低，术中骨折率（3.1%）低，临床结果[37]良好。Zanirato 等在一项系统综述中观察到，锥体组和套管组[38]的无菌种植体存活率分别为 97.3% 和 97.8%。

18.5　并发症

不幸的是，随着 RTKA 数量的增加，发生 RTKA 术后并发症的患者数量也随之增加，从而导致发病率、死亡率和费用增加。转诊患者到 RTKA 的转诊服务，或集中在较大的医院进行手术，可以降低并发症率和早期再入院率[39]。

一项研究研究了 RTKA 中麻醉类型对术后并发症、再入院和再手术的影响。总之，与[40]全身麻醉相比，在接受 RTKA 的患者中使用脊髓麻醉与再入院率、非住院性出院、失血、输血和深部感染减少有关。目前的文献表明，在无禁忌的情况下，脊柱麻醉应用于 RTKA。

与原发性 TKA 相比，RTKA 可导致更严重和更持久的术后疼痛，主要用于慢性疼痛患者。采用多种作用机制的多模式药物治疗方案可以缩短住院时间，改善围手术期结果。这些方案通常使用外周神经阻滞或局部浸润镇痛（LIA），除了口服药物。内收肌管阻滞（Adductor Canal Block，ACB）是一种新技术，可单次注射或通过导管进行持续的局部镇痛，与股神经阻滞相比，使股四头肌的薄弱程度更小。Gant 等[41]在 3 年期间，有比较的结果之间主要 TKA 术后镇痛和 RTKA 相同的多通道协议，包括连续 ACB（Ropivacaine 主块 15~25mL 的 0.5%，连续注入 0.2% Ropivacaine 开始在恢复室 8~10mL/h 主要 TKA 患者和 10~14mL/h RTKA）患者。接受 RTKA 的患者术后的镇痛过程与原发性 TKA 患者相似。他们发现，既往手术次数与术后疼痛程度呈正相关。

LIA 的加入改善了术后早期镇痛效果；减少了住院时间、呕吐和阿片类药物的消耗；并促进了早期康复，使患者在手术后 2~3h 就能负重行走。随着 RTKA 的进一步实施，注意术后有效的镇痛应该成为优先事项，因为它已经被认为是成功恢复的基础部分。

近年来，有关中枢敏感化的研究越来越多。CS 被定义为中枢神经系统神经元的反应增强。它有两个主要特征：异位痛和痛觉过敏。一项研究探讨了 RTKA 术后 CS 与患者满意度的关系。CS 是 RTKA 患者术后持续疼痛和不满意的预测因素。CS 患者应了解 RTKA 术后的满意度可能低于无 CS[43] 的患者。

RTKA 与术中出血量增加有关，通常需要术后输血。TXA 是一种可逆的抗纤溶药物，可防止早期血栓的分解。它在原发性 TKA 中广泛使用，减少了输血而不增加血栓事件。目前关于 TXA 在 RTKA 环境中的安全性和有效性的证据是有限的。

在我们的机构中，我们发现 RTKA 2 静脉注射 TXA（术后 3h 反复止血带释放前，100mL 生理盐水中注入 15mg/kg）可显著降低 TXA 组的输血率 58%，而对照组[44] 的输血率为 5%。随后，Tian 等的一项 Meta 分析得出，在接受 RTKA 的患者中使用静脉 TXA 可以减少失血量和输血需求，而不会增加术后静脉血栓栓塞[45] 的风险。Hines 等[46] 对超过 2900 例 TKA 进行了一项大型回顾性研究，其中治疗组在 TKA 修订开始时静脉给药氨甲环酸 1g（如果使用止血带，在止血带膨胀之前），另一组在修订后给药 1g（如果使用止血带紧缩后）。他们发现治疗组使用 TKA 可使输血率从 39% 下降到 13%，没有明显增加静脉血栓栓塞的风险（1% 比 1.3%），无论之前的诊断检查是脓毒性或无菌。

局部应用 TXA 具有吸收系统最小和直接应用于出血源的优点。因此，在 RTKA 中使用局部 TXA 似乎对有血栓栓塞和心血管并发症高风险的患者具有吸引力。在 RTKA 中使用局部 TXA（在止血带紧缩前 3g）在减少失血量和[47] 降低输血需求方面也被证明是安全有效的。

最近的一项多中心随机临床试验旨在确定 RTKA[48] 的最佳 TXA 方案。研究人员将 186 例 RTKA 随机分配到 4 种方案中的 1 种：（1）皮肤切开前静脉注射 1g TXA；（2）皮肤切口前和皮肤创面关闭时分别给予 2 次 1g TXA Ⅳ；（3）皮肤切开前注射 TXA Ⅳ 1 g，术中局部注射 TXA 1 g；（4）术前 2h、术后 6h 和术后第一天上午给予 1950 mg 口服 TXA 3 次。两种治疗方式的血红蛋白降率差异无统计学意义（TXA 单剂量静脉滴注 2.8g/dL，双剂量静脉滴注 2.6g/dL，联合静脉滴注 2.6g/dL，口服 TXA 2.9g/dL；$P=0.38$）。计算出血量（$P=0.65$）和输血率（$P=0.95$）组间无显著差异。所有测试的 TXA 方案具有同等的挽救血液特性。术中使用 TXA 已被证明可以成功地减少 RTKA 患者的失血量；因此，它的使用必须是常规的。

在过去的 20 年里，大量关于全髋关节置换术和主要全髋关节置换术的研究报告了使用快速康复或增强康复方案(ERPs)代替传统住院治疗的良好结果。各种模式已经被描述，所有这些都围绕着 5 个原则：医学伦理、患者教育、有效的疼痛控制、血液治疗和早期物理治疗。这些方案减少了术后疼痛，提高了患者满意度，并允许患者在 2~3 天达到高功能标准，所有这些都不会影响护理质量。Husted 等在 RTKA[49] 患者的连续队列中研究了初级 TKA 快速通道项目的可行性。本研究表明，将非感染性 RTKA 纳入快速通道方案是可行的，预期结果与原发性 TKA 相似，且发病率低、住院时间短、患者满意度高。

Kent 等的研究表明，ERP 是安全的，可改善治疗结果，且 [50] 出院后 6 周的再入院率为 0.8%。手术视野的扩展（镇痛和 TXA）是一个关键因素，与减少 2.5 天的 LOS 和 RTKA 术后较低的输血率有关。为了把手术患者和健康服务系统的经济负担降到最低，基于初次 TKA 的证据，遵循同样的规律，患者手术前必须接受教育，减少围手术期生理缺陷，降低输血的需要，并确保减轻疼痛，允许早期运动和康复。然而，骨科传统往往要求更长时间的卧床休息，小而轻的活动和更长的住院时间；因此，需要进行更大规模的研究来确认 ERP 协议的好处。

18.6 结论

对于患者和外科医生来说，RTKA 是一个日益普遍和复杂的问题，与初次 TKA 相比，患者的并发症发生率更高，预后更差。因此，在实施 RTKA 时，应尽一切努力识别和改善那些可能影响患者结局和满意度的影响因素。

参考文献

[1] Scott CEH, Turnbull GS, Powell-Bowns MFR, MacDonald DJ, Breusch SJ.Activity levels and return to work after revision total hip and knee arthroplasty in patients under 65 years of age. Bone Joint J. 2018;100:1043–1053.
[2] Postler A, Lützner C, Beyer F, Tille E, Lützner J. Analysis of total knee arthroplasty revision causes. BMC Musculoskelet Disord. 2018;19(1):55.
[3] Yao JJ, Hevesi M, O'Byrne MM, Berry DJ, Lewallen DG, Maradit KH. Long-term mortality trends after revision total knee arthroplasty. J Arthroplast. 2019;34:542–548.
[4] Roth A, Khlopas A, George J, Churchill JL, Molloy R, Mont MA, et al. The effect of body mass index on 30-day complications after revision total hip and knee arthroplasty. J Arthroplast. 2019;34(7S):S242–S248.
[5] Carter J, Springer B, Curtin BM. Early complications of revision total knee arthroplasty in morbidly obese patients. Eur J Orthop Surg Traumatol. 2019;29:1101–1104.
[6] Lee D, Lee R, Gowda NB, Probasco WV, Stake S, Ibrahim G, et al. Impact of diabetes mellitus on surgical complications in patients undergoing revision total knee arthroplasty: Insulin dependence makes a difference. J Clin Orthop Trauma. 2020;11:140–146.
[7] Gu A, Wei C, Robinson HN, Sobrio SA, Liu J, Sculco TP, et al Postoperative complications and impact of diabetes mellitus severity on revision total knee arthroplasty. J Knee Surg 2019.https://doi.org/10.10 55/s-0038-1677542.
[8] Lee D, Lee R, Strum D, Heyer JH, Swansen T, Pandarinath R. The impact of chronic kidney disease on postoperative complications in patients undergoing revision total knee arthroplasty: a propensity matched analysis. J Clin Orthop Trauma. 2020;11:147–153.
[9] Bedard NA, Dowdle SB, Wilkinson BG, Duchman KR, Gao Y, Callaghan JJ. What is the impact of smoking on revision total knee arthroplasty? J Arthroplast. 2018;33(7S):S172–S176.
[10] Rodriguez-Merchan EC. The importance of smoking in orthopedic surgery.Hosp Pract. 2018;46:175–182.
[11] Gu A, Wei C, Bernstein SA, Nguyen NTT, Sobrio SA, Liu J, et al. The impact of gender on postoperative complications after revision total knee arthroplasty.J Knee Surg. 2019.https://doi.org/10.105 5/s-0039-1677820.
[12] Turnbull GS, Scott CEH, MacDonald DJ, Breusch SJ. Gender and preoperative function predict physical activity levels after revision total knee arthroplasty. J Arthroplast. 2019;34:93946.
[13] Gu A, Maybee CM, Wei C, Probasco WV, Ast MP, Sculco PK. Preoperative blood transfusion associated with increased length of stay and increased postoperative complications after revision total knee arthroplasty. J Orthop. 2019;16:265–268.
[14] Encinas-Ullán CA, Gómez-Cardero P, Rodríguez-Merchán EC. Revision total knee arthroplasty: surgical technique. In: Rodríguez-

Merchán EC, editor. Revision total joint arthroplasty.Cham: Springer; 2020. p. 13–31.

[15]Garbarino LJ, Gold PA, Sodhi N, Anis HK, Ehiorobo JO, Boraiah S, et al. The effect of operative time on in-hospital length of stay in revision total knee arthroplasty. Ann Transl Med. 2019;7(4):66.

[16]Chun KC, Kweon SH, Nam DJ, Kang HT, Chun CH. Tibial tubercle osteotomy vs the extensile medial parapatellar approach in revision total knee arthroplasty: is tibial tubercle osteotomy a harmful approach? J Arthroplast. 2019;34:2999–3003.

[17]Abdel MP, Viste A, Salib CG, Berry DJ. Quadriceps snip in 321 revision total knee arthroplasties: a safe technique in a matched cohort study. J Arthroplast. 2019;34:3004–3011.

[18]Shield WP 3rd, Greenwell PH, Chapman DM, Dalury DF. Ignore the patella in revision total knee surgery: a minimum 5-year follow-up with patella component retention. J Arthroplast. 2019;34(7S):S262–S265.

[19]Greenwell PH, Shield WP, Chapman DM, Dalury DF. Isolated revision of the polyethylene component at revision total knee arthroplasty has excellent survivorship at ten years. Bone Joint J. 2019;101(7_Supple):104–107.

[20]Han HS, Yu CH, Shin N, Won S, Lee MC. Femoral joint line restoration is a major determinant of postoperative range of motion in revision total knee arthroplasty. Knee Surg Sports Traumatol Arthrosc. 2019;27:2090–2095.

[21]Rorabeck CH, Taylor JW. Classification of periprosthetic fractures complicating total knee arthroplasty. Orthop Clin North Am. 1999;30:209–214.

[22]Felix NA, Stuart MJ, Hanssen AD. Periprosthetic fractures of the tibia associated with total knee arthroplasty. Clin Orthop Relat Res. 1997;345:113–124.

[23]Lee SH, Shih HN, Chang CH, Lu TW, Chang YH, Lin YC. Influence of extension stem length and diameter on clinical and radiographic outcomes of revision total knee arthroplasty. BMC Musculoskelet Disord. 2020;21(1):15.

[24]Lachiewicz PF, O'Dell JA. Is there a difference between cemented and uncemented femoral stem extensions in revision knee arthroplasty? J Knee Surg. 2020;33:84–88.

[25]Kang SG, Park CH, Song SJ. Stem fixation in revision total knee arthroplasty: indications, stem dimensions, and fixation methods. Knee Surg Relat Res. 2018;30:187–192.

[26]Pasquier G, Ehlinger M, Mainard D. The role of rotating hinge implants in revision total knee arthroplasty. EFORT Open Rev. 2019;4:269–278.

[27]Rodríguez-Merchán EC. Total knee arthroplasty using hinge joints: indications and results. EFFORT Open Rev. 2019;4:121–132.

[28]Bingham JS, Bukowski BR, Wyles CC, Pareek A, Berry DJ, Abdel MP. Rotating-hinge revision total knee arthroplasty for treatment of severe arthrofibrosis. J Arthroplast. 2019;34(7S):S271–S276.

[29]Yoon JR, Cheong JY, Im JT, Park PS, Park JO, Shin YS. Rotating hinge knee versus constrained condylar knee in revision total knee arthroplasty: a meta-analysis. PLoS One. 2019;14(3):e0214279.

[30]Engh GA. Bone defect classification. In: Engh GA, Rorabeck CH, editors. Revision total knee arthroplasty. Baltimore: Lippincott Williams & Wilkins; 1997. p. 63–120.

[31]Rosso F, Cottino U, Dettoni F, Bruzzone M, Bonasia DE, Rossi R. Revision total knee arthroplasty (TKA): mid-term outcomes and bone loss/ quality evaluation and treatment. J Orthop Surg Res. 2019;14(1):280.

[32]Morgan-Jones R, Oussedik SI, Graichen H, Haddad FS. Zonal fixation in revision total knee arthroplasty. Bone Joint J. 2015;97-B:147–149.

[33]Denehy KM, Abhari S, Krebs VE, Higuera-Rueda CA, Samuel LT, Sultan AA, et al. Metaphyseal fixation using highly porous cones in revision total knee arthroplasty: minimum two year follow up study. J Arthroplast. 2019;34:2439–2443.

[34]Abdelaziz H, Jaramillo R, Gehrke T, Ohlmeier M, Citak M. Clinical survivorship of aseptic revision total knee arthroplasty using hinged knees and tantalum cones at minimum 10-year follow-up. J Arthroplast. 2019;34:3018–3022.

[35]Klim SM, Amerstorfer F, Bernhardt GA, Sadoghi P, Hauer G, Leitner L, et al. Excellent mid-term osseointegration and implant survival using metaphyseal sleeves in revision total knee arthroplasty. Knee Surg Sports Traumatol Arthrosc. 2020. https://doi.org/10.1007/s00167-020-05865-1.

[36]Bloch BV, Shannak OA, Palan J, Phillips JRA, James PJ. Metaphyseal sleeves in revision total knee arthroplasty provide reliable fixation and excellent medium to long-term implant survivorship. J Arthroplast. 2020;35:495–499.

[37]Bonanzinga T, Akkawi I, Zahar A, Gehrke T, Haasper C, Marcacci M. Are metaphyseal sleeves a viable option to treat bone defect during revision total knee arthroplasty? A systematic review. Joints. 2019;7(1):19–24.

[38]Zanirato A, Formica M, Cavagnaro L, Divano S, Burastero G, Felli L. Metaphyseal cones and sleeves in revision total knee arthroplasty: two sides of the same coin? Complications, clinical and radiological results - a systematic review of the literature.Musculoskelet Surg. 2019.https://doi.org/10.1007/s12306-019-00598-y.

[39]Ricciardi BF, Liu AY, Qiu B, Myers TG, Thirukumaran CP. What is the association between hospital volume and complications after revision total joint arthroplasty: a large-database study. Clin Orthop Relat Res. 2019;477:1221–1231.

[40]Wilson JM, Farley KX, Erens GA, Guild GN. General vs spinal anesthesia for revision total knee arthroplasty: do complication rates differ? J Arthroplast. 2019;34:1417–1422.

[41]Grant AE, Schwenk ES, Torjman MC, Hillesheim R, Chen AF. Postoperative analgesia in patients undergoing rimary or revision knee arthroplasty with adductor canal block. Anesth Pain Med. 2017;7(3):e46695.

[42]Marques EMR, Jones HE, Elvers KT, Pyke M, Blom AW, Beswick AD. Local anaesthetic infiltration for peri-operative pain control in total hip and knee replacement: systematic review and meta-analyses of short- and long-term effectiveness. BMC Musculoskelet Disord. 2014;15:220–240.

[43]Kim MS, Koh IJ, Sohn S, Kang BM, Kwak DH, In Y. Central sensitization is a risk factor for persistent postoperative pain and dissatisfaction in patients undergoing revision total knee arthroplasty. J Arthroplast. 2019;34:1740–1748.

[44]Ortega-Andreu M, Talavera G, Padilla-Eguiluz NG, Perez-Chrzanowska H, Figueredo-Galve R, Rodriguez-Merchan EC, et al. Tranexamic acid in a multimodal blood loss prevention protocol to decrease lood loss in revision total knee arthroplasty: a cohort study.

Open Orthop J. 2016;10:439–447.

[45] Tian P, Liu WB, Li ZJ, Xu GJ, Huang YT, Ma XL. The efficacy and safety of tranexamic acid in revision total knee arthroplasty: a meta-analysis. BMC Musculoskelet Disord. 2017;18(1):273.

[46] Hines JT, Petis SM, Amundson AW, Pagnano MW, Sierra RJ, Abdel MP Intravenous tranexamic acid safely and effectively reduces transfusion rates in revision total knee arthroplasties. J Bone Joint Surg Am. 2020.https://doi.org/10.2106/JBJS.19.00857.

[47] Huerfano E, Huerfano M, Shanaghan KA, Gonzalez Della Valle A. Topical tranexamic acid in revision total knee arthroplasty reduces transfusion rates and may be associated with earlier recovery. J

Arthroplast. 2019;34(7S):S249–S255.

[48] Fillingham YA, Darrith B, Calkins TE, Abdel MP, Malkani AL, Schwarzkopf R, et al. 2019 Mark Coventry Award: a multicentre randomized clinical trial of tranexamic acid in revision total knee arthroplasty: does the dosing regimen matter? Bone Joint J. 2019;101(7_Supple):10–16.

[49] Husted H, Otte KS, Kristensen BB, Kehlet H. Fast-track revision knee arthroplasty. A feasibility study. Acta Orthop. 2011;82:438–440.

[50] Kent M, Calvert N, Blades K, Swann A, Yates P. Enhanced recovery principles applied to revision hip and knee arthroplasty reduces length of stay and blood transfusion. J Orthop. 2017;14:555–560.